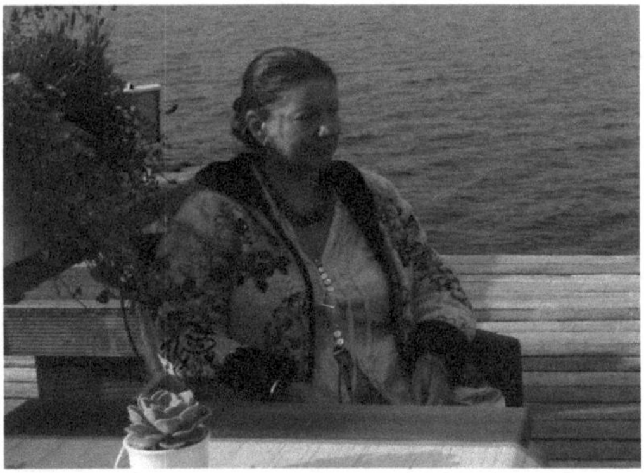

Mein Gott, jetzt erst kann ich sehen!

Autorin: A. J. Barrett
Foto: Hedi Nannen, Germany

Einführung: Meine Geschichte zu diesem Buch

Die Offenbarung und die blaue Perle – Der Große Preis

Heute verstehe ich mein Leben, meine Tränen, meine Schmerzen, meine Krankheiten, meine Heilung und mein Lachen viel, viel besser als damals als ich anfing dieses Buch zu schreiben. Mensch, die blaue Perle ist aber auch schwer versteckt. Es hat mich viele Tränen gekostet sie zu finden und wenn ich Ihnen ein paar Tränen ersparen kann ja dann hat sich die Investition in dieses Buch ja schon gelohnt. Wer weiß, vielleicht springt ja auch für Sie noch ein Schatz und ein Lächeln dabei heraus. Für mich war es jedenfalls so, mein Schatz war so groß das ich ihn nun mit der ganzen Welt teilen möchte. Deswegen schrieb ich dieses Buch.

Jeder Tag ist ein kleines Stück Ende von unserem Leben, aber jeder Tag ist auch ein kleines Stück neuer Anfang – mit Veränderungen vielleicht weil nichts bleibt für immer gleich. Woimmer es uns auch hinführt, und hinführen wird es uns, jeden Tag ein wenig mehr, jeden Tag ein wenig schneller aber wohin das wissen wir nie so genau im voraus. Die Zeiten haben sich geändert, der Shift, der Wandel, ein neuer Zeitgeist ist hier, jetzt, nun, für alle und für heute aber wie sieht das morgen aus? Wenn Sie auch viele Fragen haben über Gott und die Welt, das Leben mitsamt all seinen Tücken und Glücken und natürlich auch über sich selbst, dann lesen Sie doch einfach mal dieses Buch. Ich denke ich kann heute viele Fragen positiv beantworten. Wenn Sie sich jemals gefragt haben

Wer oder was bin ich eigentlich und was ist oder wie funktioniert GOTT

dann lesen Sie doch einfach dieses Buch. Vielleicht finden Sie ein paar Antworten. Es würde mich sehr freuen.

Ich hoffe sehr das mein Buch Ihnen helfen wird diese täglichen und kleinen Stücke des Lebens in etwas ganz Herrliches umzuwandeln um auch ihre Seele erleuchten zu lassen. Es geht hier immerhin um den großen Preis, nicht den, den man im Fernsehen oder in einer Lotterie gewinnen kann, sondern den, den man sich durch seine Lebenserfahrungen meistens mühsam und geduldig, jeden Tag ein Stückchen mehr erarbeiten muss. Es ist wie eine Schatzsuche die durch das eigene Leben führt, weil nur hier kann man den einzigen wahren Schatz finden und das Versprechen der blauen Perle entdecken. Hier fängt auch das Aussortieren unserer Erfahrungen an, denn nur wer anfängt aufzuräumen kann seinen wahren Schatz finden.

Mit Aufräumen meine ich das Sie vielleicht das eine oder andere geschehene Erlebnis, welches Ihnen viel Kummer bereitet hat, in einen neuen Rahmen bringen, weil mit neuem Verstehen kann man leichter erkennen warum, wie, wieso und weshalb es so verlaufen ist. Vor allen Dingen aber ist es wichtig zu erkennen in wieweit wir dafür verantwortlich sind diese Situationen selbst manifestiert zu haben und was wir daraus lernen sollten. Dies ist auch mein Wunsch, eine Art Neu-Gestalt-Therapy und/oder kognitive Psychologie zu erreichen, weil zu lernen gibt es immer etwas Neues. Wir wollen ja nicht ständig die gleichen Fehler machen und dann am Ende vielleicht anderen Menschen die Schuld geben wenn es wiedermal nicht geklappt hat. Gerade mit der Liebe sollte man das Sehen lernen, dann findet man am Ende auch die unbezahlbare Perle! Immerhin wurde diese schon von Christ angekündigt.

Pearl of Great Price – ***Christ*** *proclaimed that the Kingdom of God* ***was*** *like* ***a*** *priceless Pearl.*

Matt. 13:45 Again, the kingdom of heaven is like unto a merchant man, seeking goodly pearls; who, when he had found one pearl of great price, went and sold all he had, and bought it.

Hier die deutsche Übersetzung:

Die Perle des Großen Preises - Christ verkündete das Reich Gottes ist wie eine unbezahlbare Perle.

Matt. 13:45 Und wieder ist das Reich des Himmels und Gottes wie für den Händler die Suche nach den besten Perlen und, wenn er diese eine Perle des Großen Preises gefunden hat, hat er alles was er besaß verkauft und diese eine Perle gekauft.

Wie Sie bereits annehmen geht es hier nicht wirklich um eine Perle auch wenn es in der Tat so aussieht wenn man sie zum ersten Mal erblickt; wie fast alles andere im Leben was so geschieht und was in der Bibel steht hat auch die blaue Perle eine symbolische Bedeutung.

Die blaue Perle hat mit unserem kosmischen Bewußtsein zu tun welches zu einem Stillpunkt der Erkenntnis und einer kontinuierlich kosmischen Erweiterung unseres Bewußtseins führt. Möge mein Buch Ihnen helfen diesen Stillpunkt der Erkenntnis nicht nur zu finden sondern auch zu erkennen und zu akzeptieren. Denn nur wenn wir diese Perle des großen Preises in uns selbst entdecken und erkennen werden all unsere weltlichen Bedürfnisse befriedigt werden und das ist tatsächlich unbezahlbar.

Happy Hunting for the blue Pearl.

Die blaue Perle wird von Mystiks als eine winzige Erscheinung (Vision) eines elektrisch-blauen lichtes über dem Kopf beschrieben. Es erscheint wenn man genau hinschaut nur für einen Moment und ist dann genauso schnell wieder weg. Es ist ein Zeichen das die Person auf dem richtigen Weg ist (Dharma) und ein fortgeschrittenes spirituelles Bewußtsein hat. Diese Perle kann sichtbarer werden wenn man darauf schaut im Spiegel z. B. und einen Kristall in der Hand hält; der Kristall kann dieses para- normale Phänomen verstärkt erleuchten lassen.

Wenn man die Vision der blauen Perle für länger und länger sehen, empfinden und wahrnehmen kann wird es unsere Sinne und unsere Verbindung zum Kosmischen verstärken und kann uns zum SAMADHI führen. Von dort aus können wir dann Zugang zu den INFORMATIONEN erhalten die aus dem Akasha und dem Ether kommen, sie kommen mehr oder weniger von der Quelle des Lichtes, von der Ursprungsenergie die alles erschaffen hat. Auch haben wir Zugang zu anderen INFORMATIONEN aus den morphogenetischen Feldern.

Wenn Sie sich nun fragen was oder wo SAMADHI eigentlich ist dann würde ich sagen eine Inbeweg- oder Freisetzung unseres dormant liegenden Potentials, nämlich der Kundalini Energie. Es ist der Weg der ins Land der unbegrenzten Möglichkeiten und Informationen führt. Damit macht man einen Quantum Sprung in ein neues Feld der Evolution für sich selbst und die Menschheit allgemein. Dies alles geschieht mit dem Freisetzen der schlafenden Schlange, der Kundalini Energie.

Fortgeschrittene Yogis sagen das wenn man sich ganz ruhig hinsetzt und für ca. 3 Stunden total unbeweglich und aufmerksam sich auf seine inneren Energien konzentriert kann man es schaffen mal kurz ins SAMADHI zu gelangen. Es ist eine Art persönliches Paradies denn nur wenn man anfängt mit der Kundalini- und Chakren Aktivierung gelangt man in die Dimensionen von Persönlichkeit und Individualität. Man kann der Enge seines eigenen Egos und dem Kali Yurga oder dem Maya dann endlich entkommen.

Is your Blue Pearl flashing? Are you on the right path or are you just wandering the Fields?

Flimmert Ihre blaue Perle schon auf? Sind Sie auf dem richtigen Weg oder wandern Sie nur so in den Feldern?

Happy Hunting for the Blue Pearl that harbors your Soul!

Viel Glück auf der Suche nach der blauen Perle die das Zuhause Ihrer Seele ist!

Jeder Mensch hat auch eine Blaue Perle!

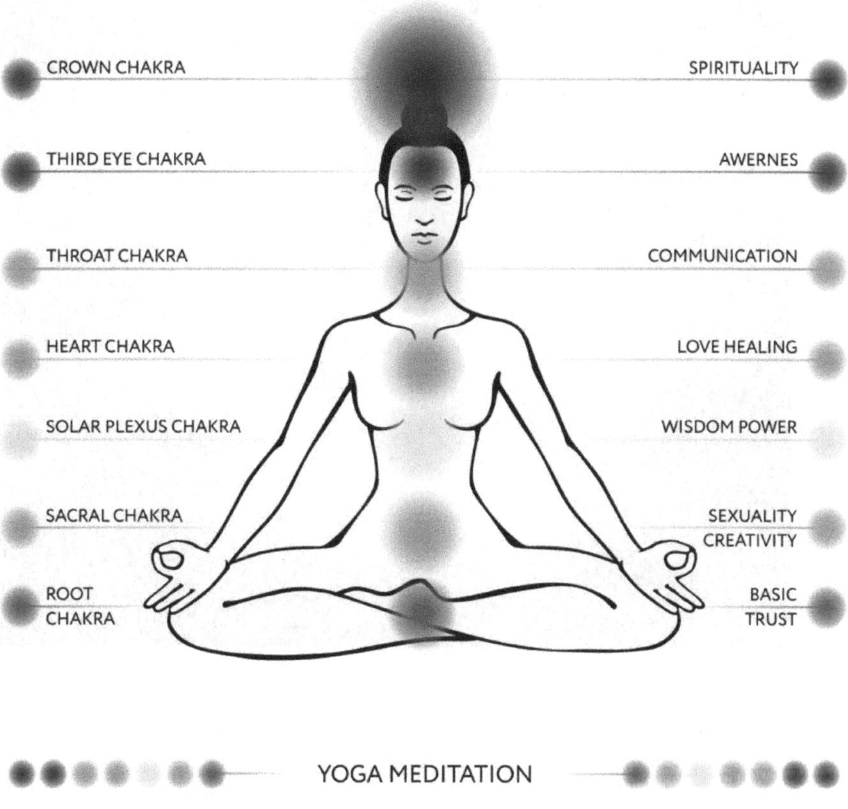

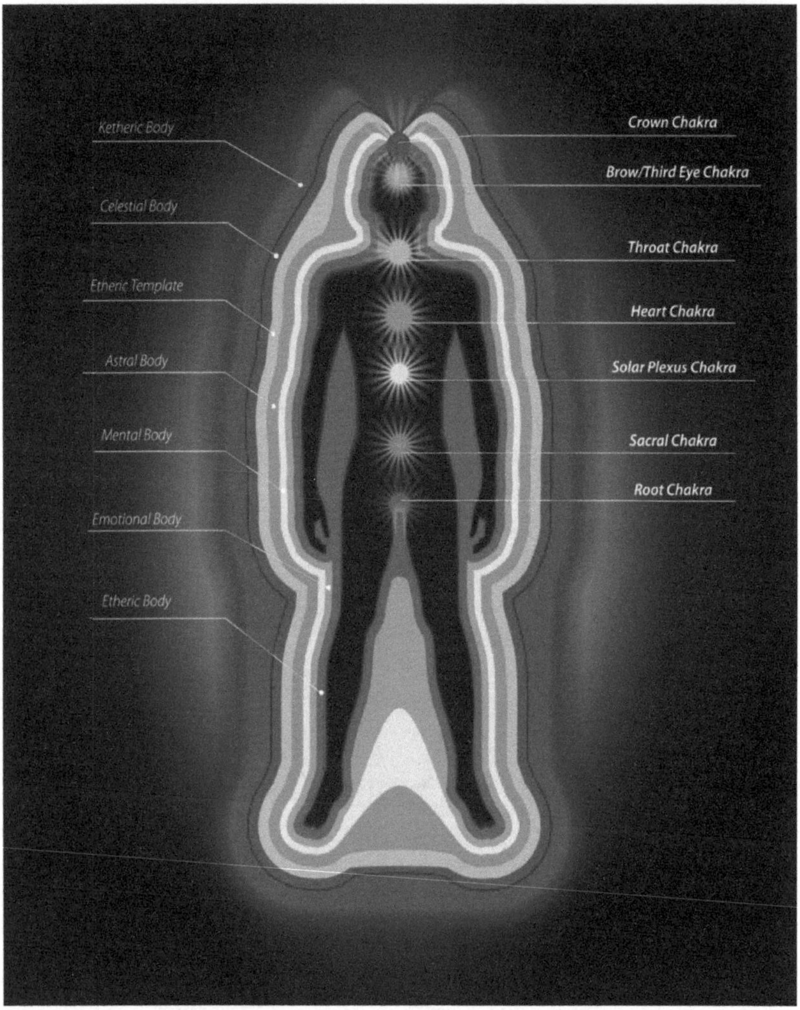

Um das Versprechen Ihrer Blauen Perle zu finden
– dazu lesen Sie am besten dieses Buch! Namaste.

Inhaltsverzeichnis Teil I:

Neuntes Kapitel:

Schatten der Hölle

Zehntes Kapitel:

Der Edelpuff in Sydney und Octepussy

Elftes Kapitel:

Prinze Charmant, der Atem Gottes und gelbe Menschen

Zwölftes Kapitel: Energie Anatomie

Lichträder und Lichtkörper, Tore zum höheren Bewußtsein

Dreizehntes Kapitel:

Mit zwei Grashüpfern hinter die Kulissen der Natur

Vierzehntes Kapitel: Der Faith Faith-Faktor

Hoffnung, Vertrauen und Zuversicht

Fünfzehntes Kapitel:

Zelko aus Kroatien, Ein Mann ohne Fortune und Cookies

Sechszehntes Kapitel:

Das Leben ist Kampf - Sieg

Inhaltsverzeichnis Teil II:

Ich schreibe dieses Buch hauptsächlich für die Babies von heute und die Kinder von morgen. Möge es ihnen gegönnt sein das Schöne auf dieser Welt und in der Natur zu geniessen und an ihre Kinder weiterzugeben. Das ist unser Geburtsrecht und niemand darf uns das nehmen. Mögen sie aufwachsen und das Gute und das Schlechte im Leben erkennen zu können, mögen sie Ja sagen wenn sie Ja meinen und Nein wenn sie Nein meinen. Ich widme dieses Buch dem Herzen der gesamten Welt und der Ehrlichkeit die in jedem Menschen vorhanden ist.

Ich schrieb dieses Buch auch für meinen Sohn, der mir ebensoviel Freude wie Kummer zubereitet hat. Das mag vom Gesetz der Equivalenz kommen, alles wird irgendwie zu gleichen Teilen vergeben. Zu jeder Träne wartet irgendwo ein Lächeln.

Ich hoffe das, sollten Sie durch das Leben Ihr Lächeln verloren haben, sie es durch die Blaue Perle wiederfinden können. Das gehört auch zum Versprechen der blauen Perle.

Namaste!

Give Peace a Chance...

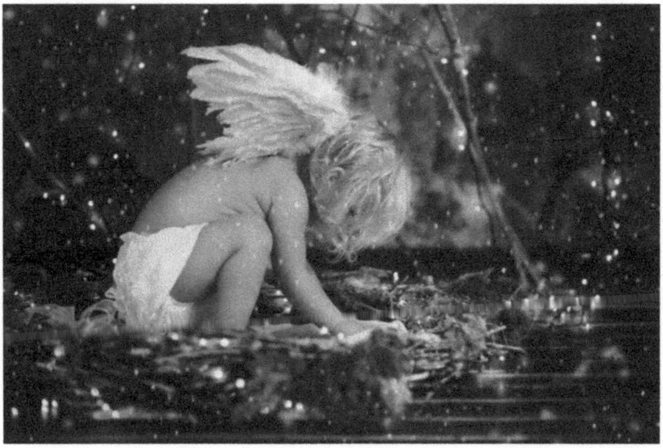

Gott hat sein Versprechen der Ewigkeit in unser DNA geschrieben.

The Promise of God is in the Body of Man.

The Promise of eternal Life is in the Field of Man.

The Promise of the Blue Pearl is that you will find it….one Day

Autor: A. J. Barrett
Umschlaggestaltung, Illustration:Buchschmiede
Übersetzung: A. J. Barrett

Druck und Vertrieb im Auftrag der Autorin/des Autors:
Buchschmiede von Dataform Media GmbH, Wien

www.buchschmiede.com

978-3-99057-301-3 (Paperback)

978-3-99057-302-0 (Hardcover)

978-3-99057-303-7 (e-Book)

Printed in Austria

Das Versprechen der Blauen Perle

by A.J. Barrett

Die Reise und die Suche nach dem Versprechen der Blauen Perle beginnt – Teil I

Ein spiritueller Roman von A.J. Barrett – Fiktion, Science und Esoterik.

Alle Personen in diesem Buche sind frei erfunden. Evtl. Ähnlichkeiten sind reine Zufälle

31.10.2012

Heute fliege ich zurück nach Sydney. Das Wetter ist schrecklich in Germany und viele Menschen wirken gestresst, laufen schnell nach Hause nach einem langen Tag und Stress auf der Arbeit. Es ist als wenn man sich flüchtet, sehnt danach sich endlich selbst zu sein und nach zu Hause, einer Welt in der man sich noch sicher und wohl fühlt. Deutschland ist kalt geworden, der Winter steht wiedermal vor der Tür.

Und fast an jeder Ecke liegt, sitzt oder steht ein Bettler, manchmal auch als Pirat verkleidet und angemalt aber viele Leute laufen einfach dran vorbei. Vielleicht gibt es heute ja schon zu viele Bettler, Menschen die einfach mit der zunehmenden Ungerechtigkeit von Reichtum und Armut nicht mehr mithalten können. Man kann ja schließlich auch nicht jedem helfen, oder? Die meisten sind ja auch noch nichtmal Deutsch und wirken ehe wie eine Belastung. Es kann einen schon traurig stimmen wenn man soviel Armut sieht. Aber auch Christ sagte bereits *bist Du Gottes Sohn so hilf Dir selbst*, wie war das zu verstehen?

Warum enden manche Menschen als Bettler auf den Straßen, teilweise aus ihren eigenen Ländern vertrieben, oft aus politischen und/oder religiösen Gründen, und andere scheinen alles zu haben? Wie funktioniert das im Leben mit der Gerechtigkeit? Ist es Karma oder Schicksal, gibt es überhaupt sowas wie Karma und haben die sich das selbst eingebrockt? Und was ist damit gemeint die Wahrheit macht Dich frei? Welche Wahrheit, welche Freiheit?

Tatsächlich scheint es mir so als ob Gott sich versteckt hält (jedenfalls auf den ersten Blick, manchmal auch auf den zweiten Blick) aber Gott sieht und registriert alles, kann uns lesen zu jeder Zeit wie ein buntes Bilderbuch. Gott beschäftigt sich nur mit unserer Seele und was wir daraus machen? Vielleicht kennt er diese ja schon seit langer, langer, langer Zeit, ehe wir überhaupt das Licht der Welt erblickten.

Vielleicht wartet Gott ja auch darauf das wir hier und dort den Schupps kriegen den wir gerade brauchen um weiterzukommen – in seine Richtung weil Gott auch die Liebe und das Licht der Welt ist. Für mich waren auch einige Schüppse vorgesehen. Meisterns kommen diese dann in Form von Informationen die man auch erstmal verstehen muss.

Ich fing an dieses Buch zu schreiben über die von mir empfangenen Informationen weil ich Gott hören, verstehen und spüren wollte. Ich wollte Gott tragen wie eine zweite Haut, dies schien mir das wichtigste Ziel im Leben. Ich brauchte und wollte die Hilfe Gottes und all seiner Helfer unbedingt in meinem Leben spüren. Angeblich warten diese ja auch jederzeit darauf uns zu helfen damit wir die Sache mit dem Leben und dem Tod besser verstehen können und somit auch mit dem Leben als solches, so wie es ist oder sollte ich sagen so wie es zu sein scheint, besser fertig werden. Ich hatte so viele Fragen und Gedanken über das Leben, wie sollte das ewige Leben welches Jesus uns versprochen hatte aussehen, warum krank und alt werden und dann sterben um dann vielleicht eine Wiedergeburt (Reinkarnation) erleben zu dürfen. Gibt es diese überhaupt und wenn ja, warum können wir uns an nichts mehr erinnern?

Ich habe immer an einen gerechten Gott geglaubt aber manchmal kamen auch mir große Zweifel. Einmal schrie ich ihn sogar an, schrie *Was willst Du eigentlich von mir* als mein Leben wiedermal in eine Sackgasse geriet und ich nach neuen Wegen und Lösungen suchen musste. Das war wahrscheinlich kurz nach meiner Scheidung oder nachdem ich meine Tochter Toni kurz nach der Geburt verlor. Nur Gott darf geben und nehmen aber wir müssen das Verstehen und vor allen Dingen das Akzeptieren lernen. So fing meine Reise durch die Dunkelheit an aber irgendwann fiel auch bei mir der Groschen Gottes und sobald dieser gefallen ist erscheint auch schon das Licht Gottes. Mit jedem Groschen der fällt wird das Licht der blauen Perle sichtbarer.

Für die blaue Perle hat der liebe Gott sich aber auch ein ganz besonders gutes Versteck ausgesucht, sie können sie nicht sehen, sie können es nur verstehen lernen und dazu braucht man die richtigen Informationen und das richtige Gefühl. Dieses Buch ist ein Versuch Ihnen diese Informationen und das richtige Gefühl zu vermitteln um ihren Schatz zu finden. Diese Informationen und Gefühle sind wie eine Sprache, eine neue Sprache vielleicht und eine die für uns alle zutreffend ist, eine Sprache des Lichtes. Jedoch gibt es für diese Sprache kein Alphabet, keinerlei Buchstaben, keinerlei Ziffern. Sie besteht aus Luft und Energie und schillert in den schönsten Regenbogenfarben tagein, tagaus, wartet förmlich darauf das wir sie sehen, entdecken, fühlen, verstehen und erobern lernen.

Gott hat viele Sprachen geschaffen die die Menschen auseinanderhalten weil sie einander nicht mehr verstehen können Mit den Informationen und der Energie jedoch ist es anders. Die kann jeder Mensch verstehen und vor allen Dingen spüren als Wahrheit tief in seiner Seele und in seinem Herzen. Mir wurde ganz klar das Gott mehr ein Gefühl der Liebe, der Hoffnung und des Verstehens ist und weniger eine Religion. Religion ist auch nur ein Wort und immerhin ist diese auch von Menschen erfunden und nicht von Gott. Warum so viele Atheisten nun auf der Welt sind kommt wohl von den Problemen die leider teilweise durch die Religionen entstanden sind. Die der Andersheit und anders ist doch im Grunde genommen keiner – oder?

Mir wurde auch ganz klar das Gott auch sehr persönlich ist. Jeder hat so seinen eigenen GOTT den er wie ein KREUZ überall und für immer mit sich rumschleppt.

Ich hoffe, das wenn Sie wiedermal gestresst und eventuell frustriert und verärgert nach Hause laufen nach einem langen und anstrengenden Tag sie sich mit meinem Buch auf die Couch setzen und sie anfangen sich wieder wohlzufühlen.

Vielleicht spreche ich ja auch ihre Sprache und vielleicht sehen sie nun auch bald ihre Seele in einem neuen, ewigen Licht und können ihre Energie neu erstrahlen lassen wie eine Sonne die alles erwärmt was in ihre Nähe kommt.

Weil eines ist doch ganz klar, um an die blaue Perle zu gelangen, die man nur im Licht erkennt, muss man sich erstmal auf eine Reise durch die Dunkelheit und Schattenseiten des Lebens begeben und diese erobern und umwandeln; deswegen ist sie nämlich blau, die Perle, sie trägt das schönste blau eines geschliffenen Edelsteines (dem Tanzaniten) und eines Mitsommernachtshimmel. Nur dann kann man persönliche Lebenserfahrungen (auch wenn sie negativ waren) aus einer neuen Perspektive erleuchten lassen.

Meine Reise durch die Dunkelheit fing in München an und hörte in Australien auf. Damals schickte Gott mich auch auf eine sehr weite und sehr lange Reise. Durch die Schattenseiten und auf Umwegen bin ich jedoch letztendlich an das Schönste im Leben geraten (den großen Preis, meine blaue Perle) was ein Mensch sich nur wünschen kann. Es war wie eine Schatzsuche in einem fremden und fernen Land wo es lachende Vögel, Krokodile, süße Koala Bärchen und Kangaroos gab, mein Treasure Hunt in the Land of Oz. Und wie damals schon die Dorothee aus dem Film The Wizard of Oz fand auch ich meinen Schatz.

Ich hoffe das dieses Buch Ihnen helfen wird Ihren Schatz auch zu finden, Ihre blaue Perle, Ihren großen Preis. Diesen werden Sie hoffentlich für sich selbst in meinem Buch entdecken und wenn sie diesen Schatz erst einmal gefunden und erobert haben, dann kann Ihnen dieser auch niemals mehr abgenommen werden. Deswegen nennt man es auch den großen Preis. Wie in der Geschichte mit Dorothee in the Land of Oz stellt Gott auch immer die Freunde bereit (wie der Löwe und Tin Mann) die wir wohl gerade zu diesem Zeitpunkt brauchen. Zusammen lernt man dann die Sprache Gottes zu verstehen um unseren Schatz vielleicht auch gemeinsam zu finden. Aber oft gelingt es auch nicht.

Nun aber hatte Gott und das Schicksal noch einiges mit mir vor. Es war eine lange und harte Reise, ich bin 32 Jahre älter aber auch weiser geworden und schaue durch das Fenster auf Samadhi zurück auf das Geschehene. Trotzdem möchte ich jetzt nach Hause kommen, zurück in meine alte Heimat. Den großen Preis bringe ich mit, für Sie liebe Leser, für alle die sich in ihrem Herzen und ihrer Seele nach einem ewigen Zu-Hause sehnen, dem ewigen Avatar* in uns und im täglichen Leben....dieses Buch ist für alle Menschen die die Sprache des Lichtes erobern wollen und für immer und ewig in Ruhe und Frieden leben möchten weil sie wissen das nur die Liebe und das Licht zählt welches wir erzielt haben, das ist das einzige was uns am Ende übrig bleiben wird. Es ist das einzige was wirklich zählt.

Meine Seele sehnt sich heute wieder nach meinem alten Zuhause. Irgendwie trage ich dies auch wie eine zweite Haut, in mir und mit mir herum. Hier war ich auch immer ganz nah mit Gott verbunden und hier begann ja auch meine große und weite Reise. Vielleicht sollte sie hier ja dann auch enden, vielleicht schließt sich mein Kreis des Lebens somit.

Mir wurde damals schon bewusst das keiner so ganz alleine ist, vielleicht fiel es mir damals deswegen nicht schwer von heute auf morgen nach Australien auszuwandern. Ich war ja auch noch sehr jung jedoch spürte ich immer die Nähe Gottes, manchmal sogar ein Hauchen meines Schutzengels auf meiner Wange. Ich spürte das es Wunder aus einer anderen Welt und aus ganz anderen Dimensionen gab die mit uns kommunizieren wollen, ich spürte das wir auch immer ein Teil dieser anderen Dimensionen und dieser anderen Welt sind. Da kommt auch die blaue Perle her, ob wir es wollen oder nicht, sie ist einfach da, es ist einfach so. Die Ewigkeit hat dort auch ihr Zuhause und dies erwartet uns alle egal welcher Religion wir angehören oder welche Sprache wir sprechen. Vielleicht sollte man sich an die Tatsache erinnern das wir alles kleine Sonnen sind, oder Sterne oder beides, Sternen-Sonnen oder Sonnen-Sterne.

*Avatar (Divine Inkarnation). Happy Reading – viel Spaß beim lesen.

Ich habe die Kapazität in meiner Seele

- die Kapazität GOTT ganz und gar zu empfangen.

Ich bin so sicher wie ich lebe das nichts anderes so in meiner Nähe ist wie Gott.

Tatsächlich Gott ist sogar näher als ich mir selbst bin. Meine Existenz hängt von der Nähe Gottes und seiner Existenz ab.

Ich atme Gott, ich höre Gott,

Ich spüre Gott, ich denke Gott, ich fühle Gott – die Hände Gottes sind überall

Ich sehe Gott, ich verstehe Gott – überall – überall – überall … -

Über-setzung von Meister Eckard

Mein Gott – jetzt erst kann ich sehen. Es war eine lange Reise.

Frühling in Australien 1995

Endlich habe ich Sydney verlassen. Ich habe fast 33 Jahre in Sydney gelebt nachdem ich von meiner Heimat Deutschland hier nach Australien ausgewandert bin in den 80er Jahren. Damals war ich ja auch noch naive und hatte an die große Liebe geglaubt. Heute sieht das alles etwas anders aus. Nie hätte ich gedacht das ich meine schöne 3 Zimmer Art Deco Wohnung im Osten von Sydney verlassen würde. Geflüchtet bin ich, wie eine die ein Verbrechen begangen hat, dabei hatte mein Verbrechen wiedermal nur mit der Liebe zu tun.

Wie sehr ich die schönen Strände vermissen werde (Bronte, Coogee, Clovelly und Bondi Beach). Das Leben war gut hier in den Eastern Suburbs von Sydney/Australien. Aber leider hatte ich mich wiedermal in den falschen Mann verliebt. Er war ein Vampir, eine Mischung von Wolf-Mann und Human Beast, so eine Art Minotaur. Er war jedenfalls der Typ Mann bei dem man schon beim ersten Blick sofort den Saal verlassen oder gegebenenfalls auf die gegenüberliegende Straßenseite kreuzen sollte. Clarissa Pikoles Estes beschreibt diesen Archetyp von Mann sehr treffend in ihrem Buch *Women who run with the Wolves* im Kapitel BLUEBEARD. Almost a MUST-READ for every wild young Female Wolverine who wants to play while growing up....Wenn man jung ist und gerne flirtet dann sollte man dieses Buch, insbesondere die Bluebeard Story, unbedingt lesen. Es kann einem das Leben retten diesen gefährlichen Prädator und Archetyp rechtzeitig zu erkennen.

Er war der Prädator der weiblichen Seele, ein Bluebeard der heutigen Zeit schlechthin und der langsame Tod jener Frau die ihr Herz und ihre Seele verschenken wollte auf der Suche nach der großen Liebe. So war er leider auch mein Untergang, verhehrend wie ein Tornado zog er mich immer mehr und mehr in seinen Bann.

Sexy mit seinen pechschwarzen Haaren und seinem verführerischen Blick wirkte er tatsächlich wie ein Magier, er hatte definitiv das gewisse Extra, konnte einen fast bezaubern, noch verführerischer sein Gang und sein Lächeln.Er galt wohl als der totale Seelen-Zerstreuer, so schlich sich sein unwiderstehlicher Charme und seine Liebeskunst in mein Leben wie ein tötlicher Virus den man so schnell nicht wieder los wurde. Sein Vater kam ursprünglich von Ungarn und arbeitete in Frankfurt am Flughafen. Dort lernte er auch seine Frau kennen, eine Australierin die damals in der Nachkriegszeit in Deutschland als Krankenschwester arbeitete. So schmiedete das Schicksal damals schon Pläne für mich als ich noch gar nicht geboren war.

Ja, er sprach sofort auch ein paar Worte Deutsch als er mich ansprach und hörte das ich immer noch mit einem deutschen Akzent sprach. Damals an dem verhängnisvollen Tag in Randwick, einem Vorort von Sydney. Ich erinnere mich noch genau das es ein Samstag war und meine Freundin Amalia aus Minden (Deutschland) war gerade zu mir zu Besuch. Ich zeigte ihr noch ganz stolz die Businesskarte die Marco, mein Bluebeard, mir gegeben hatte und legte sie auf den Schreibtisch. Erstmal hatte ich ihn vergessen. Amalia und ich gingen an den Strand in Coogee zum Schwimmen. Für den Moment jedenfalls hatte ich keine Sorgen, jedoch war der Bluebeard schon in meiner Wohnung, wenn auch erst in Form einer Businesskarte und der Erinnerung eines flüchtigen Treffens.

Ich parkte gerade mein Auto auf das ich so stolz war, ein roter Mazda MX 6 in der Straße wo ich damals wohnte als hinter mir das gleiche Auto parkte in dunkelblau. Auf einmal hörte ich seine Stimme wie aus dem nichts fragte er mich *which colour do you prefer*? Er wollte wissen welche Farbe ich schöner fand am Mazda MX 6, sein blau oder mein knallrot. Ich antwortete ihm das dies für mich eine schwierige Entscheidung war weil ich auch den blauen MX 6 traumhaft schön fand woraufhin er mir anbot das ich jederzeit mal mit seinem blauen Mazda MX 6 fahren könnte Fast zur gleichen Zeit drückte er mir seine Visitenkarte in die Hand. Diese lag nun auf meinem Schreibtisch.

In einer kleinen dunklen Wohnung in Coogee plante mein Bluebeard schon seine Attacke für sein nächstes Opfer. Leider sollte ich das werden. Auch dachte ich über die Farben Blau und Rot nach obwohl mir zu dieser Zeit noch nicht bewusst war das wir oft, ohne es überhaupt zu wissen, die Farben die wir aussuchen, unseren derzeit aktiven Chakren anpassen. Es gibt blaue, rote, grüne, gelbe, violette (purple) und orange Chakren . Oftmals finden wir diese Farben in unserer Kleidung und/oder in unserem Zuhause.

Auch kam mir ein Gedanke an den Erzengel Michael. War da ein Grund dazu? Vielleicht brauchte ich sein blaues Schutzschild nun ganz besonders und spürte dies.

Einige Zeit später fand ich ein tolles Buch in einem Laden in Sydney, es war auch ein sehr teures Buch, zahlte ich doch $ 60,70 dafür. Soviel glaube ich hatte ich noch niemals für ein Buch bezahlt. Es fiel mir sofort auf durch die tollen Regenbogenfarben auf dem Titelbild und unten las ich in weißer Schrift *Colour Energie*. Auf der Rückseite des Buches war das Foto der Autorin Inger Naess welche mir auch sofort sehr sympathisch war und ich las über ihrem Bild die Frage *Welche Farbe bist Du?*

Darunter stand dann das rote Menschen keine abstrakten Denker sind, für die roten Menschen ist ein Tisch ein Tisch und deren stärkste Qualität ist dem Leben selbständig und mutig entgegenzutreten. Grüne Eltern sind besonders vorsichtig und liebevoll mit ihren Kindern, auch das sie emotionell so eng mit denen verbunden sind das sie alles dafür tun würden den Kindern unangenehme Erfahrungen zu ersparen. Die violetten Kinder sind die geborenen Führungskräfte auf Erden und ziehen andere Kinder an. Sie sind voller Energie und es ist wichtig für Eltern diesen Kindern Konzentration und Grenzen zu lehren ohne ihren Enthusiasmus zu dämpfen.

Als ich das Buch zu Ende studiert hatte wusste ich das blaue Menschen voller Wille sind, strategisch planen können und einen sehr großen Wunsch haben erfolgreich zu sein. Ja, das sind so einige der Qualitäten für die blauen Menschen die alles in Balanze haben. Deswegen habe ich mich auch für ein blaues Cover für dieses Buch entschieden.

Mein Marco war jedoch ein unbalanzierter blauer Mensch, vielleicht kommt da der Name Blue-beard auch her, und die unbalanzierten blauen Menschen sind wohl eine Gefahr für andere weil sie auch sehr sarkastisch sein können und denken all die anderen sind dumm und man kann mit denen machen was man so will. Sie verstecken auch ihre wahren Gefühle, tragen oft eine Maske und können sehr kontrollierend und besitzergreifend werden.

Ja, das passte ganz genau zu meinem Marco. Kein Wunder das er den blauen Mazda MX 6 fuhr. Das Gute hatte umgeschlagen bei den Bluebeards.

Erstes Kapitel: Butterfly Darlings und die Suche nach Gott

Die Entscheidung Sydney zu verlassen war hauptsächlich wegen meines kleinen Sohnes Michael. Es war nicht einfach, aber was ist schon einfach im Leben. Lange habe ich drüber nachgedacht, soll ich oder soll ich besser nicht. Die Vor- und Nachteile und ob ich denn auch das Richtige tue. Es war das erste Mal das eine Entscheidung so wichtig war weil es nicht nur um mich ging. Es ging immerhin auch um meinen Sohn und für den hatte Marco nun überhaupt nichts übrig Er liebte keine Kinder und hatte auch ansonsten keinerlei Verständnis und Toleranz. Kinder und deren lautes Geschreie machten ihn nur nervous. Er fand Kinder irritierend und konnte es auch gar nicht verstehen wie man sich nur Kinder anschaffen konnte. Das sagte eigentlich schon alles über seinen Charakter aus, aber so sind die Bluebeards eben. Die lieben nur sich selbst aber auch das nur mit großem Schatteneffekt.

In meiner Not betete ich und auf einmal fühlte ich ein sanftes Flüstern. Heute könnte ich beschwören es war mein Schutz Engel der mir am Ohr saß, vielleicht war es der Erzengel Michael der mir zuflüsterte was nun zu tun sei und dieser flüsterte mir zu das ich sofort die Spedition anrufen soll und hier weg muss, hau ab und mach was Neues. Ich spürte diese Nachricht auf einer Ebene die man nicht ohne weiteres erklären kann, es war mehr ein Gefühl, es war wie ein grünes Licht, eine innere Stimme die ich vorher noch nie entdeckt hatte, die bestimmt jedoch schon öfters versucht hatte bemerkt zu werden. Jetzt war sie da, wie mein neu gefundener Freund. Vielleicht lebte ja schon ein Teil von mir im Samadhi und vielleicht kam diese Stimme aus Samadhi, da wo alles möglich ist, aus den anderen Dimensionen die jedoch unserer Realität angeschlossen ist.

Am nächsten Tag schon bestellte ich den Umzugswagen, alles war auf einmal so klar wie noch nie zuvor, dabei wusste ich noch nichtmal wohin die Reise geht oder wo ich einzog. Meine Intuition oder meine innere Stimme (Inner Voice) auch Emotional Intelligenz Guidance System genannt auf englisch oder EIGS.

EIGS ist sowas wie ein emotionales Führungssystem welches uns lenken kann wenn es stark ausgeprägt ist. Und das ich mich auf mein EIGS verlassen könnte, das wusste ich in der Minute als ich eine Art Hauch auf meiner Wange spürte. Ich kann mich noch ganz genau daran erinnern weil ich guckte ob irgendein Fenster offen war aber die waren alle zu. Komisch, auf einmal fühlte ich mich nicht mehr so alleine. Auch war mir als hätte ich auf einmal ein paar unsichtbare Flügel bekommen, ich fühlte mich wie ein Butterfly-Darling und konnte es kaum erwarten die Umzugskartons zu packen.

Was ich zu dieser Zeit noch nicht wusste und heute auch erst verstehe ist das mit der Zerstörung meiner Seele und meines Herzens aufgrund meiner fatalen Liebesgeschichte mit Marco auch eine Neugeburt stattgefunden hat. Eine Neugeburt zu mir selbst zu finden und eine neue Dimension Gottes zu entdecken die auch ein neuer Teil von mir wurde.

Es war wie eine Wiedergeburt, es war tatsächlich so als schlüpfte ich gerade aus einem alten Cocoon, wie ein Schmetterling und Schmetterlinge haben auch Flügel. In diesem Moment wurde Marco mein Butterfly-Darling*, nicht ein Mann den ich hassen musste, sondern ein Mann der mir all meine Schattenseiten zeigen konnte und den ich dafür lieben durfte. Er war wohl derjenige den ich dafür ausgewählt hatte mir die größten Lektionen des Lebens und des Liebens zu erteilen auf meinem Weg ein edles Gas zu werden bzw. ein nobler Spirit. Mein Nemesis.

Ist ja ganz klar das jeder Mensch einen Schatten hat, nur leider sehen wir ihn nicht da wir immer nach vorne gucken, zum Licht und zur Liebe. Wenn die Liebe dann nicht funktioniert wie wir es uns vorstellen müssen wir uns die Schatten anschauen. Weil eines war mir immer schon klar, jeder Mensch braucht Licht und Liebe. Umso mehr – umso besser. Wenn es nur nicht die andere Seite geben würde. Ich hatte viel mit dem Schatten und der Kehrseite der Liebe zu tun bis ich endlich verstand das ich alles lieben musste und das die Dinge die mich am Partner am meisten störten wie versteckte Pakete tief auch in meiner Seele lebten. Ich musste sie ersteinmal finden, auspacken und dann gucken was wo drin war und warum es da drin war. Meine Männer wurden zu Spiegeln die mir halfen auch meine Schattenseiten in Licht und Liebe umzuwandeln.

*Das erste Mal als ich das Wort Butterfly-Darling las war in dem Buch *The Honeymonn Effect* von Prof. Bruce Lipton. Honeymoon ist ja bekanntlich sowas wie die Flitterwochen und der Honeymoon Effect soll einem dabei helfen jeden Tag bewusster und mit einem Honeymoon Effekt zu leben und zu lieben. Das muss natürlich gelernt sein und geht nicht von heute auf morgen. Besonders edel finde ich auch die Erklärung der Noble Gas Theorie (also die Edle Gas Theorie) wobei jeder Mensch die Möglichkeit hat ein edles Gas zu werden. Wie, das erfahren sie am besten durch die Bücher von Prof. Bruce Lipton. (Koha Verlag).

Was ist denn ein edler Gas Mensch fragen sie nun, und in Analogie erfahre ich aus dem Lipton Buch das es mit einer Waschmaschine verglichen werden kann, eine die stabilisiert ist und ohne wobble ihre Ladung von dreckiger Wäsche erledigt im Gegensatz zu der anderen die überall nur so hin und her schaukelt. Ja, das alles hat auch was mit Selbstkompetenz zu tun und ob man die eignen Probleme selbst gelöst bekommt. Vielleicht auch ob man als Mensch stabilisiert und balanziert ist, sodass die guten Qualitäten nicht in schlechte umschlagen, welches ja leider viel zu viel passiert.

Weil eines war mir auch ganz klar, Liebe wie alles im Leben ist wie ein Pendulum, es kann in eine Richtung schwingen aber auch in die andere und wir wissen alle wie das enden kann. Das Herz in der Tat scheint seine eigenen Regeln zu schreiben wenn es zur Liebe kommt und die können ein böses Ende haben wenn man nicht lernt mit der Liebe richtig umzugehen. Dazu gehört eine gewaltige Portion von Selbstliebe, Selbst-Kenntnis und Akzeptierung und Selbst-Bewußtsein.

Mit alldem war ich zu der Zeit auch noch nicht an meinem gewünchten Ziel und ich wusste das meine Reise weitergehen würde und das ich nun erstmal hier von Sydney wegziehen musste. Einige Tage später bin ich an die Zentralküste gefahren und habe ein wunderschönes Haus in Terrigal gefunden. Wohin meine Reise nun führen würde wusste ich auch noch nicht, jedoch spürte ich das es eine wunderbare und aufregende Reise werden würde voll mit wundervollen Überraschungen die noch auf mich warteten.

Vieles gab es noch zu entdecken auf dem Weg zum Samadhi, dem NEVER NEVER LAND, zum NIRVANA und wie Dorothee in dem Land von Oz machte auch ich mich auf den Weg meine neue Zukunft zu entdecken und in ein neues Licht zu rücken. Dazu gehörte natürlich auch eine gewaltige Portion Mut, Courage, Stärke und Zuversicht und ich musste lernen Dorothee, Löwe und Tinman in einer Person zu vereinen. Ich fand das Land der vielen Möglichkeiten – Samadhi, da wo alles möglich ist. Alles ist möglich im Land der Möglichkeiten aber wie kommt man dort am besten hin?

Ich war wohl auch ehe ein schüchternes Mädchen und musste Stärke, Wille, Courage und Selbstbewusstsein ersteinmal lernen. Man hätte damals alles von mir haben können, von Boundaries hatte ich keine Ahnung, und Leute wie Marco, die Bluebeard's der Welt, die waren ja trainiert darauf andere Menschen auszunehmen und unter ihren Bann zu bringen. Leider gibt es auch heute noch viel zu viele Bluebeards.

Ja, das Leben ist auch eine große und weite Reise mit ständigen Höhen und Tiefen aber jede Reise führt ja wohl auch irgendwann einmal an das gewünschte Ziel, wenn man es halbwegs richtig macht. Ich erkannte auf einmal auch das ich in Randwick/Sydney als alleinerziehende Mutter in einem Round-about war, wie in einem Kreisel auf der Straße wo man nur die Runden abfährt ohne zu wissen wo es überhaupt wieder raus geht.

I was stuck in a rut wie man auf englisch sagen würde oder wie eingesperrt und eingeklemmt in, zwischen und mit einem Leben welches mir schon seit Jahren zu eng geworden war. Vielleicht hatte ich deswegen auch meine Asthma Anfälle bekommen weil früher hatte ich das nicht.

Immerhin ist die Lunge das Organ welches auf Traurigkeit und Depressionen stark reagiert. Die Körper-Geist-Beziehung für die Lunge repräsentiert auch unsere Kapazität zu geben und zu nehmen. Es hat mit Ängsten zu tun, mit Vertrauensverlust und wenn man dem Leben nicht mehr, wie für eine rote Person üblich, mit Gusto und Mut entgegentreten kann. Man hat das Gefühl im Leben zu ersticken.

Die Körper-Geist-Beziehung für die Bronchien richten sich mehr auf Familienprobleme und das Zerbrechen von diesen aus. Darunter hatte ich auch noch zu leiden weil ich ja erst ca. ein Jahr oder so geschieden war. Heute weiß ich das es wichtig ist seinen eigenen Raum zu verteidigen. Man muss einfach Boundaries haben und irgendwo eine Grenze setzen die sagt *soweit und nicht weiter*. Es hat auch einen Effekt auf unsere Gesundheit wenn man sich alles gefallen lässt. Auch sollte man ab und zu ein Machtwort sprechen damit unser Halschakra nicht zu blockiert wird.

Männer wie die Bluebeard‘s hätten heute keine Chance mehr bei mir. Man muß sich selbst treu bleiben und sich nach seinen eigenen Vorstellungen und Wünschen entwickeln und nicht nach denen die andere für uns planen.

Man sollte die Anderen deren Leben auf deren Art und Weise leben lassen und ich, ich würde meines ab sofort auf meine Art und Weise neugestalten. Dann, da war ich mir ganz sicher, würde auch meine Bronchitis und mein Asthma verschwinden. Manchmal ist es notwendig, wie im Falle mit Marco, den Kontakt strikt zu unterbinden. Na ja, nun war ich ja erst einmal von Sydney weg.

Neue Möglichkeiten und Informationen kamen nun in mein Leben viel schneller als je zuvor, mir schien es als würden sie nur so vom Himmel fallen und ich konnte sie nun auch empfangen. Sie waren wahrscheinlich immer schon da aber ich hatte keine Antenne dafür sie zu empfangen. Nun empfing ich sie und umso mehr ich empfing, umso mehr Möglichkeiten und Informationen kamen. Irgendwas und irgendwann hatte sich alles verändert.

Ich war von dem Packen und der Aufregung der letzten Wochen so erschöpft das ich mich entschloss kurzfristig mit Michael in einen Ashram zu fahren. Ich war noch nie in einem Ashram denn als braves, schüchternes und gut erzogenes evangelisches Kind einer bürgerlichen Familie aus Köln war dies wohl so eine Art Kult, eine Hare Krishna Version und mit sehr viel Vorsicht zu genießen, wenn überhaupt.

Die Idee mit dem Ashram kam als eine neue Kundin bei mir anrief um ein paar Anti-Falten Produkte zu bestellen. Ich importierte zu dieser Zeit deutsche Kosmetika nach Australien. Es war gar nicht so einfach neue Kunden zu bekommen, so fragte ich diese Dame woher sie diese Kosmetik kannte und sie hatte sie wohl in der deutschen Zeitung *Die Woche in Australien* inseriert gesehen. Wir kamen ins Gespräch, sie erzählte mir das sie Krankenschwester ist und alleine lebte in Manly, einem wunderschönen Ort mit noch schönerem Strand im Norden von Sydney.

Anscheinend war sie gerade auf dem Weg zu einem Ashram um sich von dem Stress der Arbeit zu erholen. Dabei wollte sie auch etwas Besonderes für ihr Aussehen tun, um wieder 10 Jahre jünger auszusehen (in dieser einen Woche) und deswegen bestellte sie bei mir einige Produkte. Sie redete dann noch was über Yoga, Kundalini, Neti, Kirtan und Laghoo und ich hörte natürlich hellhörig zu ohne auch nur einiges von dem Gesagten zu Verstehen. Mein Interesse war jedoch schon geweckt und ich wusste dieser Anruf war mehr als nur eine Kosmetik Bestellung für mich. Die göttliche Dimension passiert viel und meistens über solche Ebenen mit und durch andere Menschen, man muss es nur erkennen können. Dafür fing ich nun an ein Feingefühl zu entwickeln.

Es hat auch nicht mehr lange gedauert bis ich dann selbst in diesem Ashram anrief und mich und meinen Sohn Michael dort für ein paar Tage einbuchte. Die Sache mit 10 Jahre jünger aussehen gefiel mir auch sehr da ich die letzten Jahre durch den ganzen Stress mit Marco zu schnell gealtert war. Andere Stress Faktoren waren auch die starke Sonne in Australien, meine Scheidung von meinem neuseeländischen Mann den ich in München kennengelernt hatte, kurz danach der Tod meiner Eltern.

Dann erkrankte meine beste Freundin Lizzi auch noch an Gebärmutter-Krebs welches relativ schnell zum Streukrebs wurde und sie starb ganz plötzlich. Es war kurz danach das ich Marco kennenlernte. Ich sehnte mich nach einer Schulter zum Anlehnen und fiel tief in ein Abyss.

Die ersten grauen Haare waren auch schon im Anmarsch. Es gab einige Gründe warum ich plötzlich das Suchen anfing. Das Suchen nach dem Sinn des Lebens, das Suchen nach Antworten weil alles was irgendwie Struktur und Sinn im Leben machte brach gnadenlos über mir zusammen wie ein Kartenhaus. Jeden Tag ein bisschen mehr und jeden Tag wurde mein Kreuz ein bisschen schwerer.

War das das Kreuz welches jeder Mensch zu tragen hatte? Mein Gott, das Leben kann doch nicht nur Bestrafung sein, oder?

Das Suchen nach Gott und das Suchen nach Antworten die Sinn ergaben für alles was in der Welt und in und mit unserem Leben geschieht wurde so stark das ich kein Blättchen umgedreht lassen würde ehe ich diese Antworten alle beisammen hätte. Es wurde zu einer Sucht die nur von einer Sehnsucht und einer Erinnerung an eine perfekte Welt stammte die in jedem Herzen zu Hause ist, wenn auch noch in so kleiner Form das sie bei vielen unentdeckt bleibt. Dieser Fleck in meinem Herzen bekam nun meine Stimme und die wurde jeden Tag lauter bis sie auf einmal förmlich zu schreien schien und ich musste darauf hören, ob ich es wollte oder nicht.

Seit dem Tag in Randwick wo ich diesen Hauch auf meiner Wange spürte fragte ich mich ob es vielleicht noch eine andere Realität gab. Vielleicht einen Gott und ein paar Engelchen dazu die einem helfen könnten seinen Weg durchs Leben besser zu finden und noch besser und einfacher zu meistern. So ganz alleine ist es ja doch ganz schön schwer fand ich. Die vielen Enttäuschungen die man hinnehmen musste und das ständige Sterben von Loved Ones, Familie, Freunde. Sogar verlor ich meine kleine Tochter Toni als sie nur ein paar Stunden alt war dann durften wir die Beerdigung kurz nach der Geburt organisieren. Gott wollte sie wohl auch zurück haben. Mit wem sollte ich nun diesbezüglich böse sein – mit Gott oder war da sowas wie unser KARMA? Wo und in was lag der Sinn des Lebens? Wie funktioniert das alles? Gab es sowas wie eine himmlische Vorher-Bestimmung oder celestial Destiny?

Irgendwo hatte ich mal was von einem geheimen Master-Plan, der Große Plan in einem englischen Buch gelesen (Sacred Contract von Dr. Caroline Myss), darin kam auch das Wort Akasha vor, Akashic Rekords und Reinkarnation was so viel wie Wiedergeburt heißt.

Könnte es sein das alles was in unserem Leben passiert schon vorherbestimmt war, sripted wie in einem Film der ablauft und wir im Grunde genommen gar keine richtige Kontrolle haben bis auf einmal das große ENDE-Schild eingeblendet wird? Wer oder was aber hat die Kontrolle über unseren Film oder sollte ich sagen über unser Leben, sind wir es? Das musste ich unbedingt herausfinden. Man sollte doch wissen ob unser Leben so lauft wie wir es denken und verstehen können oder ob alles so ganz nebenbei und zufällig anders ist als wir denken und verstehen können, ist ja kein Wunder das da keiner mehr mitkommt mit Gott und der Welt meine ich.

Viel zu kompliziert hört sich das an aber ich musste wissen ob es eine höhere Gewalt und Power gibt die uns lenkt, uns zu jeder Zeit beiseite steht, uns unterstützt wie die liebevollen Arme Gottes und uns hilft von A nach Z zu kommen. Was und wo sind diese anderen Dimensionen des Lebens, die man mit bloßem Auge nicht sofort sah und mit normalem Menschenverstand auch nicht unbedingt zu verstehen glaubte. Damals in Randwick spürte ich diese andere Dimension zum ersten Mal, damals als Hauch auf meiner Wange. Ich war mir sicher das dies aus der anderen Dimension kam, damals spürte ich es nur, heute weiß ich es.

Ich erinnerte mich an eine Geschichte die aus der griechischen Mythologie kommt, die von Pandora's Box. Hatte ich diese Box nun geöffnet, wenn auch nur einen klitze kleinen Spalt? Vielleicht konnte nun all das was drinnen verborgen war raus. Ja, ich war mir nun sogar ganz sicher das es einen Garden of Eden oder ein Paradies auf Erden gibt, ein Never-Never-Land und eine Ewigkeit, das Eternity welches auch im Life-after-Life sein zu Hause hat?

Jeder einzelne von uns hat seinen eigenen Sacred Contract (geheimen Vertrag oder Screenplay für seinen Film).

Es ist sowas wie ein Great Master Plan für unser Leben und es gibt jede Menge unsichtbarer Helfer, Sprit Guides, Elementarwesen aus anderen Dimension die uns helfen wollen und können wenn wir sie nur fragen und/oder erkennen können. Immerhin haben wir ja den freien Willen unser Leben so zu gestalten wie wir es möchten, zu einem großen teil zumindest weil manche Dinge sind eben vorbestimmt? Das war mit den Engeln und den Orbs sicherlich genau so.

Um nochmals auf Pandora's Box zu kommen, was dann erst einmal auf ist kriegt man meistens auch so schnell nicht mehr zu. So ist das eben, für mich jedenfalls gab es kein Zurück mehr. Zurück wollte ich auch nicht mehr, ich hatte gute Gründe warum ich mein Paradies, meinen Garden of Eden finden wollte.

Auch glaubte ich zu wissen das man für dieses Paradies eine Art Eintrittsgeld oder sagen wir besser Tokens oder Grace braucht, weil richtiges Geld und Gold zählt hier nicht, hier auf dieser Dimension ist Geld und Gold keinen Pfifferling wert, reserviert nur für feine und reine Seelen und edle Spirits. Aber wie funktioniert das? Vielleicht würde ich ja ein paar Antworten in diesem Ashram finden und so begab ich mich auf die Reise dorthin.

Zweites Kapitel: Pandoras Box

Eine alte Story aus der Griechischen Mythologie besagt das ehe die Menschen Feuer hatten, lebten sie ein idyllisches Leben, ohne die schwere Arbeit, Krankheiten und ohne den Teufel, sie lebten praktisch wie in dem biblischen Garden von Eden. Aber dann hat Titan Prometheus den Menschen das Feuer geschenkt.

Feuer heißt soviel wie Passion, ein intensiver Hunger für Experience, Expression und Experimentation (Erfahrung, Ausdrucksweise und Experimente). Zeus, der König der Götter, war sowieso der Meinung das Feuer ein Power, also eine Kraft für die Unsterblichen und die Götter hätte bleiben sollen weil normal-sterbliche Humans würden das sowieso nur missbrauchen. Daraufhin hat Zeus dann Prometheus konfrontiert und ihm gesagt das anstatt von Feuer würde man den Normalsterblichen nun ein anderes Geschenk machen, ein Geschenk welches deren Herzen, Mind und Bodies entzücken würde

Er befahl Hephaestus Erde und Wasser zusammen zu mixen und diese zu einem jungfräulichen Mädchen zu formen mit dem Gesicht einer Göttin. Als nächstes wurde befohlen das Göttin Athena dieser Kreatur Geschicklichkeit und Talent schenkte. Apollo gab das Talent der Musik dazu und Aphrodite schenkte ihr ein Aussehen, das jedem Mann sofort den Atem nehmen würde zusammen mit der Kunst der Kommunikation mit himmlischer Zunge. Sie war die ewige Versuchung schlechthin.

Leider wurde auch Hermes befohlen dieser ewigen Versuchung eine äußerst betrügerische Natur mit auf den Weg zu geben. Er schenkte ihr Lügen, Schmeicheleien und Unehrlichkeit und packte diese bis in die Tiefe ihres Herzens und in ihre Psyche. Dann nannte Hermes diese Maiden Pandora, ein elusives Wort was soviel bedeutet wie *Sie ist der Geber aller Geschenke* oder wie man im englischen sagt *The Giver of all Gifts*. Sie ist diejenige welche alle Geschenke von den Göttern erhielt und sie selbst ist das Geschenk von allen Göttern selbst.

Die Götter hatten ihre Arbeit mit ihr perfekt vollended. Zeus schickte Pandora, nun da sie komplett mit jedem nur bedenklichem Charme, Kuriosität und betrügerischem Denken ausgestattet war, zu Epimetheus, dem einfachen Bruder von Prometheus um seine Frau zu werden. Somit wurde nun die erste Frau ins Paradies der Männer eingeführt

Aber ehe Pandora dann wegging hat Zeus ihr eine Box in die Hand gedrückt und ihr befohlen sie niemals zu öffnen. Da Zeus jedoch genau wußte das sie total neugierig war hat dieser geschickte Gott nun all die Schattenseiten oder Shadow voices in diese Box gepackt, die eine Idylle im Paradies sofort zerstören würden.

Und natürlich kam es dann auch so. Eines verhängnisvollen Tages hat Pandora dann tatsächlich den Deckel dieser Box aufgemacht und all die Krankheiten und das Furchtbare der Zivilisation krochen heraus. Als Pandora erkannte was sie getan hatte schlug sie den Deckel natürlich sofort wieder zu, jedoch verblieb nur eine Stimme in dieser Box, die Stimme der Hoffnung (HOPE).

Nun sagt man jedoch auch das Pandora das sacred wood bzw. das göttliche Holz mitgebracht hat mit dem man ein Feuer machen kann welches die Phoenix verschlingen würde. Sie ist die Zerstörung und der Tod der jeder Wiedergeburt vorausgehen muß, erst danach würde man dann auf das Level der Götter steigen können.

Hatte mein ungarischer Mann mich auf diese Wiedergeburt mit der Phoenix vorbereitet? Könnte ich nun auf das Level der Götter steigen aber wo war das göttliche Holz zu finden? War dieses Level der Götter das Samadhi? Ich dachte mir vielleicht kommt man wirklich nur ganz groß raus wenn man auch mal ganz weit unten war. Obwohl ich nie wirklich Selbstmord in Betracht gezogen hatte wuchs mein Verständnis für Menschen die ihrem Leben doch ein Ende setzen wollten.

Manche springen von der Sydney Harbour Bridge, manche junge Leute sprangen vom Skillion, einem Berg/Felsen in Terrigal am Meer, einer sprang sogar in einem Shoppingcenter in Sydney von der obersten Etage runter auf den polierten Boden für alle anderen zu sehen.

Warum die Menschen das machen, man weiß es wohl nie ganz genau. Ich wusste nur das der Gedanke von nun an nie mehr neben Marco zu liegen und seine Hand auf meiner Haut zu fühlen total unerträglich war. Das seine Hand und seine Lippen nun einer anderen gehörten machte natürlich alles noch viel unerträglicher weil eifersüchtig war ich auch, das war wohl eine Emotion auf der Schattenseite der Liebe, da wo das Pendulum hinschwingt wenn die Liebeswolken sich verdunkeln und der Regen kommt.

Gott sei Dank das ich rechtzeitig die andere Welt und mein Samadhi erkannt und gefunden hatte. Gott sei Dank das ich ein Kind hatte. Ich kaufte mir einen Stein mit dem Wort HOPE drauf. Der liegt immer bei mir im Badezimmer denn nur wer die Hoffnung nie aufgibt kann auf das Level der Götter steigen.

Drittes Kapitel: Ashram Australien

Eine Woche später saß ich in meinem roten MX 6 auf dem Weg zur Zentral Küste ungefähr ein einhalb stunden Autofahrt in nördlicher Richtung. Es hat einige Zeit gedauert bis ich den Ashram gefunden hatte. Natürlich lag er relative weit entfernt von der normalen Zivilisation und man musste genau wissen wie und wo man fahren sollte. Das hatte ich mir von der Rezeption vorher sagen lassen. Es gab keine Schilder die auf den Ashram hinweisen, als ich dann auf einmal da war hatte ich ein ganz warmes und herrliches Gefühl in meinem Herzen. Ich hatte mein neues Zuhause gefunden, da war ich mir ganz sicher. Zumindest für eine Weile, hier war für mich zu dieser Zeit genau der richtige Platz.

Yoga war genau das was meine angeknackste Seele und mein Körper nun brauchten und ich bin jedes zweite Wochenende in diesen Ashram gefahren. Ganz schnell wurde ich auch zur Sannyassin, oder mehr Halb-Sanyassin weil ich mich an die vegetarische Diet einfach nicht halten konnte. Ab und an brauchte ich mal ein Steak und ein Stück Fisch. Alles andere habe ich am Ashram Leben geliebt und ich dankte meiner neuen Kundin Barbara das sie bei mir die Cremes aus Deutschland bestellte und mir von dem Ashram erzählte. Sie rief nämlich nie wieder an. Vielleicht ging sie auch zurück nach Deutschland.

Von hier aus würde ich mein neues und weiteres Leben starten. In diesem Moment entschied ich mich hier in die Nähe des Ashram zu ziehen. Ich fand einen kleinen Ort namens Terrigal ca. 40 Min. Autofahrt vom Ashram entfernt an der Zentral Küste gelegen mit dem schönsten Strand den ich je gesehen hatte. Dort könnte ich ohne weiteres meinen Liebeskummer ablaufen. Dort könnte ich mein Leben in neue Bahnen lenken oder zumindest versuchen einen neuen Rahmen für das Geschehene zu finden.

Eigentlich war dieser Ashram ja gar nichts Besonderes. Alles war regelrecht primitive, so wie man es vielleicht von Indien her kennt. Große Räume, billig zurecht gebaute Bunk-Beds mit noch billigeren und dünnen Matratzen (eigentlich konnte man das was da drauf lag noch nichtmal eine Matratze nennen), große Gemeinschafts-Duschen, nothing Flash, nothing classy. Auf dem Boden sitzend wurde gegessen, das Essen auf billigen Plastiktellern serviert. Es schmeckte immer sehr gut, das war die Hauptsache.

Ich wusste auch das ich nicht hier war um den Luxus des Lebens zu finden. Ich wusste irgendwie schon das Luxus, teure Autos, große Häuser und viel Geld einen auch nicht unbedingt glücklich machen. Happyness, real happyness fing ich an hier zu finden, auf dieser miserablen dünnen Matratze auf dem billig zusammengebauten Bett, hier in diesem Ashram. Real happiness ist etwas das von innen kommt, von ganz innen tief in deiner Seele, tief in deinem Herzen. Real happiness kommt wenn wir anfangen uns und unsere Welt zu verstehen. True happiness is something that you carry on the inside, in your Sprit and in your Heart and Mind.

Abends saß man in einem großen Raum und sang zusammen. Man nannte das Kirtan. Die ersten Tage brachte ich keinen Ton heraus, ich hatte einige Blockaden in meinem Körper und in meinem Halschakra. Später jedoch ging es dann ganz gut. Ich denke ich war auch ziemlich schüchtern und relativ blockiert, meine Meridiane flossen nicht so wie sie fließen sollten und ich konnte mich nicht so direkt lösen und einfach drauflos singen und drauflos musizieren mit fast fremden Leuten die fast alle in Orange gekleidet waren. Wie war das noch mit der Colour Energy? Was für eine Qualität hatte die Farbe Orange?

Es war noch alles etwas außerhalb meiner Komfortzone, zumindest zu dieser Zeit, auch musste ich mich an die indischen Texte erst gewöhnen, dieses 'Ohm trajaambakam yayamahe, sugandim pushdivadanand' usw. Also, das war doch schon alles sehr anders und komisch eben. Es war einfach nicht aus meiner Welt, jedoch war es eine Welt die anders war, verlockend und enchanting und mich sehr interessierte und relativ schnell wurde dies meine neue Welt.

Ich machte mich dann auch schnell schlau was es mit der Farbe Orange auf sich hatte. Das richtige Buch hierzu hatte ich ja schon im voraus entdeckt, das teure Buch der Colour Energie von Inger Naess. Es hat was mit Chakra Nr. 2 zu tun. Ich las das Orange Leute Sex-orientierte Menschen sind. Die leben und lieben das Spiel der Liebe und haben viel Spaß dabei. Auch sollen Orange Typen relativ schnell Drogen und Alkohol abhängig werden weil sie ständig gefühlsmäßig ein Hoch suchen. Sie haben auch Stellen am Körper, z. B. Knie und Rücken, die oft Schmerzen verursachen könnten. Ansonsten sind Orange Menschen sehr gesundheits-orientiert und arbeiten oft im Feld der Heilung.

Ich lese auch das Orange Menschen ihre gelbe dritte Chakra Energie brauchen um ihr Sex leben mehr unter Kontrolle zu kriegen. Das wiederum hat eine Verbindung zu den Krankheiten Anorexia und Bulimia. Ach, noch was, Orange Menschen verhalten sich oft mehr wie Kinder als wie Erwachsene, das ist aber meistens nur weil es glückliche Seelen sind; auch sind sie sehr spontan und haben schnelle und schlaue Köpfe. Ja, die Farbe Orange. Schon toll was man mit Farben alles diagnostizieren kann. Das man mit Farben auch heilen kann ist auch keine Neuheit.

Ich hatte es nie als eine Bedrohung meiner Religion oder meines Glaubens empfunden mit dem Ashram Leben und dem Yoga anzufangen.

Ja, und sogar zum ersten Mal in meinem Leben spürte ich das ich anfing mich ganz und gar zu lösen und spürte sogar so etwas wie Bliss. Die vielen emotionalen und mentalen Blockaden die wir wohl alle haben lösten sich so nacheinander auf. Es war eine Art Transformation und Alchemie die ich spürte, tief in meinem Innern. Jedoch hätte ich zu dieser Zeit keine Worte gefunden dies zu beschreiben. Ich wußte ja noch nicht einmal das wir diese ganzen Chakren haben, und mit dem Kundalini wußte ich zu der Zeit auch noch nichts anzufangen. Aber irgendwie hatte ich es schon gespürt, da war doch noch was …diese verdammte Schlange.

Und Drogen waren es ganz bestimmt nicht. Weil außer dem gelegentlichen Glas Wein oder Bier und ein paar Zigaretten bleibe ich zumindest sauber. Ich war mehr an Vibutthi und Saibaba Incense interessiert. Seit langer Zeit hatte ich mich nicht mehr so 'free, easy and light' gefühlt (frei, unbeschwert und leicht). Eigentlich war ich glücklich, ja, stellt euch vor, irgendwie blieb die Zeit und der ganze Stress den ich mit Marco hatte, die Scheidung von meinem Ex, der Tod meiner kleinen Tochter Tony, der grausame Tod mit der schleichenden Krebs Erkrankung meiner besten Freundin Lizzy sowie der Tod beider Eltern und die Probleme mit dem Rest der Welt draußen, vor den Toren des Ashrams.

Es war als hätte ich den Zugang zu einer anderen Dimension nun gefunden, zumindest einen kleinen Spalten des Tores das dahinfuhr hatte ich entdeckt. Langsam kam meine Power, meine Kraft und meine Energie zurück. Es war wie ein Sprit Retrieval, es war mein Sprit Retrieval. Ich wurde mir total bewusst wie viele Teile ich von meinem Herzen und von meiner Seele in die falschen Hände gegeben hatte. Es war nun allerhöchste Zeit sie alle zurückzubekommen.

Natürlich habe ich einige der dort permanent lebenden australischen Swamis kennengelernt. Es war schon interessant sich mit denen zu unterhalten.

Ich war auch nicht überrascht festzustellen das Dollars oder sparen und ein Haus kaufen nicht derer wichtigstes Lebensziel war. Wie viele Menschen verlieren sich und ihre Seele total im Kampf um noch mehr Dollars und Besitz? Der Geiz den das Geld reizt. Die Habgier ist wirklich ein schweres Monster zu besiegen. Im Ashram die scheinen das alles schon geschafft zu haben.

Am besten gefiel mir die Bücherei und die Küche im Ashram. Ich fing an mit denen zu kochen und viele Bücher zu lesen. Elisabeth Kübler-Ross, ShirleyMacLaine, Satyanandas teachings etc. Es gibt doch immer was Neues im Leben zum Lernen und mit dieser Einstellung habe ich mich in dieses neue Abenteuer gestürzt. Mehr Hals über Kopf weil auf dem Kopf stand ich nun auch in der grossen Yoga Halle des Ashrams, in den neuen Yoga-Übungen (mit Vorsicht zu genießen).

Auch lernte ich interessante purification techniques (Reinigungs- Techniken), z. B. das Neti (wo man sich mit einem spezial Neti Topf die Nase reinigt, also das salzhaltige Wasser läuft in ein Nasenloch rein und kommt aus dem anderen Nasenloch wieder raus, Kopf nach unten gehalten). Ja, das war ja noch auszuhalten. Aber mit dem Kunjal war das eine andere Sache. Hier musste man das salzige Wasser trinken und dann wurde es regelrecht wieder ausgekotzt, das war überhaupt nicht mein Fall. Das sollte eine Magenreinigung bewirken.

Das Laghoo (reinigt den Darm gründlich aus) musste man auch erstmal üben. Man musste größere Mengen von Salzwasser trinken, dann die Yoga Übungen machen und wenig später dann auf die Toilette. Es funktioniert wirklich ganz gut und ist das Ende jeder Verstopfung. Aber am besten gefielen mir die Yoga Nidra Klassen, eine Art Meditation bei der ich anfangs meistens eingeschlafen bin was natürlich nicht Sinn der Sache war.

Ich war jedoch nicht die einzige, weil das viele Schnarchen der anderen Teilnehmer mich dann meistens schnell wieder aufgewacht hat. Einmal hab ich so lachen müssen, all die schnarchenden Leute und das mittags um eins.

Ja der Ashram, es war schon ein schönes Leben. Morgens so gegen 5 30 ging ein indischer Wecker los und es verbreitete sich indisches chanting (vom Wecker) im gesamten Ashram. Draußen in der normalen Welt schienen viele dem Sex, Drugs and Rock 'n' Roll nachzulaufen und einen Hangover abzuschlafen. Hier, im Ashram, da war alles anders. Hier war man mehr an Yoga, Kundalini, Yoga Nidra, Neti und Nirvana interessiert. Das wurde dann auch meine neue Welt.

Man arbeitete sogar umsonst im Ashram, das nannte man Karma Yoga und bestand aus eine Stunde morgens nach dem Frühstück (Toiletten und/oder Räume putzen, das Laub einfegen und in Plastiksäcke packen welche dann verkauft wurden, Gartenarbeit, in der Küche helfen etc.) Das sollte wohl dazu beitragen das man auch mal was ohne Berechnung und Entgelt tun sollte, einfach nur so um sich gutes Karma zu verdienen.

Dies war natürlich gut für den Ashram, all die freien Helfer. Uns hat es meistens auch Spass gemacht. Am liebsten war ich in der Küche. Einmal habe ich so lange die Kürbisse geschält bis meine Daumen anfingen zu bluten. Musste natürlich sofort aufhören, logischerweise und ein Swami lief dann auch schon mit einem Verbandskasten hinter mir her.

Um zu rauchen musste man raus vors Tor gehen, wo ein kleiner Fluss vorbeilief. Es war an diesem Fluss als ich eines Abends rausging um auch eine Zigarette zu rauchen. Ich setzte mich auf Mr. Rock, einem Felsen der direkt am Fluss stand der draußen vor den Toren des Ashrams vorbeilief. Hier traf ich auch meine neue beste Freundin, zumindest für die nächsten elf Jahre.

Sie saß neben mir, rauchte auch was Selbstgedrehtes und ich werde nie die niedlichen Sommersprossen mitten auf ihrer Nase vergessen. Es verlieh ihrem Gesicht etwas freches, spitzbübisches oder wie man auf Englisch sagt cheeky Face.

Überhaupt hatte ihre ganze Art das Bild eines ewig jungen Mädchens. Im Buch Sacred Contract las ich später einiges über den Archetypen der PUELLA ETERNIS oder das *eternal young Girl*. Es ist jemand der einfach nicht so richtig erwachsen werden will. Er kommt auch relativ häufig bei Menschen vor weil wer will schon gerne alt werden? Caroline Myss schreibt in ihrem Buch *Sacred Contracts* das es ein Archetyp des Kindes ist und das es verschiedene Variationen davon gibt.

So gibt es z. B. das verwundete Kind, das Orphan Kind, das magical Kind und das natürliche Kind. Sie schreibt das die positiven Eigenschaften einer Puella Eternis die Bestimmung ist für immer und ewig jung zu bleiben, in Körper, Sprit und Mind. Die negative Seite ist das sie manchmal ihre Verpflichtungen fürs wahre Leben nicht wahrnehmen. Dies trifft auch für den männlichen Kind Archetyp, dem Peter Pan Man, zu.

Und Belinda hatte es irgendwie geschafft durch all das growing up oder erwachsen werden (meistens durch die schlechten Erfahrungen im Leben und mit der Liebe) ihren Spirit, Verstand und ihre Seele nicht nur zu retten, sondern auch jung zu erhalten. Sie war irgendwie auch wie ein Felsen, der starke, sichere Anker an dem man sich festhalten könnte wenn die Wellen des Lebens einen zu überfluten scheinen, zumindest für ihre drei dann noch kleinen Töchter war sie das.

Sie war auch geschieden und hatte einen Ehemann aus der Hölle hinter sich (der ihr immer die Bude vollgekotzt hatte weil er zuviel Guinness trank) bis sie dann eines morgens praktisch ohne einen Pfennig Geld ihre Kinder schnappte und auf und davon lief.

Ich denke das war ihr Punkt von ganz unten und ihre Boundaries sagten nichts wie weg, es reicht. Nun war sie wohl auch auf der Suche nach dem göttlichen Holz und einer Widergeburt der Phoenix. Sie suchte dringend nach einer Lösung wie es weitergehen sollte. Zumindest hatten wir dies schon einmal gemeinsam.

Der Ehemann von Belinda fand das natürlich gar nicht gut das sie mitsamt den Kindern nun ersteinmal in den Ashram eingezogen ist und nahm sich von nun an vor ihr das Leben so schwer wie möglich zu machen. Verletzte Eitelkeit, nun ja, ist na nichts Neues bei Menschen wo der Ego noch sehr ausgeprägt ist. Den Ego in den Griff zu bekommen das ist auch nicht so einfach. Der Ehemann war wohl vom Archetyp Bully und Bullis sind im Grunde genommen ja Feiglinge. Deswegen trank er wahrscheinlich auch so viel. Ist ja auch interessant zu wissen das der wahre Grund des Bullis ist zu verhindern das andere seine wahre Identität entdecken weil sie auch eine Maske tragen.

Wir haben hier nämlich zwei Archetypen, die des Feiglings und des Bullis und hier liegt auch die Herausforderung für den Bulli Meister über seine inneren Ängste und Unsicherheiten zu werden. Nur dann kann er auf positive Veränderung, Stärke und Wachstum hoffen. Er muss lernen seinen Feigling loszuwerden. Dafür muss er ihm aber ersteinmal mit all seiner Hässlichkeit ins Gesicht schauen und ihn anerkennen. Wer gibt schon gerne zu das er ein Feigling ist und eine Maske trägt? Da gehört eben viel Mut und Courage dazu.

Viel mehr als im Gegenteil seine Wut und Unsicherheiten an anderen Menschen auszulassen, wie in diesem Falle an Belinda und ihren drei Kindern. Wenn man den Feigling dann anerkannt hat kann man sich an die Arbeit machen um zu analysieren woher er stammt. Aber vielen ist diese Art von transpersonaler Psychologie Workshop viel zu viel Arbeit. Ist ja einfacher alles zu ignorieren.

Ich hatte ja auch meine eigenen Probleme mit meinem Ex. Der nämlich hatte sich gerade mit meiner deutschen Freundin angefreundet und die waren dabei mir mein Kind vor dem australischen Gericht wegzunehmen, was ihnen ja auch letztendlich gelang. Unglaublich, wie das passieren konnte werde ich auch nie verstehen. Wer lässt sowas zu das einem das Kind abgenommen wird? Ich fühlte mich wie jemand der ans Kreuz genagelt wurde und musste es lernen mir jeden Nagel einzeln wieder herauszuziehen damit ich meine eigene Wiedergeburt der Phoenix (Ressurection) erleben konnte.

War das wohl der wahre Grund dies zu verstehen hinter der Cruxification und Ressurection (Kreuzigung und Widerauferstehung)? Vielleicht wird jeder ja mal ans Kreuz genagelt, symbolisch gesprochen, und dann wenn man es lernt damit umzugehen hat man seine persönliche Resurrection gemeistert und kann dann auch anderen helfen mit Problemen dieser Größe umzugehen. Vielleicht war das ja auch die Nachricht die Jesus uns wissen lassen wollte, eine Judas Erfahrung des ultimativen Betruges. Ich fühlte mich betrogen von meinem Ex und meiner Ex-Freundin, natürlich auch von meinem ungarischen Freund.

Belinda war eigentlich aus dem gleichen Grund im Ashram wie ich. Sie hatte zu der Zeit auch eine unglückliche Liebe hinter sich und suchte nach einer Wiedergebut und Regeneration ihrer Kräfte, so eine Art Spirit Retrieval. It was Melt-down-time, alles das Geschehene zu schmelzen und eine neue, glücklichere, bessere Person entstehen zu lassen. Ich denke man nennt das auch Alchemie.

Wir wollen doch im Grunde genommen alle das gleiche, ein glückliches Leben und geliebt zu werden.

Wir wollen nicht Opfer vom Leben werden wo man dann evtl. eine verzweifelte Tat begeht wie Selbstmord oder sich ganz und gar in eine Drogenwelt flüchtet um hinterher noch verwirrter zu sein. Manche werden zum Alkoholiker weil man es ja irgendwie aushalten muss, das liebe Leben. Nein, das Leben sollte doch keine Plage sein, etwas das kaum auszuhalten und schwer war. Wir wollten doch das Paradies auf Erden finden. Wir wollten doch die Sieger werden und nicht die Verlierer im Leben, deswegen waren wir wohl hier in diesem Ashram zusammen gekommen.

Wir wollten doch Gott und die Welt verstehen, diese himmlische Verbindung spüren, erleben und mit ihr arbeiten, the Connection, weil eine Verbindung zu und mit allem die gab es wirklich da war ich mir ganz sicher. Irgendwie spürte ich das wir alle miteinander verbunden waren. Eine andere Dimension, eine andere Welt, the Divine, das göttliche und das himmlische und das wir irgendwie alle eins sind (All is One). Das wollten wir verstehen lernen und das Leben feiern. Wir wollten nicht dem Geschehenen nachtrauern.

Wir wollten jeden Tag als eine neue Challenge bzw. Herausforderung und Chance sehen und ihn mit Abenteuerlust willkommen heißen. Wir wollten nicht sagen *oh, its just another Day* und ihn mit Drogen und Alkohol kaputt machen weil damit macht man doch nur seine Seele kaputt. Dabei ist die Seele das Wichtigste im Leben, wichtiger als alles Gold das glänzt auf Erden. Das wusste ich auch schon. Deswegen war ich auch nicht interessiert als ich wenig später den reichen Mann aus Melbourne kennenlernte.

Viertes Kapitel: UDIN und Engel machen keine Fehler

Es hat dann auch nicht mehr lange gedauert und der Speditionswagen kam um meine Sachen abzuholen. Ich hatte zwischenzeitlich auch ganz durch Zufall, wenn es Zufälle überhaupt gibt, ein wunderschönes Haus gefunden in der Riviera Avenue in Terrigal. Es war ein wunderschönes vier Zimmer Pole Haus welches sich über drei Etagen streckte mit einer Ensuite, einem eingebauten Walk-in Kleiderschrank, einem wunderschönen Balkon direkt vor meinem Schlafzimmer. Auch gab es im unteren Bereich eine riesengroße Terrasse von hier konnte man das Rauschen des Meeres hören und tolle Jacaranda und Eukalyptus Bäume bewundern. Ab und zuhörte man die lachenden Vögel, die Kookaburras. Die liebte ich besonders.

Terrigal ist ein relative kleiner Ort an der Zentral Küste von Australien ca. 1 ½ Stunden Autofahrt nördlich von Sydney gelegen. Es erinnert mich ein wenig an St. Tropez aber ohne die französische Sophistication und definitiv auch ohne jeglichen Snobismus. Es war einfach, natürlich und unverdorben (Australian Simplicity) hier und sehr vorortlich. Eigentlich fast schon zu vorortlich für jemand der von Europa hier herzieht. Es war relativ schwer Freunde zu machen und Anschluss zu finden damals Mitte der 90er Jahre.

Am Wochenende wimmelte es hier nur so von Menschen, viele kamen von Sydney oder Newcastle. Ich mochte es wochentags am liebsten wenn kaum Menschen an dem kilometerlangen Strand waren. Als ich Samstag morgens im Café saß und meinen Cappuccino trank und Muffin aß (nach meinem langen Spaziergang am Strand) sah man schon die vielen Autos einrollen, eine Lawine von teure Autos wie Porsches, BMWs und Mercedes. Alles was Ruhm und Reichtum erzielt hatte schien es fuhr zum Wochenende nach Terrigal. Ich sah dort Köche die ihre eigenen Koch Shows im australischen Fernsehen hatten, Schauspieler, Piloten, Newsreaders und Zeitschriften Persönlichkeiten.

Na ja, es war ja auch zu verstehen das sie alle Terrigal besuchten. Wir hatten ein wunderschönes Hotel hier (das Crown Plaza Hotel) und es ist auch wichtig sich Zeit zu nehmen und aus Sydney herauszukommen um etwas Erholung und Ruhe zu finden an dem wunderschönen Strand mit den Pelikanen. Dort konnte man wirklich stundenlang laufen, durch den Sand und durchs Wasser stampfen bis einem die Füße wehtaten um sich dann bei einem Cappuccino und mit einem Blaubeeren Muffin wieder zu erholen. Allein die Luft hier war unglaublich – so eine Art Seamist brise. Man konnte das Salz vom Meer fast schmecken, riechen. Es war einfach wunderbar.

Die Jahre die ich dort verbringen durfte waren wirklich mit die glücklichsten. Mein Sohn war gerade 7 Jahre alt. Wir schrieben das Jahr 1995. Hier habe ich Gott gefunden und mich selbst neu entdeckt. Hier habe ich mein Leben der Spiritualität und dem Dienst am Planeten und der anderen Menschen gewidmet. Auch habe ich noch viel deutlicher gespürt das mein Leben geleitet wurde und das ich Helfer hatte, umso mehr ich darauf achtete um so mehr lief mein Leben in fruchtbare und erfolgversprechende Bahnen.

Ich verstand auch das es gewisse Patterns und Zyklen in der Natur gibt und diese früher oder später für und mit einem arbeiten. Alles in der Natur unterliegt diesen Patterns. Man musste sich nur irgendwann mit diesen Patterns in Einklang bringen und mit diesen arbeiten. Es ist eigentlich heute auch kein Wunder das ich die Choicepoint Movement durch meine Arbeit mit anbiete für Menschen die auch ihr Leben besser in den Griff bekommen möchten. Ich denke wir brauchen alle einen Wegbegleiter oder Guru, jemand der uns klarmachen kann was diese Patterns sind und wie wir im Leben die Veränderung erreichen können die wir brauchen und suchen. Choicepoint ist auch ein Buch und ein Film und wurde von dem Engländer Harry Massey gegründet. Weitere Informationen unter ajbarrett@live.com

So wie es die Zyklen und die Patterns gibt glaube ich auch das wir uns alle eine bestimmt Aufgabe ausgesucht haben für dieses Leben. Manchmal vergessen wir was es war und so war es wohl bei mir auch.

Ich wurde Gott sei Dank daran erinnert als kurz vor meinem Umzug von Sydney nach Terrigal noch im meiner alten Wohnung in Randwick ich eines Nachts von 3 Engeln heimgesucht wurde in einem Traum. Ich weiß es noch ganz genau, so erschienen mir diese Engel eines Nachts und baten mich ein Heilungszentrum zu eröffnen. Ich erhielt sogar eine Liste die relative lang war was ich dort alles machen sollte. Ich weiß noch das ich alles aufgeschrieben habe nachdem ich aufgewacht bin, ich konnte mich sehr gut an alles erinnern.

Ich konnte diesen Traum zu dieser Zeit noch nicht so ganz verstehen, was sollte das? Warum kamen drei Engel zu mir in der Nacht um mir diese Aufgabe zu geben? Ich hatte doch gar keine Ausbildung dafür und wunderte mich, ob die Engel vielleicht im falschen Haus erschienen sind. Aber Engel machen keine Fehler. Sie sagten mir das die Heilung die ich vermitteln sollte direkt von Gott kommen würde und mit normaler Deutungsweise nicht so ohne weiteres zu verstehen sei. Man müsse ein großes Maas an Umdenkungspotential besitzen und ganz offen dafür sein und diese Voraussetzungen hatte ich wohl. Es hatte etwas mit Frequenz, Phasen und Strukturen zu tun die ich damals auch noch nicht verstand, sie waren jedoch schon Teil von meinem Zyklus und bestimmten wie mein Leben verlaufen würde.

Dieses Maas an Umdenkungspotential hatte ich, so interessierte ich mich immer schon für das übersinnliche, esoterische und spirituelle. Deswegen suchte ich auch den Kontakt zu der anderen Welt mit all seinen Dimension. Ich denke es wird schon seinen guten Grund haben warum ich für so etwas ausgesucht wurde. Vielleicht war das mein himmlischer Vertrag und die Engel kamen um mich daran zu erinnern.

Gewollt hätte ich es ehe nicht – es hat mein Leben in total andere Bahnen gelenkt. Mein energetisches Heilungszentrum hat sich leider auch noch nicht materialisiert. Vielleicht war alles ja doch nur ein Traum, nicht mehr und nicht weniger, jedoch glaube ich das nicht. Manche Träume dauern eben etwas länger bis sie wahr werden, ich musste mich ja auch dementsprechend vorbereiten.

Die letzten 20 Jahre, seitdem die 3 Engel bei mir in Randwick erschienen, habe ich mich nur vorbereitet. Ich habe hunderte von Büchern gelesen und Kurse gemacht in Medical Intuition, Energie Medizin, Chakra Balance und Engel Arbeit. Habe auch die NES Energie Medizin gelernt und arbeite heute damit. Ich war damals ganz begeistert von der amerikanischen Heilerin Cyndi Dale und der CD-Kurs mit Dr. Norman Shealy und Dr. Caroline Myss in Medical Intuition war sehr interessant.

Das Buch von Cyndi Dale *The Subtle Body – An Encyclopedia of your Energetic Anatomy* war meine tägliche Bett Lektüre sowie andere Bücher darunter *Anatomy of the Spirit, Why People don't heal and how they can* von Dr. Caroline Myss and Dr. N. Shealy. Sogar über den Kabbala habe ich viel nachgelesen.

Heute denke ich könnte ich dieses Heilungszentrum machen und hoffe das ich es bald in die Tat umsetzen kann. Durch das viele Lesen und Studieren der Energie Medizin wurde mir die metaphysische Verbindung und der psycho-somatische Link zu vielen Krankheiten ganz bewusst. Ich halte auch viel von transpersonaler Psychologie und die Verbindung von Chakren zu unserer Immunität und der Psycho- Neuro –Immunologie.

Die Psyche hängt überall und meistens in unseren Krankheiten mit drin. So z. B. erkrankte meine beste Freundin, die Holländerin Liz an Gebährmutterkrebs, sie hatte auch einen Tumor im Hirn und wenn man ihre Geschichte nachverfolgt, ihr liebster Bruder ist Jahre zuvor an einer Überdosis von Heroin gestorben. Diese Drogenwelt ist doch die reinste Hölle. Das Medulla Oblongata ist von Schock und Trauma sehr betroffen. Der NES Energetische Integrator Nr. 5 und Nr. 6 ist hierfür sehr gut. Das sind die Integratoren die für psycho-physikalische Probleme sehr gut einsetzbar sind. Sie sind auch für das Immune System gut weil wie gesagt das Immunsystem ist hiervon auch betroffen wenn die Psyche nicht stimmt.

Das Schicksal zeigte mir schon sehr früh die Laufbahn die ich einzuschlagen hatte, die Engel kamen nur um mich nochmal daran zu erinnern. All diese negativen Erlebnisse, Schock und Trauma was so im Leben passiert speichert sich in uns ab, meistens irgendwo in unseren Gehirn.

Durch mein Training mit NES lernte ich später das z. B. das Hirnstamm Hologramm eine Resonanz zu den Geweben/Organen Pankreas, Leber und dem Rektum sowie dessen Submukosa hat. Familienprobleme, sich isoliert und alleine fühlen sowie wenn man grosses Unrecht erfahren hat könnten hier Probleme verursachen.

Das Kleinhirn-Hologramm steht in Resonanz mit den Geweben/Organen der Brustdrüse, Corium (Lederhaut), dem Perikard, Peritoneum und der Pleura. Typische emotionale Schock-Konflikte die sich hier negativ auswirken können sind z. B. wenn man sich beschmutzt fühlt. Dies ist der Fall nach einer Vergewaltigung z. B. oder wenn man Opfer von verbalem Abuse ist. Es kann auch zu einem unerklärlichen Stillstand einer Organfunktion kommen. Auch lese ich im NES Screen *das die Funktion der Mikrotubuli in Nervenzellen, normalen Zellen und den Nieren betroffen sein können.*

Dann ist da noch unser Zerebrales Mark Hologramm welches in Resonanz mit den Geweben/Organen der Hoden/Ovarien, den Nieren, Herzmuskeln, der Milz, den Zähnen, den Füssen, Schulter, Arm und Händen ist und das Cerebral Cortex Hologram, welches in Resonanz mit den Geweben/Organen Zunge, Bronchialmuskeln, Kreislauf in den Herzkranzgefässen, Rektum-Schleimhaut, Leber, Gallenblase und Blase, Netzhaut und Glaskörper des Auges und den Brustdrüsengängen ist. *Dieses Cerebral Cortex Hologram (CCH) hat mit sich machtlos fühlen zu tun.*

Leider ist es auch heute noch gang und gebe das viele Frauen sich machtlos fühlen weil sie in Beziehungen zu Partnern sind die sie schlagen und schlecht behandeln. Da sie oft abhänging von dem Partner sind (vielleicht wegen Kinder und wenig Selbstbewusstsein) ist dies ein typisches Beispiel für Cerebral Cortex Hologram Schock Probleme/Konflikte im holographischen Feld der Hirnrinde.

Mit der heutigen Epidemie von Frauen die an Brustkrebs erkranken sollte man diese Verbindung definitiv weiter studieren.

All diese Schock-Konflikte speichern sich irgendwo ab und bleiben dort sitzen wie ein uneingeladener Gast. Man kann es mit einem Virus vergleichen und dem Computer, man muss diese Dinge einfach wegkriegen wenn man im Leben auf Dauer optimal funktionieren und gesundbleiben will. Mir hat das NES System sehr geholfen, es zu finden, was es ist, wo es gespeichert ist und es wegzukriegen.

Ich hatte schon lange kapiert das die Chakren unsere Energiezentren sind und diese alle INFORMATIONEN liefern die notwendig sind uns gesund zu halten. Es steckt eine Intelligenz dahinter für die ich eigentlich gar keine Worte habe. Ich versuche es nur auszudrücken nun mit meinen Büchern. Prof. Lipton schrieb auch ein tolles Buch diesbezüglich, es heißt *Biology of Belief.*

Im Grunde genommen hat alles mit unserer Energie zu tun und was wir mit dieser Energie machen. Diese Energie ist auch das Kundalini und läuft über unsere Chakren (Kraftzentren) in unserem Körper zusammen, es beeinflusst die Hormone und unser Nervensystem sowie die nebenliegenden Organe. Wir haben entweder guten Flow oder Blockaden der Meridiane im Körper. Unser Denken und unsere Lebensweise verursacht gerade in der modernen Zivilisation mehr Blockaden als guten Energie Fluss.

Wir sind nun an einem kritischen Punkt wo wir Menschen leider langsam aber sicher die Erde (und uns selbst) zerstören und uns immer weiter von der Wahrheit, perfekter Gesundheit und dem Licht entfernen. Deswegen sollten sich so viele Menschen wie möglich der Choicepoint Bewegung anschließen. Wenn man die Welt verändern möchte muss man natürlich auch erst bei sich selbst anfangen.

Auch empfehle ich die Shanti Mission, diese ist geleitet von der Australierin Shakti Durga. Gerade sitze ich hier in ihrem Ashram in Cooranbong und setze dieses Buch in eine Form das es endlich zum Drucker gehen kann. Es hat viel zu lange damit gedauert.

Ich habe viele interessante Entdeckungen gemacht, wie z. B. das DC Current, der Circadian Rhythm, das Global Scaling und die Schumann Frequenz. Jede einzelne Entdeckung brachte mich einen Schritt weiter zu verstehen wie wir teilweise unsere Krankheiten selbst kreiren, was diese Krankheiten in uns verursachen bzw. bewirken sollen und wie man diesen Krankheiten vorbeugen kann. Oft sind unsere Krankheiten Wegweiser die uns zeigen wollen das wir nicht korrekt leben. Oft zwingen sie uns Veränderungen zu implementieren (z. B. weniger arbeiten oder eine destruktive Beziehung zu beenden) damit wir eine Heilung erzielen können.

Vorbeugung ist eben doch die allerbeste Medizin. Vor allen Dingen aber lernte ich wie man diese Krankheiten evtl. wieder wegbekommt. Alles hat mit Verstehen zu tun und mit den richtigen Informationen und wie man diese empfangen und in sein Leben integrieren kann. Irgendwie schien das ganze Universum mit Informationen zu funktionieren. Voraussetzung hierfür war jedoch die Notwendigkeit für eine massive Bewusstseinserweiterung.

Meine holländische Freundin Liz drückte mir damals als sie noch auf Mallorca lebte das Manuskript eines von einem deutschen Arzt geschriebenen Buches in die Hand welches von der tragischen Tatsache handelt wie sein einziger Sohn ums Leben kam. Es war die Geschichte von Herrn Dr. Hamer, einem Krebs Spezialisten.

Sein einziger Sohn wurde auf einem Boot erschossen als die Familie Urlaub machten in Italien. Anscheinend waren nur junge Leute auf dem Boot und sie feierten ein bisschen, es wurde spät und man fand nicht mehr zurück. Die jungen Leute waren müde, schliefen ein und das Boot kam wohl an eine Insel an wo ein italienischer Aristrokratensohn dachte es sei ein Piratenboot und er fing an auf dieses Boot zu schießen Dr. Hamers Sohn wurde dabei tödlich getroffen.

Dr. Hamer selbst entwickelte nach diesem Schicksalsschlag Krebs und später erschien ihm sein Sohn im Traum und sagte *Sieh, Vater, das war Sinn meines Lebens, damit du nun weist warum viele Menschen an Krebs erkranken.* Der Vater des Aristrokratensohnes bekam übrigens auch eine schwere Krankheit danach (Knochenschwund). Er fühlte sich so schuldig.

Wie mir heute bewusst ist haben alle Menschen Geistführer um sich herum, manchmal sogar mehrere. Das sind die Geister der Verstorbenen, die in den inneren Welten dazu ausgebildet wurden, die Menschen, also uns, zu führen. Schutzengel werden uns bei der Geburt schon zugeteilt, jedoch ziehen wir unsere Geistführer durch die Intensität unseres eigenen Lichtes, unseren individuellen Strahls und unserer Aura bzw. unserer Schwingung an, die wir ausstrahlen bzw. aussenden. Unsere Geistführer helfen uns bei bestimmten Aufgaben und bei bestimmten Aspekten des Lebens.

So denke ich ist doch vieles eine Art Vorherbestimmung und nicht unbedingt nur Zufall. Ich zumindest glaube nicht an Zufälle, heißt das etwa das sein Sohn dem Geschehenen evtl. schon vorher zugestimmt hatte ehe er sich als die Seele seines Sohnes inkarnierte? War es seine Destiny dieses Ende so dann und wann zu finden? Stehen die Daten an denen wir ins Licht übertreten alle schon fest nur wir wissen es nicht mehr?

Das mit Dr. Hamer kann doch alles nicht nur reiner Zufall sein, er Krebs Spezialist, der tragische Tod seines Sohnes, dann bekommt Dr. Hamer selbst auch Krebs, dann die Apparition (Erscheinung) von seinem Sohn um die Bestätigung zu liefern das diese Traumatika genau das ist was oft den Krebs bringt.

In der Meta-Medizin nennt man das heute sowas wie UDIN – wenn etwas UNEXPECTED (also total unerwartet passiert) – DRAMATIC (traumatisch ist) – ISOLATING (man fühlt sich isoliert) – NO STRATEGY TO COPE (man hat keine Strategie mit dem Geschehenen fertig zu werden.) Ich las über dieses UDIN in dem Buch *Why am I sick* von Richard Flock. Seine Mutter erkranke an Brustkrebs und starb leider daran.

Für mich dauerte es aber noch Jahre bis ich dieses UDIN verstand und bis ich mit den NES HEALTH Gehirn Scans arbeiten durfte. Ersteinmal war es nun an der Zeit die Kartons in Terrigal auszupacken und die Gegend und ein paar Leute kennenzulernen.

Es gab noch viel Neues zu entdecken. Ich hatte auch noch jede Menge Vorbereitungen zu absolvieren. Ich begann jedoch meine Patterns zu verstehen und wohin sie mich führen würden. Das ich dieses Buch nun heute schreibe und veröffentlicht habe ist natürlich auch kein Zufall. Es ist nun wohl der richtige Zeitpunkt dafür.

Fünftes Kapitel: Herz – Hado und Heilung

Heute ist Sonntag in Terrigal, 16. Oktober 1995. Wiedermal bin ich alleine aufgewacht in diesem Riesen-Pole Home in der Riviera Avenue mit den drei Etagen, alleine in meinem großen Bett, ohne Marco. Wie sehr ich ihn noch vermisse, seine schönen schwarzen Haare, seine sexy Lippen, sein Armani Parfum. Es war einfach immer toll nur die Wärme seines Körpers neben mir zu spüren und in seinen Armen zu liegen, neben ihm einzuschlafen und mit ihm aufzuwachen. All das war ja nun nicht mehr. Gott sei Dank würde mein Sohn jeden Moment aufwachen und zu mir nach oben hochgelaufen kommen um seine kleinen Arme um mich zu schwingen und *Hallo Mummy* zu rufen. Dann war meine Welt auch schon wieder fast in Ordnung. Mein Sohn war wie Medizin zu dieser Zeit für mich. Er hatte damals schon ein Hado der Heilung in seinen kleinen Händen.

Ich bin jeden Tag fast eineinhalb Stunden lang am Strand von Terrigal langgelaufen und so langsam kam meine Lebensfreude und Energie zurück in meinen Körper und meine Seele. Mir wurde auf einmal klar das ich viel zu viel kostbare Energie vergeudet hatte an jemand der es doch gar nicht verdient hatte so geliebt zu werden. Ein ungarischer Vampir und wenn es um die Liebe geht da geht es auch um das Herz und da wären wir auch schon bei einer der größten Krebsgründe. Das Herz ist nämlich das Zentrum zwischen dieser und der anderen Welt, aber auch der Punkt wo unsere Energie rausfliesst. Wenn das geschieht holt unser Körper sich das von den Energie Reserven (von unserem Zell-tissue) zurück.

Das kann gefährlich werden und man kann auch über Jahre altern in relativ kurzer Zeit weil man einfach nicht genug Energie hat oder evtl. auch die falsche. Bei falscher Energie meine ich wenn man traurig und/oder unglücklich, unzufrieden und wütend ist.

Der Japaner Masaru Emoto hat das mit seinen Büchern *The Hidden Messages in Water* und *The Secret Life of Water* ja wunderbar demonstriert das der Mensch einen flüssigen Matrix hat der über unser Herz und unsere Gefühle entweder schöne oder hässliche Kristalle formt.

Überhaupt interessierte ich mich sehr für Hado Energie und was man damit alles erreichen kann. Das Herz gibt gute oder schlechte Informationen, es imprinted jede Zelle in unserem Körper. Bei NES gibt es hierfür eine gute Remedy, den ED 2 Imprinter. Dieser korrespondiert nur zu guten Gefühlen und ich nenne es auch die broken Heart Remedy. Man nennt es auch das Feel Good und Charisma Infoceutical. (Weitere Informationen über NES Health und die Infoceuticals finden Sie in dem Buch Decoding the Human Body-field (The new Science of Information as Medicine) by Peter H. Fraser and Harry Massey with Joan Parisi Wilcox.)

Um dies besser zu verstehen schreibe ich später im zweiten Teil dieses Buches über die Chakren und die Energie Verteilung der einzelnen Chakren und wie das alles zusammenhängt. Jedoch hat dieses Herzchakra viel mit der Liebe zu tun und so liegt es auch auf der Hand das die Liebe auch viel mit Krebs zu tun hat bzw. die Traurigkeit und Probleme die nach der Liebe folgen können und meistens leider auch folgen. So hört man z. B. oft das jemand an Krebs erkrankt einige Zeit nach einem schwierigen Zusammenbruch der Ehe oder wenn der Partner stirbt oder ein Kind. Das gibt einem wohl die größte Wunde, so wie es bei dem Arzt war der seinen Sohn auf tragische Weise verlor. Die Energie fließt dann nur so aus unserem Herzen heraus.

Da unser Herz ja Informationen an alle anderen Zellen verteilt liegt es auf der Hand das der Matrix dann auch mit den traurigen und negativen Gefühlen so verändert wird das die hässlichen Krebszellen dadurch entstehen können. Oft kommt dann auch noch Alkohol dazu was auch dazu beitragen kann Krebs zu bekommen.

Shirley Mac Laine schrieb in ihrem Buch *Going within* auch von einer spirituellen technologie, einer anderen überdimensionalen Kraft/Existenz und Soul Physik und das es sehr empfehlenswert wäre diese näher zu examinieren.

Wie hängt das alles zusammen? Besonders interessant fand ich das sie schrieb wie angeblich ein Junge ein Loch in seinem Herzen geheilt hat nur mit der Vorstellung von goldenen Fäden die es wieder zusammen nähten? Wie funktionierte so was?

Sie schreibt auch das Leute sich mit dieser Visualisation von Tumoren, Krebs und anderen Krankheiten geheilt haben. Haben wir auch alle ein überdimensionales Talent und eine Power oder Hado welches wir aussenden können, eine Kraft die wir jedoch erst entdecken, verstehen und neu erlernen müssen?

Interessant fand ich natürlich auch wie sie schreibt das wir unsere Krankheiten selbst kreieren. Ich habe diese Schmerzen kreiert schreibt sie und ich muss die Heilung auch kreieren. Die Schmerzen und die Heilung wären ihre (bzw. unsere eigenen Erfindungen (Inventions of mine). So, demnach wenn wir die Krankheiten selbst kreieren dann müssen wir sie doch irgendwie auch wieder selbst loswerden können bzw. de-kreieren können, oder? Das ist Alchemie!

Fragen über Fragen es gab noch so vieles zu verstehen. Alles jedoch zu seiner Zeit. Vorerst war mein selbst-kreierter Schmerz noch da oder meine eigene Erfindung von Schmerz weil für irgendwas musste das wohl auch gut sein, mein Herzschmerz, den ich wohl zu dieser Zeit erfahren musste. Ich spürte praktisch wie meine Energie aus meinem Herzen herausfloss jedes Mal ein bisschen mehr wenn ich wieder an Marco dachte und unsere gemeinsamen Stunden.

Aber wie mit allem im Leben so gehörte das wohl zu meiner Ausbildung, weil wenn man keine Trauer spüren kann dann weiß man auch die Freude nicht zu schätzen. Durch die von mir gewählte Arbeit musste ich diesen Energieverlust ganz bewusst spüren und erfahren, auch musste ich lernen ihn zu heilen. Das sind eben die Wunden die man selbst auch erst erfahren, verstehen und heilen muss auf dem Weg zur blauen Perle.

Das De-kreieren meiner Krankheit fing an als ich Gott sei Dank Mr. Tree entdeckte auf der riesigen Terrasse hinter dem Haus in der Riviera Ave. Wiedermal spürte ich den Hauch auf meiner Wange als ich den Campingstuhl unter den riesigen Eukalyptusbaum zog und mich lange unter den Baum setzte. Es wurde mein Lieblingsplatz vom ganzen Haus. Heute weiß ich das Bäume natürlich auch ein Energiefeld haben und eine starke Aura. Bäume können unser Energiefeld bzw. unsere Aura, ganz speziell unseren etherischen Körper, wieder energetisch aufladen und uns relativ schnell ein Gefühl von Stärke, Glück und Herrlichkeit geben. So einfach war das, nach einer Stunde unter Mr. Tree war ich immer happy und fühlte mich 100 % besser; die verloren gegangene Energie wurde wiederhergestellt und meine Aura repariert.

Für mich war es wie eine direkte Heilung Gottes in Aktion. Meine Freundin Liz sagte, als sie noch lebte und ich öfters mit ihr in die Blue Mountains, die Blauen Berge von Australien ungefähr 1 ½ Stunden von Sydney entfernt Richtung Katoomba gefahren bin, das wenn man mal großen Kummer oder ein Problem hat dann sollte man einen Baum umarmen. Sie hat das in Katoomba immer gemacht und ich musste so lachen, dann machte ich es aber auch weil ich Bäume einfach liebe. Nun weiß ich jedoch einiges mehr darüber und wenn ich in Sydney im Centennial Park meine Runden drehe umarme ich immer einen Baum am Ende meiner Runden. Es ist so eine Art Baum-Meditation und wurde zu meiner täglichen Energiefeld Klärung und Stärkung.

Ich machte viel zur Prophylaxe weil ich denke es ist sehr wichtig dieser schleichenden Krankheit Krebs im voraus zu sein damit sie erst gar nicht zum Ausbruch kommen kann. Immer wieder lese und höre ich das Krebs sich auch von außen heranschleicht. Manchmal können bestimmte Therapisten dies im subtilen Energiefeld (subtle Energy field) schon vorher sehen, fühlen und spüren (Medical Intuition) lange bevor der Krebs als Knoten oder Tumore im Körper ist. Sowas ist doch sehr wichtig zu wissen.

Soul Physik und die gesamte Anatomy unserer Seele und wie sich der Zustand unserer Seele auf die Gesundheit oder Krankheit unseres Körpers auswirkt. Es war wirklich eine 'Pandora's Box die ich da aufgemacht hatte – aber was war in Pandora's Box noch – HOPE (HOFFNUNG) war noch drin in Pandora's Box und genau darauf hatte ich es abgesehen.

Vor vielen Jahren hat mir mal jemand ins Posie-Album geschrieben

Das Leben ist Kampf – Sieg!

Ich hoffe das es ein Sieg wird. Das ist der einzige Spruch den ich nie vergaß und

Der Grund fürs Leben ist es Liebe zu lernen.

Mit der Zeit und unserer Evolution lernen wir wohl zu lieben und wir lernen geliebt zu werden, dies sollte natürlich auch die Liebe zu sich selbst beinhalten weil dies eine Voraussetzung ist um auch andere Menschen aufrichtig und echt lieben zu können, es wird jedoch so oft übersehen Und dies ist die Aufgabe über das Herzchakra hinwegzukommen. Leider hapert es hier bei vielen Menschen.

Es ist gar nicht so einfach ein gebrochenes Herz wieder heil zu machen. Es dauert natürlich seine Zeit. Was auch seine Zeit braucht ist der Weg zum ersten Tor. Dies schauen wir uns im nächsten Kapitel etwas genauer an.

Sechstes Kapitel: Das erste Tor – unser achtes Chakra

Mit der Liebe, der Selbst-Liebe und der überdimensionalen Kraft und Existenz hat es wohl auch einiges auf sich was zuerst entdeckt und verstanden werden muss. Dies hat mit unserem Licht-Körper bzw. unserer Merkaba, unserer Aura und unserem Energiefeld zu tun, insbesondere aber auch mit unseren Chakren und ganz besonders mit den transpersonalen Chakren, also die Chakren, die sich außerhalb unseres Körpers befinden wie z. B. die achte, diese ist nämlich in unserem Licht-Körper vorhanden.

Über unserem Kopf befindet sich ein solches überdimensionales Chakra, das Chakra Nr. Acht. Dieses achte Chakra ermöglicht das wir eine deutlichere und höhere Perspektive vom Leben und von uns selbst bekommen, sowie auch von anderen Menschen. Es ermöglicht uns den Zugang zu den anderen Dimensionen und wir entwickeln einen tieferen Sinn über alles was in unserem Leben passiert, das sogenannte BIGGER PICTURE bzw. den totalen Durchblick.

Man nennt dieses überdimensionale achte Chakra auch Tor, Gate, Gateway, Soul Star, Soul Self oder Higher Self und es ist ca. 6 inches über unserem Kopf. Von hier aus liefert sie uns spirituelles Bewusstsein und ein symbolisches Verstehen und Erkennen des Lebens mit seinen natürlichen und universellen Gesetze. Man kann dann z. B. auch verstehen was alles mit der Mythologie und den Archetypen zusammenhängt. Die Sache mit der Religion bekommt hier auch eine neue Bedeutung.

Das Higher Self ist das Teil von uns das nicht so ganz in physikalischer Inkarnation bzw. in unserem Körper ist, es ist Teil der anderen Dimension und unserer permanenten Verbindung zu Gott. Durch dieses Chakra kann man die Liebe und Vernetzung lernen direkt durch und mit Gott.

Dieses Chakra ist der Teil von uns der schon alles gespeichert hat. Das Gesetz der natürlichen Physik (the laws of natural Physics) unterliegt gewissermaßen spirituellen Gesetzen und dem Gesetz von Karma.

Caroline Myss schreibt in dem Buch Sacred Contract z. B. klassische Lehrer der Theologie, wie z. B. Thomas Aquinas und Augustine sowie spirituelle Autoren wie Matthew Fox sagen aus das es diese natürlichen, universellen Gesetze des Spirits gibt und das wir durch dieses achte Chakra schon die Weisheit haben z. B. von was richtig ist im Leben und was falsch ist, wie z. B. Mord, Stehlen, Lügen, schlechte Dinge planen für andere, das Eltern ihren Kindern Schande zufügen usw. Sie schreibt auch das wir dadurch eine konstante Verbindung zur ***kosmischen Intelligenz*** haben und zu ***Informationen***. Es ist unsere Verbindung zu den anderen Dimensionen, den Literalen und den symbolischen Dimensionen, und zwischen unserem persönlichen Leben und dem impersonalen Universum.

Diese Verbindung hat sich leider bei vielen Menschen gelöst, sie haben ihren inneren Gott sterben lassen bzw. noch nicht entdeckt. Sie fühlen sich verloren, Gott-verlassen, einsam und frustriert und verstehen das bigger Picture nicht. Als Ersatz für diese innere Einsamkeit, Unzufriedenheit, Verlorenheit und Frustration greift man oft zu Betäubungsmitteln wie Alkohol, Drogen oder Pharmaceutica. Manche versuchen diese innere Leere mit Geld und anderen wertvollen Objekten zu füllen welches jedoch meistens auf Dauer nicht gelingt.

Ist ja auch kein Wunder bei dem momentanen Stand der Dinge, so wie die Welt eben ist oder zu sein scheint. Fast täglich neue Kriege irgendwo auf der Welt, so viele Flüchtlinge wie noch nie und in Europa spielt auch alles verrückt.

Der Unterschied zwischen reich, super-reich und arm scheint auch immer größer zu werden und man muss sehr aufpassen das Fehler die in der Vergangenheit passiert sind sich nicht wiederholen. Auch leben wir mit einer nuklearen Bedrohung wie nie zuvor. Es scheint das die power-gierigen Menschen immer noch das Ruder in der Hand haben. Wird es uns alle vernichten oder werden sie rechtzeitig erwachen? Wie war das noch mit dem Kali Yurga?

Es gibt nichts auf dieser Welt was einfach nur so passiert. Alles Geschehene wurde bzw. wird von uns in Bewegung gesetzt, vielleicht vor vielen, vielen Jahren aber wir sind immer die Auslöser des Geschehenen. Hier liegt die Verbesserung dieses zu erkennen aber auch hierzu muss man verstehen das alles auf der Welt den natürlichen universelleln Gesetzen der Natur unterliegt und wir dieses achte Chakra haben (ich nenne es die blaue Perle). Damit weiß man dann auch was zu tun ist und das warum, wie, was, wieso und weshalb.

Dieses Warum, wie, was und wieso musste ich aber erst einmal auch für mich selbst aussortieren. Es interessierte mich einfach brennend auf welcher Dimension unsere ersehnte Eternity (die Ewigkeit) zu finden war, und wie das mit der Unsterblichkeit ist und dem Karma. Von meinem Aufenthalt in einem Buddhist Zentrum hatte ich gelernt das wir alle in und aus dem Bardo kommen und das ganze Leben eine Fortsetzung von Leben, Sterben und Wiedergeburt ist bis wir dann eines schönen Tages so perfektioniert sind das wir im Licht bleiben dürfen ohne uns nochmal zu inkarnieren, es sei denn wir wollen eine Bodhisattva sein. So ist es unser Ziel ein perfekter Mann und/oder eine perfekte Frau zu werden.

Auch verstand ich das all unsere schlechten Taten irgendwie mit uns wandern, von Leben zu Leben, sie sind geschrieben in der Sprache des Lichtes und in unseren Chakren registriert.

Sie bestehen weiterhin in Teilen unseres unsichtbaren Lichtkörpers sozusagen als energetische imprints. Deswegen haben wir diese magnetische Anziehungskraft, das Cause und Effekt Syndrome, die Archetypen, Wahl (Choice) und Endresultat (Konsequente). Es gibt einen kollektiven Körper der universellen Weisheit und Wahrheit und wir gehören eben dazu, for better or for worse, hängt alles von uns selbst ab, nicht von einem guten oder bösen Gott. Deswegen sollte man auch niemals einen Menschen töten oder schaden. Dies kommt dann selbst auch auf einen zurück. Das stand ja auch schon in der Bibel.

Irgendwie spürte ich damals schon das sich mein achtes Chakra über mir öffnete. Ich brauchte ja auch unbedingt eine neue Perspektive vom Leben und ein bigger Picture damals nach dem totalen Zusammenbruch als ich mich nach Terrigal verkrochen hatte. Mein Higher Self und meine Helfer Gottes sowie meine Engel und Geistführer hatten mich nun erst einmal nach Terrigal geführt und das war genau der richtige Ort und der richtige Zeitpunkt mit meinem achten Chakra, meiner Seele und mit Gott erneut Kontakt aufzunehmen.

Wenn sich das achte Chakra anfängt zu öffnen stellt man eine direkte Verbindung mit Gott und dem universellen Mind (God Head) her und man kann direktes Lernen (direkt learning) empfangen, von der Quelle (Source) praktisch. Dieses Lernen kommt direkt von Gott und nicht von einem Lehrer in menschlicher Form, Buch, Schule, Universität oder CDs. Vielleicht war es diese Art von Lernen welches ich erhielt um mich auf die große Aufgabe, die mir durch meine drei Engel damals schon angekündigt wurde, vorzubereiten. Man ist einem Informations-Fluss angeschlossen der nie aufzuhören scheint.

Damals wusste ich noch nicht viel spirituelles und musste erstmal meine Karriere und mein Import-Business an den Nagel hängen da ich gar keine Kraft mehr und noch weniger Interesse dafür hatte.

Ich wollte mich nur um meinen kleinen Sohn und meine Seele kümmern. Irgendwas musste ich wohl aufgeben um Gott zu finden, das war wohl mein Preis um an den großen Preis zu gelangen. Das mir dann auch bald das Geld ausging wunderte mich gar nicht. Gott hatte jedoch schon wieder andere Pläne für mich, die der Armut gehörte wohl nicht dazu - Gott sei Dank.

Siebtes Kapitel: Soulmates und Twinflames

Ich feierte gerade meinen 34. Geburtstag und war somit im besten Alter. Von Burn Out oder Time Out wusste ich mein ganzes Leben lang nichts außer einem gelegentlichen Kurz-Urlaub brauchte ich nie großartig Erholung weil an Energie schien es mir nie zu fehlen. Auch wurde ich so erzogen zu studieren und zu arbeiten, umso mehr umso besser, es war so in meinem Zell-tissue drin.

Ich fühlte mich fast schuldig jeden Tag hier in Australien an dem schönen Strand in Terrigal spazieren zu gehen, so wenig zu arbeiten und in einem so tollen Haus leben zu dürfen. Vielleicht war dies ein Teil meines guten Karmas. Mit meinem Kind hatte ich sehr viel zu tun es mehr oder weniger alleine zu erziehen, so ein Leben als Single Mum ist auch nicht gerade ein Walk in the Park, zumindest nicht wenn man es richtig machen will aber wie geht das noch?

Aber kann man es jemals richtig machen als Eltern oder allein-erziehende Mutter? Ich hatte es versucht aber wie mir die Zukunft später zeigte, ich musste jahrelang kämpfen meinen Sohn aus der Drogenhölle zurückzuholen, irgendwie ist die Hölle doch so nah am Paradies dran, auch das musste ich erst zu verstehen lernen. Vielleicht war dies ein teil meines schlechten Karmas weil alles hatte irgendwie seinen Grund in der Vergangenheit, vielleicht kam es von einem früheren Leben. Vielleicht war es aber auch ein Test – Sokrates wurde ja auch mit seiner Xanthippe getestet.

Unter einem Eucalyptus Baum sitzend hörte ich die Rosellas zwitschern und die Kookaburras lachten mich jeden Morgen wach. Teilweise saßen 8 - 10 Kookaburras auf dem Zaum vor meinem Balkon der sich direkt vor meinem Schlafzimmer befand, sie lieferten mir ein regelrechtes Kookaburra Konzert. Das Rauschen des Meeres konnte ich abends meistens auch wahrnehmen und deswegen schlief ich auch immer sanft und beruhigt ein. Gott hatte sein neues Happiness-Team geschickt und von einem Moment zum anderen war ich wohl von der Hölle mit Marco in Sydney entflohen und im Paradies (Garten von Eden) in Terrigal gelandet. War das alles so Zufall? Ich denke nicht, konnte Gott wissen das ich doch vor ein paar Wochen noch so verzweifelt und alleine war das ich das Leben kaum ertragen konnte?

Aber wie und wo immer das Paradies ist, da gibt es auch eine Hölle bzw. einen Teufel in nicht allzugrosser Entfernung. Irgendwie laufen die zwei eng beieinander, so wie Liebe und Hass. Wie damals in der Bibel wurde mein neu-gefundenes Paradies auch schon wieder getestet, vielleicht um zu sehen ob man es auch verdient hat? Wer weiß, manchmal muss man auch erst durch die Hölle gehen um das Paradies überhaupt zu erkennen, zu finden und vor allen Dingen zu behalten. Das ich es erkannt und gefunden hatte war ja wohl klipp und klar aber konnte ich es auch behalten, das war hier die nächste Frage und die nächste Stufe auf Jakobs Leiter.

Der Teufel war auch schon wieder im Anmarsch, diesmal hatte er sich sogar in weiblicher Form versteckt, weil die Blue-beards der Welt hatten bei mir vorerst keine Chance mehr. Dies glaubte ich jedenfalls aber die Natur schreibt ja ihre eigenen Gesetze, wie z. B. Licht zieht Dunkelheit an und umgekehrt, opposites attract… und wie die Motte zum Licht ziehen wir manchmal genau das an was wir nicht unbedingt wollen bzw. brauchen.

Was vielen Menschen nicht so ganz klar ist die Tatsache das unser Partner auch uns selbst widerspiegelt, er ist sozusagen unser Spiegel und unser Schatten. Wenn wir ihn hässlich finden dann sollten wir auch über uns selbst nachdenken und nicht nur den anderen kritisieren, oftmals reflektiert dieser nur unsere eigenen Schattenaspekte, die, die noch bearbeitet und in Licht und Liebe umgewandelt werden müssen.

Bei Sokrates ist dies wohl nicht so ganz verständlich gewesen, er war doch mit einer Frau verheiratet (Xanthippe) die ein absolut faules Mundwerk hatte und ständig mit ihm und anderen herumsprang das man nur noch so den Kopf zu schütteln vermochte? Sokrates jedoch sagte das der liebe Gott die Menschen immer an den most spirited of animals testet. Na ja, soviel zum Thema Test und Spiegelbild und wen wir manchmal vor oder neben uns haben im Leben, das hat der liebe Gott sich wohl schon gut ausgesucht, entweder Test, Schatten oder Spiegel, manchmal auch alles. Test – Schatten und Spiegel. Natürlich kann es auch eine Karma Situation sein.

So langsam lernte ich dann auch meine Nachbarn kennen, zu meiner linken Seite des neu angemieteten Pole Hauses wohnten Bec und Todd. Die haben meinen wunderschönen Eukalyptusbaum gepflanzt vor 26 Jahren, da wo jetzt mein Campingstuhl drunter stand und ich Gottes Heilung empfing und endlose Tassen von schwarzem Tee trank.

Bec war ca. 49 Jahre alt und ihr Mann Todd 50. Sie erzählten mir das sie sich auf der Schule damals mit 16 schon kennengelernt hatten. Seitdem waren die beiden mehr oder weniger ein Paar. Zu der Zeit also im Jahre 1995 waren die schon 33 Jahre zusammen. Ich hatte natürlich kein Glück mit den Männern, natürlich fragte ich mich auch sogleich woran das wohl liegen könnte. Ich konnte mir das einfach gar nicht vorstellen so lange mit nur ein und derselben Person zusammen zu sein.

Total unnatürlich, dachte ich noch, was soll man da noch zu reden haben und aufregend miteinander zu schlafen kann es doch auch nicht mehr sein. Die beiden sahen aber recht glücklich miteinander aus oder vielleicht hatten sie sich auch nur so aneinander gewöhnt das sie diese Friedlichkeit in ihrer Ehe ausstrahlten. Irgendwie sahen sie sich auch ähnlich – konnte dies etwas mit einer Verschmelzung der gemeinsamen Aura's zu tun haben. Ich hatte das schon öfters bemerkt das Paare die schon sehr lange zusammen waren anfingen ähnlich auszusehen.

Ich hatte wohl das richtige Rezept für die Liebe noch nicht entdeckt, wenn es so etwas überhaupt gibt. Manchmal wusste ich jedoch nicht ob sie wirklich glücklich waren oder nur so aneinander gewöhnt das sie sich nun nicht mehr auf einen eigenen Weg ohne den anderen trauten. Im englischen nennt man das wohl Co-Dependency. Vielleicht waren sie aber auch Seelen Partner und hatten sich schon früh im Leben gefunden. Das war natürlich die beste Möglichkeit. Ich überlegte ob es für mich auch irgendwo auf dieser Welt einen Seelenpartner gäbe. Marco konnte es doch wohl nicht gewesen sein. Wie war das mit dem Soulmate und der Twin-Flame überhaupt? Gibt es für jeden Menschen einen perfekten Partner?

Bec bot mir die Benutzung ihres hinter deren Hauses liegenden Spas und Pool an. Ich war nicht so recht interessiert da ich mich mit den Nachbarn nicht unbedingt zu eng befreunden wollte. Oft gab es ja auch Probleme mit den Nachbarn und dann hat man es direkt nebenan, die Nachbarn und die Probleme. So halte ich meine Nachbarn am liebsten in einem gesundem Abstand, just in case. Wochen später jedoch, als ich mal wieder zu tief in mein Rotweinglas geguckt hatte vor lauter Einsamkeit und Marco-Sehnsucht, wachte ich auf mit einem fürchterlichen Hangover und stechenden Kopfschmerzen.

Jetzt hilft nur noch Bec's Spa dachte ich und bin dann auch sofort rüber gelaufen. Als ich an ihre Tür klopfte kamen mir auch schon zwei niedliche kleine Malteser Terriers (Stella und Bonny) entgegengelaufen. Die Hunde bellten ohne Ende und schnüffelten an mir herum um festzustellen ob ich Freund oder Feind bin. Bec sprach dann ein Machtwort und tatsächlich war dann auf einmal Ruhe.

Bec ist dann mit mir hinters Haus gegangen um mir den Spa anzumachen. Es war ein herrliches Gefühl. Ich konnte das Meer hören und schaute auf die blauen Jacaranda Bäume. Später setzte sie sich dann auch zu mir in den Spa pool. Auf ihren Kopf hatte sie einen riesengroßen schwarzen Sonnenhut mit gelben Sonnenblumen draufgesetzt . Sie sah nun aus wie eine alte Filmdiva mit ihrer dunklen Sonnenbrille und dem Sonnenhut aber leider redete sie ununterbrochen.

Sie hörte überhaupt nicht mehr auf zu reden. Nach einer halben Stunde des Zuhörens konnte ich es nicht mehr ertragen. Ich bin dann auch lange nicht mehr hingegangen. Schade eigentlich, denn von ihrem Spa hatte man wirklich das Gefühl ein Stück Paradies zu besitzen, wenn nur das viele Reden nicht gewesen wäre. Ich wollte einfach nur im Spa liegen, die Natur und die Musik der Vögel genießen, und die blauen Jacarandas bewundern. Das Zuhören muss auch gelernt sein und so früh am morgen nach einem Hangover stand mir einfach nicht der Kopf danach.

Zum ersten Mal fiel mir auf das viele Menschen es nicht gelernt haben ihre Worte und deren Ausdrucksweise zu beherrschen. Die Art bzw. Kunst der Kommunikation ist auch nicht jedermans Sache dachte ich als ich Bec so zuhörte. Es ist erstaunlich was manche Menschen so von sich geben. Interessiert niemanden. Wenn die sich auch nur einmal für 15 Minuten zuhören würden, aber wer tut das schon? Bec redete sehr viel ohne auch nur irgendwas Konkretes oder von Bedeutung zu sagen, für mich war das ganz eindeutig eine unbalanzierte Halz chakra.

Ich wurde dann nocheinmal abends eingeladen mit Bec im Spa zu sitzen, ihr Mann war wohl weg mit irgendeiner Angler Gesellschaft und sie hatte

Langeweile. Es war einfach wunderbar und ich stellte mir vor mit Marco im Spa zu sitzen mit einer guten Flasche Chardonnay (das war unser Lieblingswein). Der Himmel war voller Sterne und der Mond zeigte sich auch von seiner vollsten Seite. Bec war relativ still, sie starrte ganz intensiv auf eine flickernde Kerze und genoss den Spa mit verschlossenen Lippen. So kannte ich sie garnicht.

Mir wurde auch schon wieder schlecht vor lauter Sehnsucht nach Marco. Würde das alles irgendwann einmal aufhören? Dieser Herz-Schmerz der ungestillten Sehnsucht das in mir brannte wie das Feuer der flickernden Kerze? Nie und nimmer wird es ganz und für immer gestillt sein, immer wieder flackerten Erinnerungen in mir auf wie kleine Funcken einer Flamme die einfach nicht erlöschen wollen. Warum nur, warum nur konnte man nicht einfach nur so glücklich sein? Warum nur brauchte man (ich) einen Marco (Mann) dazu? Noch so'n dummes Gesetz der Natur, dachte ich, das Yin zum Yang.

Wie die Luft zum Atmen wurde mir schmerzlich bewusst das man auch ohne die Liebe nicht gut leben kann, man muss es nur richtig machen, dieses Spiel der Liebe sonst verbrennt man sich dabei mehr als nur die Finger. Ich wusste das das Herz dann für viele Jahre verschlossen bleiben kann. Im englischen nennen wir das ein *locked Heart*, das wollte ich ja auf keinen Fall. Ich wusste das die Liebe einem entweder Energie gibt oder einem sehr viel Schaden antun kann da ja unsere Energie aus dem Herzen chakra rausfliessen kann.

Ich war ja momentan das beste Exemplar hierfür. Leider, aber Erkenntnis ist schon der erste Weg zur Besserung.

Ja, wie eine kleine Flamme hatte ich das Flickern der Liebe immer noch tief in meinem Herzen. Jedoch bin ich mir auch ziemlich sicher das es der Soul-Mate ist der einem das Leben manchmal und manchmal auch immer öfters (je nachdem wieviel man an sich noch zu tun hat) schwer macht, so schwer nämlich bis wir all unsere Schattenseiten durch unseren Partner erkannt und verstanden haben damit diese uns zur Erleuchtung (Illumination) führen können. Sowas nennt man auch den Spiegel- und Schatteneffekt.

Einen Schatten haben wir alle, darüber war ich mir auch ganz klar und da unser Schatten meisten hinter uns ist können unsere Partner diese am besten sehen.

Das ist der Job von unserem Soul Mate, er wird jeden Aspekt unserer Seele, Persönlichkeit und Psyche herausfordern und manchmal auf so ärgerliche Art und Weise das man meint in jedem Moment zu explodieren oder an die Decke zu gehen, wie so ein HB-Männchen. Ja, glauben Sie mir, das wird der Soul-Mate mit Ihnen machen also schicken sie ihn nicht zu früh weg nur weil sie keine Lust haben an sich zu arbeiten. Leider jedoch schickt man gerade diese Menschen fort von denen man am meisten lernen könnte.

Das mit dem an sich arbeiten und der Erleuchtung ist leider nicht jedermanns Sache. Es ist jedoch Sinn der Sache und leider oder Gott sei Dank auch Sinn unseres Lebens. Früher oder später sollten wir all unsere Schattenseiten einfangen und konfrontieren damit sie umgewandelt werden können.

Wenn man Glück hat trifft man dann irgendwann auch einmal seine Twin-Flame, die Person mit der man dann (fast ohne Worte) einfach glücklich sein kann. The Workshop is over, der Workshop ist vorbei, die harte Arbeit wurde getan und nun sind Ruhe, Frieden und Glücklichsein (Friede, Freude, Eierkuchen) angesagt (so wie bei Todd und Bec) vielleicht.

Das ganze hängt natürlich auch alles vom Karma ab weil unser Soul-Mate ja auch nicht so einfach aus der Luft herbei gegriffen ist, es sei denn sie haben ihm im Internet gefunden.

Es gibt so etwas wie eine Group Soul, eine Gruppe von Seelen denen man einfach universell, galaktisch und überdimensional auf göttlicher Weise zugeordnet ist. Das hat auch wieder was mit den transzendental Chakren zu tun. Alles scheint irgendwie eine höhere und himmlische Ordnung zu haben. Love Made in Heaven and sometimes made in Hell! Das hängt wohl von unserem fälligen Karma ab und was wir in diesem Leben noch abzuarbeiten haben.

Achtes Kapitel: Karma, Tore und den Himmel auf Erde finden

Es gab kaum Momente wo ich nicht vertieft in ein Buch war und neue Informationen über Gott und die Welt, die Tore die uns dorthin führen können, die Chakren und das menschliche Energie System aufnahm. So las ich in einem Buch das es z. B. 4 Tore (Gates) an unserem Kronen Chakra gibt. Das erste Tor hatten wir ja schon (Chakra Nr. 8) und nun haben wir das vierte Tor der Kronen chakra, das Galaxie Gateway bzw. unser Galaxie selbst. Das Kronenchakra selbst ist Chakra Nr. 7.

Mit den Nummern kann man manchmal durcheinander kommen, da diverse Autoren den Chakren, Neben-Chakren, Energie Zentren und Tore in und um unseren Körper herum unterschiedliche Nummern geben. Ich denke jedoch das es so wie ich es hier schreibe seine Richtigkeit hat und auf Nummern kommt es ja eigentlich auch nicht an. Hauptsache man kennt sich ein bisschen aus mit diesen ganzen Toren, Energiefeldern, Lichträdern und Chakren.

Ist doch sehr interessant zu wissen was es alles so gibt, in und um uns herum, wo was ist in unserem überdimensionalem Selbst bzw. unserem kleinen Gott. Wie war das noch mit der spirituellen Technologie und der Soul-Physik? Am schönsten ist es dann ja auch noch das man diese Informationen auch ganz erfolgreich zur Heilung anwenden kann.

Es ist alles im Leben ein Prozess wo unsere Seele das Licht Gottes entweder erblickt und begriffen hat oder nicht. Wenn nicht müssen wir es hochheben und umwandeln, so ist das auch mit der Leiter vom Jakob weil wie damals schon Giordano Bruno sagte, Seele ist nunmal nicht Körper.

So sagte auch Giordano Bruno, der 52 jährige Philosoph den man lebendig verbrannte im Jahre 1592 nachdem er von der Inquisition in Rom verbannt und verurteilt wurde:

da die Seele nicht ohne Körper gefunden wird aber nicht Körper ist, ist es vielleicht in einem Körper und/oder in einem anderen, und geht von Körper zu Körper'. Since the soul is not found without body and yet is not body, it may be in one body or in another, and pass from body to body

Er musste die halbe Meile vom Nona Turm laufen, wo man ihn gefangen hielt, zu den Blumenfeldern an einen offenen Platz (barfuß über die Steine der Straßen von Rom, wo seine Todesstrafe ausgeführt werden sollte), mit schweren Gefängnisketten um den Hals und nur mit einem weißen Laken bekleidet der mit Kreuzen, dem Teufel und roten Flammen dekoriert war. Er wurde lebendig verbrannt wegen seiner heretikalen Ansicht/View, unter anderem seiner Idee das die menschliche Seele nach dem Tode zur Erde zurückkehren kann und sich in einem neuen Körper fort-bewegen kann, to co-exist (inhabit) in verschiedenen anderen Welten und nicht nur unserer Erde-Welt zugehörig ist (zur gleichen Zeit und/oder nach dem Tod).

Er glaubte auch das der Mensch Eins mit Gott werden kann auf seiner Soul-Reise durchs Leben auf der Erde. Für ihn war Religion der Prozess wo das divine Licht 'takes possession of the Soul' (es ergreift die Seele, es hebt sie hoch und wandelt sie um in Gott). (Das himmlische Licht wird zur Seele selbst).

Man muss nicht unbedingt warten bis an das Ende der Welt oder bis an das Ende unseres Lebens bis eine himmlische Vereinigung mit Gott und dem Himmel stattfinden kann. Es könnte heute schon passieren. Vielleicht meinte er damit das gleiche was Jesus immer wieder predigte:

Der Himmel ist hier auf Erden.

Und was ist mit Jesus passiert? Und schau was die Menschen mit dem Himmel und der Erde heutzutage tun. Es hat sich leider nicht viel verändert, wir sind uns immer noch am Bekriegen (oft leider auch im Namen der Religion), es gibt viel zu viele unterschiedliche Meinungen und im Grunde genommen wissen viele Menschen überhaupt gar nicht mehr wer, wie oder was man überhaupt noch glauben kann und/oder soll und wie man sich mit Gott (hier auf Erden) vereinigen kann und sollte. Das ist doch sehr schade, oder?

Nach Giordano Brunos Meinung war die Salvation nicht verbunden mit der individuellen Beziehung zur Religion, sondern stand vielmehr in direkter Beziehung zu und mit seinem Gott und wie man sein Leben lebte. Und deswegen, aber auch wegen seines Glaubens und besonders wegen der Wiedergeburt (Reinkarnation) verurteilte man ihn zu diesem fürchterlichen Tode. Dabei hat er doch Recht gehabt, denke ich jedenfalls, weil Gott hat mit jedem seine eigenen Gesetze (eine Art Natur Religion), eine die nur für Dich gilt.

Da klappt das dann mit dem Beichten auch nicht mehr so gut wenn man etwas Schlimmes angerichtet hat weil Karma gehört zu dieser Natur-Religion mit seinen universellen Gesetzen auch dazu und keine Tat bleibt unbestraft. Karma ist nunmal eines dieser universellen Gesetze.

Diese Universal-Gesetze die zwischen uns und unserem Gott bestehen, existieren nicht nur in alten Büchern sondern sind hauptsächlich ins Licht geschrieben – sie bleiben erhalten in unserem Lichtkörper. Sie bestehen für immer und ewig als Teil von uns, gutes oder schlechtes Teil, gutes oder schlechtes Karma, das bestimmen einzig und alleine WIR. So steht es jedenfalls als soniferous Ether und in den Akashic Rekords des Universal Minds geschrieben.

Giordano Bruno hat zwar nichts mit der Terrigal Szene zu tun, sondern mehr mit der Tatsache das wir Menschen tatsächlich auf verschiedenen Ebenen, Welten und Dimensionen existieren und nicht nur unserer kleinen, minisculen Erde-Welt zugehörig sind oder dem was man mit Logik, gesundem Menschen-Verstand und bloßem Auge sehen und erklären kann.

Dazu möchte ich jedoch nun nichts Weiteres sagen, vieles wird einem klar über Gott, das Leben, der Seele und der Welt wenn man viel liest, wenn man nur anfängt mit der Suche nach der blauen Perle und dem Verstehen. Dazu sollte man jeden Tag mindestens eine halbe Stunde lesen um sich das benötigte neue Bewusstsein und Wissen anzuschaffen. Es hat alles mit den richtigen Informationen zu tun. Nur sollte man auch die Bücher lesen die einem diese Informationen liefern. Detektiv Stories gehören hier nicht dazu.

Neuntes Kapitel: Schatten der Hölle

The Shift - Chakra One und den Sinn des Lebens entdecken

Ich hatte natürlich wiedermal kein Glück, zumindest nicht was die Liebe anging. Ich spürte jedoch das ein Shift in meinem Energiefeld und besonders in meinen Chakren stattfand welches eine positive Veränderung mit sich bringen würde, da war ich mir ganz sicher. Mein Twin-Flame scheint leider gar nicht aufzutauchen und das mit dem einfach glücklich sein auch ohne viele Worte und Friede, Freude, Eierkuchen ist leider bislang auch noch nicht eingetreten. Aber man soll die Hoffnung ja nie aufgeben!

Als ich wiedermal bei Bec im Spa saß ging mir auf einmal ein Licht auf, irgendwas machte ich ganz falsch. Sogar meine Mutter sagte immer

die guten Männer schickst Du alle zum Teufel und an die schlechten Männer hängst Du Dich.

What a Statement, was für eine Aussage der Wahrheit. Was hatte es damit wohl auf sich? Mir war schon bewusst das es einen Zusammenhang gab mit den Chakren, unserem Bewusstsein, unserer Kindheit, unserem inner Child und was wir im Leben anziehen würden. Es war wie ein magnetisches Feld, eine Art universal Energie die uns genau das zurücklieferte was wir und unsere Psyche gerade wohl brauchen um bestimmte Dinge zu lernen. Wir gestalten und kreieren ständig unsere eigene Realität mit allem was drin, drum und dran ist (Eltern inklusive)! Da musste ich doch unbedingt mehr nachforschen weil ich so sehr ein besseres Liebes-+Leben und vielleicht nochmal einen guten Ehemann für mich manifestieren bzw. anziehen wollte und dazu brauchte ich Hilfe.

Nicht nur unsere Partner sind teilweise die Spiegel die zurückspiegeln was wir aussenden, das ganze Universum ist so aufgebaut. Ich war die Antenne und zog alles was mit mir in Resonanz stand magisch an, auch Typen wie Marco, der Bluebeard. Das war eine große Erleuchtung und ich fragte mich wie viele schlechte Männer brauchte ich noch in meinem Leben um mich endlich alleine gut, stark, sicher und geliebt zu fühlen, ein Gefühl das ich von meinem Vater nie kennengelernt hatte? Er war einer der schlechten Männer, hat mich viel verprügelt und angeschrien (weil er eigentlich viel lieber einen Sohn gehabt hätte).

Natürlich schnitt er mir auch immer meine Haare ganz kurz damit ich wenigstens aussah wie ein Junge. So wuchs ich mit einem gestörten Verhältnis von Männer Liebe und maskuliner Energie auf, abusive sagt man auf Englisch, und das kommt leider sehr häufig vor. Irgendwas stimmte mit dem Limbischen System in den Hirnen mancher Männer nicht. Das Limbische System ist nämlich das welches für unsere Gefühlswelt zuständig ist und wenn diese nicht geordnet ist rasten die Männer dann irgendwann total aus.

Mir wurde klar das ich mich im Unterbewusstsein mit den lieben Männern nicht gut fühlte weil man als Mädchen viel von der Vaterfigur aufsaugt, wie ein Schwamm. Ich war es so gewöhnt das mein Vater ständig etwas an mir herummeckern musste und ich ihm auch nichts recht machen konnte. Es wurde meine gestörte Komfort-Zone bzw. es wurde eine Rolle die ich für viele Jahre lang spielen musste. Mir wurde bewusst das ich mehr oder weniger einen Mann wie meinen Vater geheiratet hatte. Ein Mann der genau das gleiche mit mir machte und ich habe es zugelassen und durch mein Energiefeld sogar angezogen weil ich es so schon von kleinher auf gewöhnt war. Es war meine Komfort-Zone mit den Männern und daran würde sich auch so schnell nichts ändern.

Marco war auch eine typische Fortsetzung meiner Komfort-Zone mit Männern. Man konnte ihm auch nichts rechts machen. Das sollte mir nie wieder passieren.

Ich war es von kleinauf so gewöhnt zu versuchen meinem Vater alles recht zu machen. Ständig musste ich um die Liebe und Anerkennung meines Vaters kämpfen. Diese Rolle hatte ich, ohne das ich es damals wusste, automatisch mit in meine Ehe übernommen und in meiner Beziehung mit Marco auch. Bis zu diesem Tag in Bec‘s Spa wo ich das plötzlich kapiert hatte. Alles was einfach und easy war, da lief ich weg. Es war einfach die falsche Rolle für mich aber jetzt kann sich alles ändern. Mit der Einsicht und dem Wissen kommt fast sofort auch die positive Veränderung. Genau das spürte ich, das war der Shift in meinem Energiefeld und damit landete ich in einer neuen Dimension, in einem höheren Chakra – dem gelben Chakra.

Das gelbe Chakra oder unser drittes Chakra hat auch einiges mit Selbst-Liebe, Selbst-Respekt und Personal-Power zu tun. Beides besaß ich nicht gerade in großem Maße sonst hätte ich mir die schlechten Kerle nämlich gar nicht erst an den Hals gehangen. Aber wie kann man auch an Personal-Power geraten wenn man gesagt bekommt vom eigenen Vater das man wie ein Baum ist der nie richtig blühen wird bzw. ein Baum der nie Früchte tragen wird, ein kahler, leerer, toter Baum.

Ich haßte meinen Vater für viele Jahre für diese Bemerkung und die ausgeteilten Schläge. Sein Gott hat ihn auf seine Weise später bestraft, er hatte Nierenversagen (hat mit Emotionen und Gefühlen zu tun), Herzversagen und Parkinson. Ja, das hatte er sich selbst eingebrockt, nur ist er sich nie bewußt darüber geworden da er nur viel arbeitete und rauchte. Ja, man kann dann auf Gott schimpfen und sagen, ***warum bestraft Gott mich***, im Grunde genommen hat mein Vater sich das alles selbst zugefügt. Er las auch keine Bücher die ihn schlau machen würden. Leider war mein Vater ganz und gar nicht im Besitz der richtigen Informationen.

In Terrigal genoss ich die Natur, das Meer, den Strand und die schönen Eukalyptus Bäume sehr. Sie gaben mir immer schon ein Gefühl von Stärke. Irgendwann blüht jeder Baum mal dachte ich. Auch ich.

Das mir letztendlich Mr. Tree (ein australischer Eukalyptus Baum hinter meinem Haus) dazu verhalf mein Energiefeld und mein Licht zu reparieren ist ja auch ironisch oder? So fing ich das Blühen an in Terrigal, jeden Tag ging es mir besser und es dauerte gar nicht mehr lange und es kamen auch schönere Männer (von innen her schön) und bessere Situationen endlich in mein Leben. Ich habe all das praktisch nun angezogen durch meine neue Erkenntnis, durch eine bessere Aus-Strahlung (Licht) und letztendlich durch eine höhere Vibration meines Energiefeldes weil ich nun wieder eine Stufe höher gestiegen war auf Jakobs Leiter. Das diese Leiter auch mit den Chakren zu tun hat war mir auch klar wie das Amen in der Kirche.

Endlich kam ich aus meinen ersten zwei Chakren heraus und nun hieß es das Leben umzugestalten. Dazu gehörte auch eine ganz große Portion Selbstliebe weil ohne Selbstliebe kann man auch niemand anders richtig lieben. Eines wußte ich ganz genau, wir ziehen im Leben an womit wir eine Art Resonanz haben, wenn uns nicht gefällt was wir angezogen haben, dann sollten wir unsere Resonanz/Frequenz verändern. Wenn wir Menschen in unserem Leben haben die uns nicht lieben und respektieren kann das bedeuten das wir uns selbst nicht lieben und respektieren. So ist das mit dem Spiegeleffekt. Man nennt es auch Nemesis.

Praktisch von der Minute an wo mir das Licht aufgegangen ist, in Bec‘s Spa in Terrigal, änderte sich mein Leben sofort. Man musste ganz unten anfangen und sich langsam hocharbeiten. Ein Verstehen der einzelnen Chakren (Lichträder) ist somit auch erste Voraussetzung sein Leben und seine Gesundheit gut in den Griff zu bekommen. Diese Chakren versorgen uns mit der notwendigen Energie und wenn Blockaden bestehen und unsere Meridiane nicht so fließen wie sie es sollten kann es über längere Zeit hinweg dann auch zu diversen Krankheiten kommen.

Zu welchen Krankheiten es kommen könnte werden sie unter den einzelnen Chakra Beschreibungen lesen können im zweiten Teil meines Buches. Blockierte Meridiane und Chakren sollten unbedingt wieder freigemacht werden damit unsere Energien so fließen können wie sie fließen müssen.

Man sollte auch wissen wo die einzelnen Lichträder liegen und mit welcher Farbe und Frequenz sie in Resonanz stehen. Also, ganz unten Richtung Coccyx (Steißbein) z. B. haben wir das erste Chakra und hier hatte ich auch meine erste große Wunde. Es ist eben das Familien Chakra und das von wo man herkommt. (z. B. Familie, Land etc.) Jedes Chakra also Lichtrad ist auch mit einer Aufgabe des Lernens/Lebens verbunden. Dieses lernt man leider in den meisten Schulen nicht, aber es ist so wichtig dies zu verstehen. Es geht ja um unser Leben und um unsere Gesundheit hier und das will auch gemanagt und gemeistert werden und zwar gut. Hier nun die Informationen über das erste Lichtrad weil dieses Chakra auch sehr wichtig ist.

1st Chakra (Muladhara) - PLEXUS PELVIS Energie and Polarität is Earth (-).

(nach unten öffnend; zwischen After und Genitalien)

Praktisch unser Überlebens-Chakra (Familie, Unterkunft, Essen, Sicherheit). Wenn diese Chakra offen ist und gut funktioniert haben wir eine enge Verbindung zu Mother Natura (Gaia – The Spirit of Mother Earth) und allem was dazugehört (Flora, Fauna, Echo-System, die Natur etc.) Wir fühlen uns grounded (erdverbunden) im täglichen Leben und unsere Lebensenergie ist in Takt (Zufriedenheit, innere Kraft und Stabilität).

Der Aufbau einer Existenz, Karriere, Familie mit Haus und Hof ist alles erste Chakra Aufgabe und pure Lebens- und Überlebens-Energie. Von hier aus geht 'kosmische Energie' an alle anderen höher gelegenen Chakren und universelle Erdenergie strömt in unser Energie System. Hier liegen auch die 3 Haupt-Energie-Quellen für den menschlichen Körper (das Ida, Pingala und Sushumna) oder auch Kundalini Energie genannt.

Deswegen ist diese Muladhara Chakra auch absolute imperative und sehr wichtig dass sie 'offen' ist und gut funktioniert, sie ist praktisch die Quelle der Lebens-Energie, der solide Grund auf dem wir unser Leben konstruieren, bauen, kreieren und unsere Ziele erreichen können.

Das erste Chakra kann in seiner Frequenz normalisiert werden (sollte es zu stark oder zu schwach schwingen oder vielleicht sogar blown (geplatzt) sein, suchen Sie in diesem Falle die Hilfe einer Resonanz Heilung mit Kristallen zum Beispiel oder eine geeignete Prana Heilerin. Auch hilft es Rubin zu tragen um etwas Feuer wieder zu erlangen (im Falle einer zu schwach schwingenden ersten Chakra). Die Ignite Your Spirit-Therapie von Shakti Durga sind auch fantastisch die Chakren wieder in Einklang zu bringen und zu normalisieren.

Flehen und vorm Leben weglaufen war eine Situation in der ich mich gerade befand, ja ich denke es hatte definitive etwas mit einer geplatzten Muladhara Chakra zu tun. Alles war irgendwie schwerer geworden und das Leben war mehr harte Arbeit als Freude. Mein erstes Chakra funktionierte nicht so richtig und musste erstmal korrigiert werden um auf die richtige Schwingung und Frequenz zu kommen. Es war so als wäre ein großer Teil meines Feuers schon erloschen.

Alles war auf einmal schwer, ich fühlte mich auch schwerer und fing an zuzunehmen. Freunde hatte ich auch nicht gerade viele und ich hatte mein Selbstbewusstsein und meine Plattform bzw. footing erst einmal verloren (meine Sicherheit etc.) aber wie sagt man doch so schön

Einsicht ist der erste Schritt zur Besserung.

Meine Familie sowie deren Mitglieder waren auf der anderen Seite der Welt, ich hatte einen kleinen Sohn und war ganz alleine in einem fremden Land. Ich schien mein Footing täglich etwas mehr zu verlieren. Es war ohnehin schon etwas angeknackst wegen meiner schwierigen Beziehung zu meinem Vater und aufgrund meiner Scheidung.

Es war als wurde ich förmlich auseinander genommen und dann wieder neu und mit viel besser funktionierenden Chakren, Lichtern und Energiefrequenzen wieder zusammengesetzt. Hatte das etwas mit dem geheimen Vertrag der Seele und des Spirits zu tun den wir mit Gott und unserem Helfer Team machten um uns dann auf die Reise durchs Leben zu begeben damit wir dies lernen und perfektionieren können? Ja, ich denke das es so ist.

Ich bemerkte es auch nicht so ganz genau wenn dieser Shift und diese positive Veränderung in mir passierte. Ich war auf einmal sehr glücklich in Terrigal zu sein und Marco wurde zur Nebensache, ich hatte ihn schon fast vergessen. Er war ja sowieso nur der Katalyst für etwas was mit und in mir selbst passieren musste. Meine Seele hatte ihn angezogen um etwas auszuarbeiten. Vielleicht war es eine Art Karma von einem früheren Leben. Er war meine eigene Dunkelheit, mein Schatten und mein Spiegel. Es war der Schatten den ich ersteinmal umwandeln und hochheben musste um ans Licht zu kommen, dazu brauchte ich ihn auch als meinen Spiegel.

Sicherlich hatte er auch seine eigene Suche fortzusetzen, musste Siegen über und mit seiner Dunkelheit. Vielleicht war ich auch sein Wegweiser für kurze Zeit und konnte ihm helfen seine Reise erfolgreicher fortzusetzen. Es gibt Wegbegleiter für die Dunkelheit und natürlich Wegbegleiter für das Licht weil beides auch irgendwie miteinander verbunden ist und sich irgendwie anzieht, wie alles im Leben.

Marco hat mich ganz nah and die Grenzen von Hass und Liebe gebracht. Ich habe dadurch gelernt das Hass auch direkt mit Liebe und Hölle verbunden ist, alles kann von links nach rechts schwingen schneller als wir mit den Wimpern zucken. Dieses war eines der schwierigsten Naturgesetze zu erkennen und zu akzeptieren. Dass es nur das Gute gibt das kann man sich wohl und sollte man sich sofort abschminken. Man muss durch die Dunkelheit durch, sie erobern, sie besiegen nur dann kann man auf den Tower kommen und der kracht dann auch nicht mehr ein. Oder man kommt zur blauen Perle was sowas ähnliches ist wie der proverbiale Tower oder das Holy Grail aus dem immerhin schon Merlin getrunken hat.

Terrigal wuchs mir jeden Tag ein wenig mehr ans Herz. Mein Ex und Marco verloren jeden Tag mehr an Bedeutung und das genoss ich natürlich sehr. Hier fühlte ich mich zum erstenmal Eins mit Gott und dem Rest der Welt, hauptsächlich jedoch mit mir selbst. Ist das nicht was Giordano Bruno sagte das er auch glaubte das der Mensch Eins mit Gott werden kann auf seiner Seelen-Reise durchs Leben auf der Erde.

Für ihn war Religion der Prozess wo das göttliche Licht die Seele ergreift, es hochhebt und umwandelt in Gott.

Ich habe in Terrigal mit diesem hochheben und umwandeln in Gott angefangen, damals 1995 an der Zentral Küste von Australien in Terrigal.

Ich war so mit dem Umwandeln und Hochheben meiner Seele in mir, mit mir, meiner Welt und Gott beschäftigt das ich auch hier anfing den eigentlichen Sinn des Lebens erst zu verstehen. Alles fing für mich hier an in Terrigal!

Mir entging es leider auch nicht das gerade viele junge Menschen hier jedoch sehr unglücklich waren. Ich hörte sehr oft das sich wieder ein junger Mensch das Leben genommen hat und von dem Skillion in Terrigal gesprungen war. Zwar hatte zumindest ich in Terrigal mein neues Paradies entdeckt, dieses wurde jedoch auch von dem Schatten der Hölle heimgesucht weil es für viele das Ende dort war. Wiedermal ein typisches Beispiel das Licht und Schatten so eng beieinander liegen.

Es machte mich sehr traurig. Der eine schafft es, viele jedoch schaffen es nicht den Schatten der Hölle zu besiegen, dazu braucht man auch die richtige Wegbegleitung und genau das versuche ich nun für andere Menschen bereitzustellen durch meine Büchern, den Choicepointkursen sowie weiteren vorgesehen Workshops. Natürlich auch mit den NES Infoceuticals die wirklich wunderbar helfen können. Eine Flasche ESR sollte jeder Mensch zu jeder Zeit in der Tasche haben.

Leider gab es jede Menge Probleme hier an der Zentral Küste, in diesem wunderschönen kleinen, mystischen Küstenorten mit den vielen fliegenden Pelikanen, den hübschen Restaurants, Cafés und Fishcake Shops und den großen Einkaufszentren Erina und Tuggerah. Die Selbstmordrate unter Teenagern wurde zunehmend höher und ich konnte nichts tun.

Ich konnte nie so richtig verstehen warum man seinem jungen Leben ein solches Ende setzen wollte. Vom SKILLION herunterspringen, was für eine Blödheit, was für eine Verzweiflung für die jungen Leute. Warum?

Sein Leben so zu beenden ehe es richtig begonnen hatte. Hier waren die jungen Leute am schönsten Platz der Welt und die wollen sich umbringen, wollen vom SKILLION springen. Crazy. So ganz unverständlich war es mir nach Marco jedoch auch nicht aber mit Gottes Hilfe habe ich noch rechtzeitig diese Dunkelheit erkennen, hochheben und umwandeln können.

Kaum zu glauben das es erst vor ein paar Monaten war. Ich war auf einmal wie ausgewechselt und sah alles mit anderen Augen. Auf einmal konnte ich richtig sehen. Dann wollte ich auch nur noch helfen und da wusste ich das ich schon im Herz Chakra angelangt war. Ich hatte wohl die Aufgaben des Chakras Eins, zwei und drei bewältigt.

Terrigal half mir dabei ohne das ich es so recht wusste mein Herzchakra sehr schnell aufblühen zu lassen wie eine pinkfarbene Nelke. Es wurde Zeit was zu tun. Ich fing an dieses Buch zu schreiben um damit vielleicht irgendwann mal einen Sohn oder eine Tochter retten zu können von irgendeiner Brücke oder irgendeinem Felsen zu springen. Nur mit Verstehen kommt Veränderung, die Dunkelheit zu verstehen, zu erobern und umzuwandeln scheint durch die Drogen- und Alkoholabhängigkeit immer schwieriger zu werden. Heute gibt es noch die schlimme Droge ICE. Die macht einem doch nur alles kaputt, alles Gute zumindest.

Terrigal und Umgebung war vor Jahren eigentlich mehr ein Ort für Urlaub, Senioren, mit vielen Altersheimen, Krankenhäusern etc. Mittlerweile ist es fast mehr ein Vorort von Sydney geworden. Durch die erhöhten Immobilienpreise in Sydney kaufen und/oder mieten immer mehr Leute Häuser oder Wohnungen an der Zentral Küste und es ist nicht mehr ganz so ruhig wie es damals war in 1995.

Ich war auf dem besten Weg mein Leben zurückzugewinnen und neu zu gestalten, dazu musste es jedoch erst einmal komplett auseinander genommen werden. Es war so eine Art von Sterben und Wiedergeburt bzw. Wiederauferstehung, neu und besser als zuvor. Eine Resurrection im wahrsten Sinne des Wortes, war das vielleicht auch die wahre Nachricht die Jesus uns vermitteln wollte?

Mit der Gewalt Gottes und durch die Natur wurde mir geholfen und ich wurde neugierig was es sonst noch so alles gab. Ich wollte alles wissen über

NIRVANA – KARMA – DHARMA - SAMSKARA – DAS SUTRATMA – DAS EWIGE LEBEN – EGO UND WIEDERGEBURT – LIEBE UND HASS – DAS LEBEN NACH DEM TODE UND DAS DEVACHANIC PLANE – SAI BABA – DALAI LAMA – A DHYAN CHOHAN (DER PERFEKTE MANN/DIE PERFEKTE FRAU), DAS GRIHASTHA UND DER LAUF DER EVOLUTION – AKASHIC RECORDS – SONIFEROUS ETHER BZW. UNIVERSAL MIND, IDA, PINGALA, SUSHUMNA, NADIES, MERIDIENS, CHAKRAS, KUNDALINI UND BRAHMADANDA, die HARA LINIE, unseren CORE STAR und die VITALITY GLOBULES sowie unseren ETHERIC DOUBLE. Besondere Bedeutung bekam das Wort Maya welches so was wie Illusion bedeutet.

All das fing hier an, in Terrigal, damals als alles anders wurde. Es gab viel zu lesen für mich aber erstmal noch musste ich wieder einen Test von oben bestehen. Das weibliche Teufelchen (ein Bengelchen) tauchte auf einmal auch noch vor mir auf und musste aufgedeckt werde. Konnte das was mit den höheren Chakren bzw. Lichträdern zu tun haben, sicherlich weil wer hier versagt bzw. den Test nicht besteht, bekommt auch für oben nicht den Zugang freigestellt. Es war als wurde mir ein Tor geöffnet durch welches nun endlose Informationen einfließen konnten. Irgendwie erinnerte mich diese Situation bzw. Versuchung an die Zeit wo Jesus den Teufel besiegte in der Wüste, der nämlich der ihm alles versprach.

Zehntes Kapitel:

Der Edelpuff in Sydney und Octepussy

Reiner Zufall das ich Rosanne anrief um sie zu einer Party in Terrigal einzuladen. Leider konnte sie nicht kommen da sie einen zweiten Job in einer Escort Agentur annehmen musste um mehr Geld zu verdienen. Sie und ihr Verlobter hatten sich in Sydney ein Haus gekauft und sich finanziell wohl etwas übernommen. Das passierte in Sydney leider sehr viel und viele mussten ihre gekauften Häuser dann mit gebrochenem Herzen früher oder später wieder unterm Preis verkaufen. Und mit Sex ist in Sydney viel Geld zu verdienen, das wusste Rosanne wohl.

An dem Samstag Abend meiner Party musste sie dort in diesem exklusiven Edelpuff, dem damals feinsten von Sydney als Managerin arbeiten. Zufälle gab es auch nicht, wie war das noch mit dem Bengelchen? Man muss sich das so vorstellen als reisen wir alle in einem Auto durchs Leben, hinten drin sitzen unsere 2 oder 3 Engel und Bengelchen sitzt auch immer mit drin, in der Mitte sozusagen – zwischen den Engeln.

Ich kannte Rosanne schon seit 4 Jahren. Sie leitete tagsüber die große Kosmetikabteilung in einer Apotheke in Rose Bay, einem exklusiven Vorort von Sydney und verkaufte viel von meinen importierten Anti-Falten Cremes. Dafür lud ich sie öfters zum Essen ein und dann verkaufte sie noch mehr. Das war natürlich gut fürs Geschäft und machte mich stolz. Wir entwickelten ein sehr freundschaftliches Verhältnis, erstens weil ich es gut verstand mich um meine Leute zu kümmern die gut fürs Geschäft waren, zweitens weil ich sie sehr mochte. Sie hatte definitiv das gewisse Flair und eine starke Persönlichkeit.

Wir hatten beide in einigen Dingen die gleiche Resonanz, waren noch jung und ehrgeizig, hatten große Träume und dazu brauchte man eben auch viel Geld um in Sydney voranzukommen und gut leben zu können. Roseanne meinte eine Abkürzung entdeckt zu haben um den großen Traum vom eigenen Haus und das gute Leben schneller zu erreichen.

Sie hatte auch eine Art von Humor was ich sehr amüsant fand, einmal brachte sie ihren Verlobten mit und nach dem Essen sind wir dann zum Tanzen noch in das Rogues gegangen, einem exclusiven Night Club von Sydney in Darlinghurst. Als ich ihren Verlobten sah, dachte ich mir das er irgendwie aussieht wie ein Pferd. Roseanne erzählte mir dann auch noch das ihr Verlobter ein Pferd ist im chinesischen Horoskop, ob sie meine Gedanken lesen konnte ist mir bis heute ein Rätsel, und auch wie ein Pferd behangen war. So genau wollte ich es garnicht wissen, aber das war Roseanne, sie nahm kein Blatt vor den Mund und man wusste nie was als nächstes aus ihr heraussprudeln wird. Bei ihr musste man auf alles vorbereitet sein.

Sie konnte wahrscheinlich doch meine Gedanken lesen. Es brauchte einige Zeit bis ich das begriffen hatte was sie meinte und ehrlich gesagt wusste ich nicht ob ich lachen sollte oder durfte. Roseanne konnte mit jeder Situation umgehen und war total professionell und anscheinend in jedem Milieu zuhause, wenn es sein musste und angebracht war. Sie war wie ein Octepuss und konnte ihre Farben wechseln um sich anzupassen oder nicht gesehen zu werden. Ich gab ihr dann auch den Namen Octepussy. (Octepuss ist englisch für Tintenfisch). Roseanne war einem immer irgendwie einen Schritt voraus. Sie schien Dinge schon zu wissen ehe sie überhaupt anfallen würden. So wusste Sie wohl auch im voraus das ich dringend Geld benötigte.

Mit ihrem Pferd (dem Verlobten) gab es wohl auch jede Menge Drama da er ab und zu auch andere Damen beglückte. Rosanne war leider sehr viel auf der Arbeit und verließ vor ein paar Wochen auch die Apotheke um einen Vollzeitjob in einer Lederbekleidungsfirma anzunehmen. Den Inhaber der Firma hatte sie in diesem Edelpuff kennengelernt wo sie nach wie vor noch fast jeden Abend arbeitete. Die erste Leder-Ausstattung für ihren Domina Auftritt brachte er ihr als Geschenk mit. Es war ihr Job alle Gäste zu begrüßen und denen entsprechende Mädchen zur Auswahl vorzustellen.

Wenn eine Domina benötigt wurde, in schwarzem Leder und mit Peitsche, das besorgte sie von nun an auch ab und zu selbst. Das war Roseanne – mein Octepussy – verkaufte Cremes tagsüber und nachts schwang sie die Peitsche auf die nackten Popos einiger Sydney's feinster Elite. Ihrem Verlobten, dem Pferd, war das alles pieps-egal, der freute sich jeden Morgen wenn sie mit jeder Menge Kohle nach Hause kam und sie konnten den Kredit für ihr Haus abbezahlen und sich einen teuren Sportwagen leisten.

Da Roseanne mein bestes Pferd im Stall war und die meisten Cremes verkauft hatte gingen meine Finanzen total den Bach runter nachdem sie die Apotheke verließ. Neue Abnehmer hatte ich nicht viele da ich die letzten Monate mehr an Chakren, Kundalini, Yoga, Lichträder und Ashrams interessiert war und verbrachte mehr Zeit in Shirley Mac Laine, Cindy Dale, Caroline Myss, Dr. Norman Shealy und SaiBaba-Büecher versunken. Wenn dann noch Zeit übrig war brauchte ich diese für meinen Sohn oder ich genoss Bec‘s Spa und manchmal ein langer Spaziergang am Strand von Terrigal.

Neue Apotheken als Abnehmer für meine von Deutschland importierten Produkte zu finden interessierte mich nicht mehr besonders. Arbeit interessierte mich überhaupt nicht mehr und somit war es eigentlich auch kein Wunder das Roseanne mich anrief. Sie wollte sich mit mir auf einen Cappuccino am Bondi Pavillion in Sydney direkt am Strand treffen. Sie wusste wohl vom Gedankenlesen von meinen finanziellen Schwierigkeiten und hatte vielleicht so etwas wie Schuldgefühle da es mich hart traf das sie nun mit Cremes-Verkaufen nichts mehr am Hut hatte. Auch hatte Sie sich wohl eine Lösung für mich ausgedacht die gut für sie und lukrativ für den Edelpuff im Kings Cross gewesen wäre.

Die Lösung meiner finanziellen Probleme kam dann auch ziemlich direkt als Vorschlag von Roseanne. Nachdem wir eines schönen Nachmittags am Bondi Beach im Pavilion Café saßen und unseren Cappuccino tranken erzählte sie mir von ihrer Arbeit in diesem Edelpuff in Sydney, Kings Cross.

Einer ihrer Lieblingskunden der auch regelmäßig kam war ein Richter vom Höheren Gericht. Anscheinend hatte dieser Herr immer das Bedürfnis sich zu verkleiden, manchmal als Frau mit Kleid incl. Schuhe mit hohen Absätzen, meistens jedoch wollte er sich als Hahn verkleiden. Ich fragte sie ob er wohl Rooster ist im chinesischen Horoskop (Rooster ist englisch für Hahn). Ich musste so lachen, wie sie so da saß und mir das alles so erzählte. Für sie hatte das alles eine Normalität, Männer, noch dazu Richter die sich als Hahn verkleideten und/oder als Frau und sich mit jungen Frauen vergnügten auf Teufel komm raus.

Für mich signalisierte das ganze ehe ein Fall von Seelen-Verkehrtheit, normal ist solch ein Verhalten ja nicht – aber was ist schon normal?

Es ist eben nunmal so das ein Mensch sehr viele Aspekte in seinem Energiefeld halten kann über die sich die wenigsten Menschen überhaupt bewußt sind. Es sind etherische Anhängsel aus vorhergegangen Leben in unserem Energiefeld und in unseren Chakren von denen man sich irgendwann einmal im Namen von Licht und Liebe trennen sollte.

Es gibt gewissen Meditationen und Therapeuten die soetwas anbieten. Hier in Australien fängt man an Kurse und Vorträge über etheric Hygiene anzubieten. Das ist eine Art etherische Hygiene die natürlich das Energiefeld und insbesondere den etherischen Körper und unser etheric Double betrifft. Ich denke diese Art von etherischer Reinigung und Hygiene ist eine wunderbare Therapy. Ich habe gehört das eine Frau von einer Katzenallergie geheilt war nach nur einer Aspekt-Meditations-Therapie.

Ja, für mich signalisierte dieses Verkeiden definitiv left-over Aspekte die ausgelebt wurden von diesem Richter in diesem Edelpuff und Rosanne musste ihm dann immer mit dem Verkleiden helfen, erst dann war er bereit für die Mädels die dort arbeiteten. Rosanne hat dafür dann immer hundert dollars Trinkgeld bekommen. Sie sagte mir das die Mädels die dort arbeiten noch viel, viel mehr Geld bekommen würden. Auch erhielten sie viele Geschenke, z. B. teure Parfums, Dessous, und manchmal auch Schmuck.

Zu dieser Zeit fragte ich mich wirklich oft was ist eigentlich normal und ob es ein gesundes bzw. akzeptables Maas an Un-Normalheit gibt?

Roseanne sagte mir das sie alleine in Trinkgeld in einer Woche in diesem Edelpuff mehr einnimmt als das was sie an Gehalt normalerweise in der Apotheke verdienen würde. Im gleichen Atemzug sagte sie mir das sie dachte es wäre vielleicht auch für mich interessant. Sie sagte immer wieder das ich dort auch ein Vermögen verdienen könnte und gegen die vielen Geschenke wäre ja auch nichts einzuwenden.

Geschenkt dachte ich mir, ist der Tod und sogar der kostet Geld. Ich guckte sie an um zu sehen ob sie das wirklich ernst meinte. Sie meinte es wirklich ernst. Sie sagte sie hätte auch schon mit der Besitzerin gesprochen und mich als neue Exklusive vorgeschlagen. Im Moment waren die auf der Suche nach neuen guten Frauen, die Sex Industrie in Sydney hatte wohl Hochsaison Mitte der 90er Jahre und in dieser Branche bleibt man sicherlich auch nicht gerade lange frisch. Es war die Zeit wo die Underbellies blühten und viel Geld in bestimmte Lokale floss. Die letzten Wochen in Terrigal am Strand hatten mir und meiner Figur sehr gut getan und natürlich sah ich zu dieser Zeit auch dementsprechend frisch, sexy und fit aus. Das war Roseanne natürlich auch nicht entgangen.

Als sie dann so nach einer Stunde aufstand und eiligst weg musste schrieb sie mir noch schnell das Datum und die Adresse von dem Edelpuff auf ein Stück Papier. Nächsten Mittwoch um vier Uhr nachmittags sollte ich kommen. Dann nämlich findet eine Versammlung statt, neue Frauen werden interviewed und die Damen die dort schon arbeiten könnte ich auch gleich alle kennenlernen. Nach dem Interview der neuen Damen gibt es eine hauseigene Besprechung wo so interne Dinge mit den Damen des Hauses besprochen werden. Sie sagte dann noch ich könnte mir das ja mal durch den Kopf gehen lassen, ich hätte ja nichts zu verlieren und könnte dann immer noch NEIN sagen. So ganz unverbindlich sollte ich einfach nur mal so in diese Welt reinschnüffeln.

Dann auf einmal spürte ich wieder diesen Hauch auf meiner Wange. Diesmal war es jedoch mit einer Kälte verbunden und ich kriegte sogar eine Gänsehaut. Ich wusste das hier Vorsicht angebracht war und das ich aufpassen musste. Es war einfach ein Gefühl was schwer zu beschreiben ist aber es war da. Ein Instinkt bzw. eine Intuition was mit Himmel und Hölle zu tun hatte, in diesem Moment mehr mit der Hölle, da nämlich wo man auch so ganz unverbindlich nicht so schnell wieder rauskommt. Und das mit dem *Du hast ja nichts zu verlieren* das glaubte sie wohl selbst nicht.

Fast eine Woche lang dachte ich nicht über dieses Treffen nach jedoch stapelten sich meine Rechnungen auch auf meinem Küchenschrank und wollten bezahlt werden. Ich hatte eine Vorliebe für Kreditkarten und eine war schon fast gesperrt. Es war ja auch so einfach damit Geld auszugeben, tanken, essen gehen, Bücher und ein paar schöne Sachen für das große Haus in dem ich nun wohnte kaufen, ein paar neue Schuhe und hier mal eine Miete bezahlen und schon war sie voll die gute Karte. Mein Sohn wünschte sich auch das ein und andere Nintendo Spiel, einen Gameboy und ein neues Lego Set und das war auch nicht gerade billig.

Tatsächlich setzte ich mich dann doch an diesem Mittwoch so gegen halb zwei in meinen knallroten Sportwagen, einem Mazda MX 6, und fuhr in Richtung Sydney. Den Zettel wo Roseanne mir die Adresse und das Datum des Treffens aufschrieb hatte ich noch, wenn er auch zerrissen in meinem Mülleimer im Büro lag. Irgendwas musste ich doch tun um meine Rechnungen zu bezahlen. Es dauerte auch nicht lange bis ich alle Stücke wieder zusammen geklebt hatte und schon konnte ich losfahren.

Ich war total nervös als ich dann tatsächlich um viertel vor vier im Kings Cross ankam und in der Nähe von diesem Edelpuff parkte. Ich hoffte das niemand auf der Straße mich sehen würde, ich wollte auf gar keinen Fall erkannt werden da ich ja keine von denen war. Von außen sah es aus wie ein ganz normales Haus im toskanischen Stil gebaut.

Sicherlich hätten die alle gedacht ich wäre eine die darin arbeitet. Zu dieser Zeit war es mir noch sehr wichtig was andere Menschen über mich denken. Heute ist mir das ehe egal, die Leute denken ja sowieso was sie denken wollen.

Noch nervöser wurde ich als ich dann viel zu feste und viel zu lange auf die Klingel draußen drückte. Roseanne sagte Hallo zu mir über deren Intercom System und kurz darauf schwang auch schon die große schwarze Türe auf. Meine Nervosität verschwand sofort als Roseanne auf mich zugelaufen kam, sie war voller Freude das ich mich doch dazu entschlossen hatte zu kommen. Es dauerte auch nicht lange bis ich der Besitzerin die Hand schütteln durfte.

Roseanne hatte mich wirklich in den schönsten Farben geschildert und offensichtlich war die Besitzerin auch nicht enttäuscht da sie mir sofort einen Kaffee anbot. Das ich drei Sprachen konnte war sicherlich auch von Vorteil. Die Besichtigung kurz danach einiger dieser total luxeriös eingerichteten Zimmer raubte mir fast den Atem. Es gab alles von echten Kristall Champagner Gläsern und gelben Plastik Enten auf dem riesengroßen Spa Bad, Bidets, Champagne Bars in jedem Zimmer, Gold Engel an den Wänden und ganze Decken mit Spiegeln behangen damit einem auch ja nichts entgeht.

Natürlich versuchte ich meine Nervosität nicht zu zeigen. Ich war noch nie in einem solchen Luxus Bordell und Rosanne hatte wohl der Besitzerin gesagt das ich sehr interessiert wäre dort zu arbeiten, ansonsten kommt man da ja auch nicht so ohne weiteres rein. Auch wäre eine private Führung mit der Herrin des Hauses für Außenstehende selbst überhaupt nicht möglich gewesen aber für Roseanne gehörte ich irgendwie schon zur Familie.

Sie projektierte das so ganz unverbindlich aber selbstverständlich aus sich heraus und in ihr Umfeld hinein wie sie es gerne hätte. Ich selbst wusste gar nicht ob ich zu dieser Zeit ernsthaft daran interessiert gewesen wäre oder ob ich nur neugierig war.

Ich wusste wohl auch das alles was mit Sex zu tun hat die meisten Menschen und die ganze Welt zu interessieren scheint. Es war doch sehr amüsant über Richter zu lesen die sich als Hahn verkleiden oder als Frau mitsamt langer schwarzer Handschuhe, Perrücke, Parfum, Schuhe mit hohen Absätzen und Handtasche. Natürlich durften Schmuck, BH und Unterhöschen auch nicht fehlen und das Unterhöschen war immer rot, wahrscheinlich damit es die Libido anregt weil rote Höschen tun dies eben. Für Roseanne gab es immer jede Menge zu organisieren bis manche Typen erstmal so richtig auf Liebestouren kamen. Make Up, Puder, Nagellack und falsche Wimpern gehörten auch dazu.

Roseanne hatte eines schon von früh an gelernt. Sie holte sich aus dem Leben heraus was sie brauchte, egal wie. Mit Sicherheit hätte sie und ihr Verlobter das gemeinsame Haus in vier bis sechs Jahren abbezahlt. Ein Ziel, wo die meisten ihr Leben lang jeden Tag 6 Tage die Woche schwer für arbeiten gehen müssten und dann dauerte es fast 30 Jahre bis das Haus abbezahlt war, wenn nichts Unvorhergesehenes dazwischenkommt. Sie machte und passte ihre Energie dem Umfeld und den Menschen die in ihrem Umfeld waren total an und machte es ihre Welt wenn dies rentabel für sie war.

Das hatte ich so gespürt wie sie das versuchte auch mit mir zu machen. Deswegen konnte sie auch so gut verkaufen. Mit so einem Talent endet man auch nicht mit vollen Kreditkarten oder als Bettler verkleidet auf der Straße.

Was ich nicht so genau wusste war wo ihre Seele dabei geblieben ist. Was ich auf jeden Fall wusste ist das sie es wirklich nur gut mit mir meinte, und da ich ihr so vertraulich war schloss sie mich einfach in ihr Energiefeld und in ihren Wünschen für mich mit ein.

Sie wollte das ich mir auch all diese Dinge leisten könnte, vielleicht sogar das schöne Haus kaufen welches ich in Terrigal nun gemietet hatte da ich ihr so oft erzählte wie glücklich ich dort war. Das sollte 1995 schon stolze $ 400.000+ kosten. Sie wollte nur das es mir und meinem Kind gutgeht. Dieses Gutgehen hatte zwei total verschiedene Bedeutungen. Was ich unter Gutgehen verstand war für sie ganz was anderes. Mein Gutgehen bezog sich mehr auf heile Welt, herauszufinden was Gott ist, mit der Natur in Einklang zu leben, Yoga zu lernen usw. Ihr Gutgehen belief sich nur auf Sachen und Dinge die mit Guthaben zu erlangen waren und mit Sex – umso mehr, umso besser. Es waren Welten die einfach nicht zusammen passten. Geld fällt ja nicht nur so vom Himmel sagte sie mir einmal, damit hatte sie wohl auch recht.

Wie ich erst ein paar Wochen später herausfand war es anscheinend auch eine Welt in der mein Marco ebenfalls zu Hause war ohne das ich eine Ahnung davon hatte. Ich konnte mir diese Welt für mich beim besten Willen nicht vorstellen. Für mich war es eine falsche Welt, eine Welt mit einer falschen Realität und falschen Werten. Das konnte ich denen aber nicht sagen sonst hätten die mich ja sofort wieder rausgeschmissen.

Ich war nun viel zu neugierig auf mehr Informationen über diese andere für mich zumindest falsche Welt. Als ich dann mit Roseanne in das große Zimmer eintrat wo die ganzen Mädchen alle schon versammelt saßen und auf die Besitzerin wartete habe ich mir diese 23 Mädels alle mal in Ruhe so ganz genau angeguckt. Diese Mädchen verkauften ihren Körper täglich, fast stündlich für Geld, schliefen ständig mit anderen Männern Wie müssen die sich fühlen?

Wie sieht es in den Seelen dieser zum teil noch sehr jungen Mädchen aus? Auf einmal kam so ein Leidensgefühl über mich wie ich es schon lange nicht mehr hatte.

Ich musste an die Mütter und Väter dieser Mädchen denken. Ob sie wohl wussten was ihre Töchter so treiben in Sydney. Sie taten mir leid, die Seelen dieser Mädchen taten mir leid, deren Eltern taten mir leid und in diesem Moment tat ich mir auch leid weil ich als Außenseiterin dabei saß und da eigentlich ja gar nichts verloren hatte. Ich kam mir vor wie eine die in deren geheime Welt eingedrungen ist und diese belauscht und beurteilt hat. Dann tat mir auch die ganze Welt leid weil ich verstand das es solche Puffs an jeder Ecke gibt und die ganzen Männer die dahingingen taten mir auch leid.

Für mich war das alles ein leidiger Zustand so mit dem Sex so umzugehen und ohne Liebe zu leben und zu lieben. Aber dieses Lieben, dieser Sex für Geld hatte ja nichts mit Liebe zu tun, überhaupt nichts, es war nur wegen dem Geld und dem Sex. Es war eine Welt so weit ab vom Paradies oder vom Nirvana wo ich hinwollte. Hier in diesem Puff abzustürzen war für mich überhaupt keine Alternative. Da würde ich mich lieber als Bettlerin an die Straßenseite setzen.

Dazu kam es Gott sei Dank nicht. Wie ich später verstand war dies wiedermal ein Test von oben, einer von vielen die so im Laufe des Lebens kommen um zu sehen wie weit wir sind mit unserer Seelenentwicklung. Ich hatte diesen Test wohl bestanden.

Von den 23 Mädchen die dort im Zimmer waren, war nur eine ungewöhnlich schön und besaß noch ihr frisches Aussehen. Sie war auch die Neue über die sich viele der anderen Damen des Hauses aufregten da diese immer die guten Kunden kriegt.

Sie trug eben noch ihr unschuldiges, frisches und reines Gesicht, sie hatte sogar etwas Engelhaftes an sich und war natürlich noch sehr gefragt. Sie war 22 Jahre jung und Rosanne offenbarte mir später das dieses Mädchen die tausend Dollar-plus pro Nacht verdienen würde.

Freitags hatte sie immer ihren eigenen Chauffeur und Bodyguard um ganz reiche Typen in Sydney in deren teuren Häusern zu versorgen. Das dieser Chaffeur und Bodyguard nun mein Marco war fand ich auch erst viel später heraus. Roseanne war wirklich einmalig, sie teilte mir dies mit weil sie meinen Marco mal kurz kennengelernt hatte als wir im Bourbon & Beefsteak einen Lobstersalad zu uns nahmen. Nun wusste ich endlich auch warum Marco Freitags nie Zeit für mich hatte.

Ihre Tage mit dem unschuldigen und reinen Gesicht sind wohl auch gezählt. Das Geld welches sie dort verdient hat definitiv Teufelchen komm raus auf der unteren Ecke stehen, in ganz klein gedruckt, so das man es fast nicht sehen kann, jedenfalls nicht auf den ersten Blick und nicht ohne Vergrösserungsglas oder Brille.

Aber wer guckt schon so genau auf die schönen zu der Zeit grauen hundert Dollar Scheine? Dabei sollte man gucken weil Geldscheine haben auch Beine und wenn man sie nicht ehrwürdig verdient hat laufen diese hässlichen Beine einem ewig und jahrelang hinterher. Sie werden dich jagen und plagen weil so ist es eben mit dem Karma und dazu musste ich nicht Einstein sein um dies zu verstehen. Und in diesem Milieu sind Drogen ja auch nicht weit entfernt. Es war nur eine Frage der Zeit wenn diese Neue eine der Alten wird und anfangen würde sich über die nächste Neue zu beschweren, so wie dies nun all ihre Kolleginnen taten. Diese Welt hatte, für mich jedenfalls, nur kurze und hässliche Beine und da konnten die Geldscheine auch nichts dran ändern, für mich jedenfalls nicht.

Was ich natürlich gut fand waren die Informationen über die Erkennung von vielen verschiedenen Geschlechtskrankheiten und was zu tun wäre sollte man diese entdecken. In jedem Zimmer gab es auch Vergrösserungsgläser weil auf Nummer sicher gehen musste man unbedingt. Dies war immerhin ein teurer Luxus Puff und Reinheit setzte man eben voraus, schon gar bei denen die ohne Kondom wollten.

Auch wurde besprochen was man definitiv sexuell nicht machen durfte. Mann durfte keine Drogen nehmen und selbst nicht zu viel von dem teuren Champagner trinken, am besten heimlich ins Badewasser spucken oder in den beiliegenden Blumentopf, jedoch sollte man immer ordentlich bestellen damit am Ende fürs Haus auch eine saftige Rechnung dabei herausspringt. Greek Style hanky panky war 100 % verboten und so war das Küssen natürlich auch verboten weil Küssen gehörte wohl zur Liebe und die war hier definitiv nirgendswo zu finden.

Ironischerweise wollten die meisten Männer wohl den Greek Style hanky panky und die waren dafür auch bereit viel mehr Geld extra zu zahlen an die Mädchen direkt. Manche der Mädchen machten das dann auch aber wenn das herauskam wurden diese auf der Stelle gefeuert. Es war schließlich ein ehrenwürdiges Haus wo es Sex nach der Minute gab. Ich war heilfroh als ich da endlich wieder draussen war.

Ganz in der Nähe von diesem Puff war eines von Marco‘s Lieblings-Restaurants wo er mir öfters einen Hummer Salat kaufte, das Bourbon & Beefsteak. Da musste ich nun unbedingt hin, ich brauchte was zum Essen und einen Margarita. Als ich mich dann von Roseanne verabschiedete sagte ich ihr nur das ich sie anrufen würde Ich habe mich nie wieder bei ihr gemeldet.

Ich hoffte das noch genug Platz war auf meiner Kreditkarte um einen Hummersalat und einen Margarita zu kaufen ehe ich meine Rückweise nach Terrigal in meinem roten Sportwagen antreten würde. Meine Zukunft machte mir schon Sorgen und immerhin musste ich mich ja auch um meinen Sohn kümmern. Der sollte ein schönes Dach überm Kopf haben und es sollte ihm und mir ja auch an nichts fehlen.

Ich kam mir sowas von Mutter-Seelen-alleine vor als ich da im Bourbon & Beefsteak saß und all die Plätze sah auf denen ich vor ein paar Monate noch mit Marco saß, da wo wir noch so total verliebt und glücklich miteinander waren. Er legte immer seine Hand auf meine Oberschenkel, drückte ab und zu mal oder er hatte seine Hand auf meiner Hand oder an meinem Arm. Immer war irgendeine Berührung da, damals als ich noch meinen Freund Marco hatte.

Das Leben und die Liebe insbesonders hatte doch auch sehr viele Schattenseiten, so wie alles im Leben ein Licht und somit auch einen Schatten hat. Das war wohl auch so ein Naturgesetz und auf diesem Naturgesetz stand wohl das Liebe und Hass genauso eng beieinander liegen wie die Hölle und der Himmel. Das wurde mir ganz bewusst, da im Kings Cross beim ersten Bissen in den leckeren Hummersalat und nach dem zweiten Schluck vom Margarita.

Mir war meine große Liebe Marco von Ungarn mit den schönen schwarzen Haaren vor ein paar Monaten davongelaufen wegen einer Anderen und ich war gerade von dieser Hölle weggelaufen. Mein Hummersalat und der Margarita schmeckten einfach paradiesisch und ich freute mich darauf nach Terrigal in meine heile Welt mit meinem Sohn und den Pelikanen zurückkehren zu dürfen.

Mein Sohn schlief dann auch schon als ich so gegen halb zehn wieder zu Hause war. Ich starrte dann noch eine zeitlang auf die Sterne und Sonnen die an der Wand in seinem Zimmer leuchteten und irgendwie wusste ich das ich mir keine Sorgen machen musste. Ich musste nur stark sein und auf meinem eigenen Weg bleiben.

Der Babysitter wurde bezahlt und ich konnte mich dann endlich auch in mein Bett legen. Ich habe mir durch mein Fenster im Dach noch den schönen Sternenhimmel angucken können. Eine halbe Stunde lang betete ich noch und fragte nach dem blauen Schutzmantel vom Erzengel Michael.

Als ich dann am nächsten Morgen von dem Lachen der australischen Kookaburra Vögeln aufwachte war meine Welt wieder in Ordnung bis mir dann einfiel das ich nur noch dreihundert Dollars auf meinem Firmenkonto hatte und auch so schnell nichts mehr hereinkommen würde. Das ich schon bald meinen Kölner Prinze Charmant kennenlernen würde davon wussten die Engelchen wohl nur und vielleicht der liebe Gott. Vielleicht hatten sie ja mein Gebet schon erhört.

Elftes Kapitel:

Prinze Charmant, der Atem Gottes und gelbe Menschen

Als ich dann am nächsten Morgen aufwachte, vom Lachen der Kookaaburra's und den vielen bunten Rosellas die bei mir am Balkon sassen, kam mein Sohn auch schon in mein Schlafzimmer gelaufen und rüttelte mich wach mit den Worten *Mumm, get up* (Mama steh auf) es ist schon halb acht. Mir kam der gestrige Tag im Puff sofort wieder in Erinnerung. Gott sei Dank war ich weit weg von Roseanne und vom Kings Cross und ich fühlte mich hier in dem schönen Terrigal wie auf einem anderen Planeten.

Ich konnte es kaum erwarten an den Strand zu gehen, die frische Meeresluft einzuatmen und Flugzeug mit meinem Sohn zu spielen. Hiezu packte ich eines seiner kleinen Beinchen und ein Arm und schwang ihn wie ein Flugzeug im Kreis um mich rum – rauf und wieder runter. Das mochte er am liebsten. Danach zog ich ihn dann auf einem Surfboard liegend am Beach hinter mir her durch den nassen Sand. Dies waren die guten Zeiten die wir zusammen verbrachten. Vielleicht waren es diese schönen Erinnerungen die mir viele Jahre später die Kraft gaben den Kampf um meinen Sohn nie aufzugeben um ihn aus der Drogenhölle zurückzuholen.

Leider wurde mir auch sofort klar das ich nur noch 300 Dollar auf meinem Konto hatte und die Sache mit dem Puff und Roseanne keine Alternative war. Ich nahm mir vor von diesem Geld nach Melbourne zu fliegen zum Oktoberfest. Der Plan war dort so viel von meinen importierten Cremes wie möglich an die Deutschen zu verkaufen damit meine Kasse wieder fließen würde. In dieser Nacht betete ich wieder zum lieben Gott, auch bat ich meine Engel um Hilfe.

Ich wollte doch nicht mit Rosanne und den Mädels im Puff enden, ich brauchte aber ganz dringend Geld zum Überleben. Die Miete wird in Australien wöchentlich bezahlt und das ging mir ganz schön auf die Nerven. Mit den 250 Dollar Miete pro Woche für das Haus hatte ich mich auch etwas übernommen, brauchte jedoch dieses Haus und Terrigal nach dem Absturz mit meinem Marco um meine Seele zu retten. Das Geld, da war ich mir sicher, wird schon irgendwie kommen. Meine Seele und das Wohlbefinden meines Sohnes waren mir das Wichtigste auf der Welt.

Ich hätte gerne zu einer Gruppe von netten Frauen dazugehört, Freundinnen oder Arbeitskolleginnen jedoch sollte dies nicht gerade ein Puff sein. Ich wollte Geld verdienen, jedoch nicht gerade mit Sex und ich wollte Sex, jedoch nicht gerade von unbekannten Freiern die dafür bezahlen würden. Es hätte alle meine finanziellen Probleme gelöst aber es war ein schlechter Tausch. Das wußte ich. Heute ist mir klar das dies ein Test von oben war weil wir öfters getestet werden, vom Teufel und von Gott. Es sind so Art Eintrittskarten für die höher gelegenen Chakren.

Ich denke ich hatte meinen Test bestanden und erhielt eine neue Eintrittskarte. Der Teufel hatte keine Kraft mehr über mich und die Versuchung auch nicht. Temptation will always be there, (Die Versuchung wird immer da sein) sagt es schon in der Bibel. Die Versuchung ist immer und an jeder Ecke. Man muss einfach lernen stark zu sein im Leben, und das Wort NEIN ist auch ein Wort das man unbedingt groß schreiben sollte. Das gilt natürlich auch wenn man Drogen oder andere Angebote vom Teufel bekommt.

… und führe mich nicht in Versuchung … und so betete ich wieder … es gibt immer Alternativen, wir müssen sie nur finden bzw. Gott bitten uns zu helfen diese selbst zu entdecken.

God works in many ways. Gott arbeitet durch viele Wege. Ich brauchte unbedingt Hilfe und konnte nicht ahnen das für mich bald schon die Funkenmariechen wieder tanzen würden, in einer staubigen Halle in Melbourne die aussah wie ein Kuhstall. Diesmal hatte Gott auch schon einen Kölner Prinzen für mich ausgesucht. Er war schon im Anmarsch um mir zu helfen, mein Kölner Prinze Charming.

Von meinem letzten Geld kaufte ich mir dann ein Ticket nach Melbourne um dort auf dem Oktoberfest meine Cremes zu verkaufen. Ich hatte kein Geld mehr für ein Hotel und rief einen Freund an, James, der sich Gott sei Dank bereit erklärte mich im Wohnzimmer schlafen zu lassen. Mein Sohn war bei seinem Vater untergebracht für ein paar Tage und ich hoffte mit ca. $ 4.000,-- ca. drei Tage später wieder in Terrigal aufzutauchen. Ich hatte schon einige Oktoberfest Promotion in Sydney gemacht und dort jedes mal ziemlich gut verkauft. Jedenfalls waren $ 4.000,- eine realistische Vorstellung und damals in 1995 war das noch sehr viel Geld für mich.

Meistens kamen danach monatelang auch noch jede Menge schriftliche und telefonische Bestellungen und Anfragen ins Haus und neue Bestellungen von alten Kundinnen. Es hatte sich für mich immer gelohnt eine Oktoberfest Promotion zu machen und mir machte diese Arbeit Spaß. Man lernte sehr viele Menschen kennen und ich redete mir den Mund fusselig über die tollen Cremes von Deutschland. Die meisten deutschen Frauen kannten diese Creme jedoch schon und kauften sie ohne das ich überhaupt groß was reden musste. Das war natürlich das beste.

An diesem Abend noch rief ich James an und fragte ihn ob er mich vom Flughafen abholen könnte. Ich hatte James mal vor Jahren auf einem Club Med Urlaub in Phuket, Thailand, kennengelernt.

Er kam von Malaysia und lebte jahrelang in Nord Sydney wo wir öfters zusammen schwimmen gegangen sind und zum Essen. Er war sehr nett und ich mochte ihn sehr aber er mochte mich wohl mehr und anders und deswegen ist unsere Freundschaft letztendlich auch gescheitert. Leider passierte mir das mit den Männern öfters. Am besten kam ich zu dieser Zeit mit schwulen Männern zurecht weil die mich in Ruhe ließen.

Als ich in Melbourne landete sah ich James auch schon von weitem als ich die Rolltreppe herunterkam. James wartete schon auf mich, er telefonierte jedoch gerade auf seinem Handy. Er half mir mit meinem Gepäck, was nicht viel war für die drei Tage, und wir fuhren dann in seinem Auto mit der kalten Airkondition nach Melbourne rein.

James musste sich auf den vielen Verkehr konzentrieren. Ich guckte in so manche Häuser rein und stellte mir vor wie glückliche Familien gerade schön gemütlich am Tisch sitzen und zu Abend essen würden, Dinner ist die Hauptmahlzeit in Australien. Man ißt hier abends immer warm weil tagsüber hat man ja auf der Arbeit zu tun. Ich dachte daran wie viele Mütter ihren Kindern gerade ein Buch vorlesen würden, mit ihnen spielten und wie viele Paare sich auf einen gemütlichen Abend vorbereiten würden. Für die nächsten drei Abende hätte ich keinerlei dieser Freuden, so dachte ich jedenfalls, aber dann kam doch alles ganz, ganz anders. So kommt es oft doch ganz anders im Leben als wie man es plant.

Ich fragte mich auch ob die meisten Leute glücklich und zufrieden mit ihrem Leben waren. Ich wußte das auch das Glück eine Kehrseite hat, zu jedem Lachen gibt es auch eine Träne. Das scheint wohl auch so ein Naturgesetz zu sein, im englischen nennt man es *the Law of Equivalance*, alles, Gutes und Schlechtes scheint in gleichen Teilen (equal) verteilt zu werden, ohne Rücksicht auf Verlust.

Auf einmal war dieser Schwermut wieder da und die finanziellen Sorgen hüllten mich ein wie ein dicker dunkler Nebel. Wie sollte ich die nächsten Mieten bezahlen? Ich hatte immer von einem schönen Familienleben mit einem netten Ehemann und Kindern geträumt, aber meine Ehe mit meinem neuseeländischen Mann hat auch nur ca. sieben Jahre gehalten (das verflixte siebte Jahr, was hatte es nur damit auf sich?)

Kurz danach dann meine unglückliche Affäre mit Marco, die auch nur über ein Jahr verlief. James warf mir einen Blick zu, er spürte wohl die Veränderung in mir und fragte ob alles ok ist. Ich erzählte James von der Trennung mit Marco und das ich etwas traurig war weil meine Hoffnung auf ein harmonisches Familienleben wieder einmal nicht in Erfüllung gegangen ist, er jedoch sagte nur

Don't worry, wenn Du es auch momentan nicht verstehen kannst, was passiert geschieht immer aus einem guten Grund, vielleicht ein universeller Grund und den kann man manchmal in dem Moment gar nicht verstehen. Aber eines ist ganz sicher sagte er, wenn Gott eine Türe schließt dann öffnet er auch immer andere, neue Türen..

Dies war ein kleiner Trost und gab mir neue Hoffnung das vielleicht mein Gott auch eine neue Türe für mich öffnen würde. Was für ein großes Stück Wahrheit und Weisheit in diesen zwei Sätzen doch enthalten war. Natürlich hatte James damit auch vollkommen recht. Alles passiert irgendwie aus einem guten Grund und wenn wir Glück haben werden wir es morgen oder übermorgen erkennen, es kann jedoch viele Jahre dauern bis wir das Verstehen lernen. Auf eine Art und Weise die ich damals noch nicht verstand lösten sich die Beziehungen und Freundschaften die mir nicht länger dienen würden auf und wurden ersetzt durch neue. Jedesmal war es mit Lektionen verbunden die ich noch zu lernen hatte.

Als wir dann endlich in der Wohnung von James waren machten wir uns noch einen Drink. Kurz danach machte James mir ein Bett im Wohnzimmer auf der Couch. Ich war hundemüde und musste morgen früh raus um das Oktoberfest in Melbourne zu organisieren. Ich hatte ja überhaupt noch nichts gebucht und bin einfach so vom Gefühl her auf und davon.

Den Rest sehen wir dann schon war meine Einstellung und bald danach schlief ich auch schon auf der Couch ein. Gott sei Dank schlief ich auch wunderbar und so machte ich mich dann am nächsten Morgen auf die Suche nach dem Royal Showground wo das Oktoberfest stattfinden sollte. James war schon auf der Arbeit und hatte mir einen Schlüssel hingelegt. Vielleicht hatten Gott und die Engel ja auch Ohren weil deren Hauch und Arme kannte ich ja schon.

Es dauerte dann auch nicht allzu lange bis ich auf dem Royal Showground ankam. Die Verkehrsverbindungen in Melbourne sind durch die vielen Trams fantastisch und es macht Spaß mit diesen zu fahren. Im Büro erkundigte ich mich erstmal mit welcher Person ich über einen Stand reden könnte. Die beschrieben mir dann einen Mann mit Schneutzer der Uwe hieße und in dem hinteren Zelt zu finden wäre. So habe ich mich dann auf die Suche nach Uwe mit dem Schneutzer gemacht.

Ziemlich schnell entdeckte ich ihn dann auch in der hinteren Ecke vom Bierzelt. Durch seinen Schneuzer war er einfach auch nicht zu übersehen und irgendwie sah er auch echt Kölsch aus. Ich bin direkt auf ihn zugelaufen und fragte ihn ob ich einen Tisch und einen Platz für den Verkauf meiner Cremes in seinem Zelt bekommen könnte. Nachdem er mir sagte das dieser Stand $200.00 kosten würde für die 3 Tage gab er mir die Erlaubnis am Ende zu bezahlen. Ich offenbarte ihm das ich dieses Geld nicht vorab bezahlen könnte.

Kölner haben immer irgendwie ein gutes Herz oder wie man so schön sagt das Herz auf dem richtigen Fleck. Er war wie ich von Köln und er war mir von Anfang an sehr sympathisch. Ein Kölner, natürlich war er mir sympathisch. Ne kölsche jeck in Melbourne, Mensch dat war doch wat... da konnte ja gar nichts mehr schiefgehen. Ich fühlte mich hier sofort zugehörig und spürte das auch in meinem ersten Chakra.

Alles hatte ja prima geklappt dachte ich mir nachdem der Stand organisiert und ein Kölner in der Nähe war, da kann ja eigentlich nun nichts mehr schiefgehen. Auf einmal war ich total gutgelaunter Dinge. Ich verbrachte den Tag damit mir Melbourne anzuschauen und auf dem Heimweg am Abend bin ich in eine Kneipe auf ein Bier und es war ganz toll. Die Melbourner waren ja so nett und freundlich und seitdem wollte ich immer dort mal leben, zumindest für eine Zeitlang. Vielleicht ergab sich ja mal eine Gelegenheit nach Melbourne zu ziehen oder öfters mal hinzufahren.

Sobald ich diesen Gedanken hatte schien das Universum zuzuhören weil diese Gelegenheit nach Melbourne zu reisen war schon in den Sternen für mich. Oder konnte es sein das das Universum mir zuhörte und mir meine Wünsche von nunan erfüllte, praktisch von der Minute an wo ich an sie dachte?

Am nächsten Tag bin ich dann so gegen 12.00 Uhr zum Royal Showground gefahren um das Oktoberfest beginnen zu lassen und mein Geld mit den Cremes zu verdienen. Mein Sohn wünschte sich was von Lego und ich musste unbedingt Geld mit nach Hause bringen. Ich machte meinen Stand schön, es waren auch viele Leute dort aber es war ganz anders als in Sydney. Keiner kaufte mir eine Creme ab, es war fast peinlich und natürlich sehr frustrierend. Ich redete mir den Mund fusselig aber keiner kaufte was. Es war wie verhext.

Dann kommt auf einmal der Uwe an meinen Stand mit einem anderen, etwas älteren Mann von kürzerer, leicht untersetzter Statur, Moustache und einem runden, freundlich netten Gesicht mit freundlichen Augen. Er war mir sofort sympathisch. Uwe stellte mir seinen Bruder als Benno vor und der war natürlich auch ein Kölner. Irgendwie machten die beiden einen Eindruck von Tünnes und Schäl. Der dickere sah intelligenter aus als der lange, größere Bruder mit dem Schneutzer. Wie ich die beiden so bemusterte bemerkte ich wie Benno mich bemusterte und dann sagte,

Hey, ich kenne Dich doch, bist Du nicht die Frau mit dem roten Auto die in Sydney auf meinem Parkplatz neben meinem Bierzelt geparkt hat?

Ich wäre ja fast im Erdboden versunken. Jetzt erinnerte ich mich auch warum er mir sofort bekannt vorkam. Das Oktoberfest in Sydney letzten Monat. Da schrie dieser Typ mich an als ich nur zum Entladen meiner Kosmetikprodukte auf dem ihm zugeteilten Parkplatz neben seinem Bierzelt parkte. Er wollte das ich sofort wieder wegfahre und woanders parkte, dazu hatte ich jedoch überhaupt keine Lust oder Zeit weil man dann ewig weit laufen musste.

So sagte ich ihm nur das er sich nicht so aufregen solle und das ich nur kurz hier parken würde um meine Ware hier abzuladen. Dann war er ruhig, nickte mit seinem Kopf und lief wieder in sein Bierzelt zurück. Mir kam der Benno in Sydney als er mich wegen dem Parken anschrie eingebildet und arrogant vor. Man kann das ja auch nett sagen, oder?

Aber erste Eindrücke sind auch nicht immer das was sie zu sein scheinen. Ich habe das Gefühl das es eine Upside-Down Mode gibt im Leben, also dies bedeutet das alles was gut oder super anfängt oft in Disaster und Chaos ended und im Gegensatz dazu können Dinge und Ereignisse die nicht gut angefangen haben ein gutes und glückliches Ende nehmen.

Das hatte auch irgendwas mit Energien und Dynamiken zu tun und was sich wie magnetisch anzieht. In der Tat ist es teilweise garnicht mit gesundem Menschenverstand zu vestehen was wir bzw. unsere Seele und unsere Aura teilweise für uns anzieht. All dies geschieht natürlich aus einem sehr guten Grund aber den muss man auch ersteinmal für sich selbst herausfinden. Das ist garnicht so einfach, es sei denn man hat Hilfe und/oder weiss wo die Blaue Perle zu finden ist und wie man diese nutzen kann im Leben.

Es ist in der Tat so das diese Dynamiken die Gott sich diesmal für uns ausgesucht hat, zumindest auf den ersten Blick, überhaupt keinen Sinn machen eben weil sie sich immer öfters in umgekehrter, manchmal sogar ärgerlichen Weise offenbaren. Im englischen nennt man dies *das paradoxe Geheimnis der Kreation* (the divine paradox of Creation). Also alles was gut anfängt hat oft ein schlechtes Ende und vice versa. Mein vice versa stand mir gerade gegenüber. Unser erstes Treffen war ja nicht so gut, da konnte nun nur was besseres dabei herauskommen und so war es auch. Das muss man auch erstmal wissen und erkennen können. Noch so ein Naturgesetz das man kennen sollte.

Nachdem wir Uwe dann sagten das wir uns schon kannten und wie wir uns kurz kennengelernt hatten auf dem Oktoberfest vor ein paar Wochen in Sydney lachte dieser nur und sagte *na ja, dann ist ja alles gut*. Ich hatte danach das Gefühl das Benno die nächste Stunde ständig ein Auge auf mich geworfen hatte. Er kam auch öfters mal an meinen Stand und fragte wie es mit dem Verkauf der Cremes dann so vor sich ging. Ich sagte ihm das ich noch keine Creme verkauft habe woraufhin er mir sofort 6 Cremes abkaufte und mit seiner Kreditkarte bezahlte. Das fand ich natürlich super. Damit war meine Miete für den Stand schon mal gesichert weil eine Creme von mir damals immerhin auch schon $ 40.00 kostete.

Dann verschwand Benno erstmal wieder mitsamt seiner Cremes. Ich fragte mich ob er einige Freundinnen oder mehrere Schwestern hatte die er mit den bei mir gekauften Cremes aus Deutschland beglücken würde. Vielleicht würde er sie ja sogar selbst benützen. Ich stand dann eine weitere Stunde ohne was zu verkaufen am Stand jedoch sah ich von weitem wie Benno schon wieder in meine Richtung kam, diesmal mit einem Stück Kuchen und einem Cappuccino. Das hatte er sich vom Stand des anderen Bruders geholt, der nämlich war Bäcker. Wirklich eine total geschäftstüchtige Familie dachte ich noch so.

Benno sagte ich müsse auch mal eine Pause einlegen und er stellte das Stück Kuchen mitsamt dem Cappuccino vor mich. Drei Brüder aus Köln, super, sogar ein Bäcker dabei. Mein Herz schlug wieder ein paar Noten höher. Ich fand diesen Benno unheimlich nett, es passiert ja auch nicht alle Tage das jemand sich so bemüht nett zu sein. Mein Ex und Marco hatten diesbezüglich eigentlich eher schlechte Manieren. Die wollten alles und gaben wenig. Bei Benno war das ganz anders, das spürte ich sofort. Endlich mal ein Mann der auch geben konnte.

In meiner Pause leistete mir Benno natürlich Gesellschaft und redete viel. Ich bemerkte das er etwas nervös war und ein Lispeln hatte welches ich süß fand. Dieser Mann hatte etwas ganz sympathisches, eine ungewöhnliche Stärke und eine Sensibilität die ich sehr mochte. Er stand dann kurz auf, ging rüber an einen Stand der Lebkuchenherzen verkaufte und kam zurück mit einem riesengroßen Lebkuchenherz wo *Süßer Teufel* draufstand, dieses hing er mir einfach um den Hals, er sagte nur *das passt schon.* Da musste ich dann doch lachen, er ging dann auch sofort wieder weg, kam jedoch so jede Stunde vorbei um zu sehen ob ich irgendwas haben wollte (Kaffee, Limo, Unterhaltung oder sonst irgendwas).

Ich sagte ihm ich bräuchte ein paar Kunden. Er sagte das man die Leute ja nicht zwingen kann was zu kaufen und schlug vor ich könnte an der Schnapsbar aushelfen, würde auch gut dafür bezahlt kriegen und müsste nicht die $ 200.00 für den Stand aufbringen.

Ich packte meine restlichen Cremes ein und bin dann auch ziemlich sofort an die Schnapsbar gegangen wo ich auch dringend gebraucht wurde. Von den bis jetzt ca. acht verkauften Cremes hatte ich ca. $ 300.00 in der Tasche (davon $ 240.00 Kreditkarten Voucher vom Benno) also sowieso nicht genug cash um den Stand cash zu bezahlen. Es war ca. sieben Uhr und die Aussies waren schon auf den Schnaps-Geschmack gekommen. Ich konnte gar nicht so schnell verkaufen und kassieren wie die den Schnaps tranken. Vielleicht hätte ich auch Alkohol importieren sollen so wie Benno, ich denke das Geschäft mit dem Alkohol war gut für die Kölner.

Ich war eigentlich viel zu chic angezogen um hinter der Schnapsbar zu stehen. In meiner beigefarbenen, hautengen Reiterhose mit den berühmten australischen braunen William-Boots, einem hautengen Top und sportlich elegantem schwarzen Blazer sah ich eigentlich mehr aus wie ein Jockey um am nächsten Pferderennen teilzunehmen. Zu der Zeit war ich auch wunderbar schlank durch das viele Spazierengehen am Terrigal Strand und das viele Schwimmen. Das entging natürlich den Augen von Benno auch nicht. Uwe guckte auch oft in meine Richtung. Ich fand das alles ganz lustig.

Wahrscheinlich guckte Uwe das ich kein Geld von der Schnappsbar für mich wegsteckte. Wie ich später erfuhr war er immerhin verheiratet mit einer Ex-Sportlerin. Diese war irgendwann einmal aus einem kommunistischen Land entflohen.

Die Umtata Band spielte und auf einmal holte Benno mich von der Bar weg damit ich einen Tanz angucken konnte der gerade aufgeführt wurde. Es war irgendwas mit Funkemariechen und ich hatte fast Tränen in den Augen. Ich sagte Benno dass es immer mein Traum war einmal im Leben nur Funkemariechen zu sein und im Kölner Karneval mitzufahren auf einem der großen Wagen und Sträußchen, Kamelle und Küßchen den Leuten zuzuwerfen. Das muß doch super sein.

Vielleicht geht dieser Traum auch irgendwann mal in Erfüllung und ich brause auf einem Wagen am Kölner Dom vorbei als Funkemariechen. Ach, das stelle ich mir toll vor. Köln ist schon etwas ganz besonderes und irgendwie könnte ich mir vorstellen dort auch wieder zu leben.

In dem Moment guckte Benno mich ganz lieb an und sagte in Kölsch *Du bist auch so ein Funkemariechen* und ich wußte das ich wieder eine Stufe höher war auf der Leiter des Glückes und des Schicksals. Ich verstand nun auch was James meinte, das Benno meine neue, offene Tür war, die die Gott nun für mich geöffnet hatte. Mir war auch klar das Gott sich auch immer durch andere Menschen zeigt.

Als ich dann wieder hinter der Schnapsbar stand ging es dort ganz schön stürmisch zu. Die betrunkenen Aussies versuchten uns Barmädels anzumachen auf nicht gerade die feinste Art und Weise. Sie nannten uns die Fräuleins aber Benno war immer sofort da und hat die Jungs, die zu viel Trubel machten, durch Security abholen lassen, dann hatten wir wieder unsere Ruhe bis die nächsten angesoffenen Trouble-maker auftauchten. Leider dauerte das mit dem Trinken dauerte nie allzulange da der deutsche Schnaps es ganz schön in sich hat.

Junge Menschen und Alkohol ist leider auch keine gute Mischung. In letzter Zeit starben viele weil man sich einfach prügelt. Gerade im Kings Cross war es eine Zeitlang ganz schlimm. Es ist ein großes Problem mit dem Alkohol und alle Jugendlichen sollten Kurse in verantwortungsvollem Trinken und Handeln machen. Aber man kann im Grunde genommen ja keinen alten Kopf auf einen jungen Menschen setzen, oder?

Natürlich fiel mir auch diese Frau auf die zu jeder Stunde an die Bar kam mit einem unauffälligen Beutel und hat das ganze Geld von all den Bier- und Schnapsbars eingesammelt. Ich dachte mir die muss ganz schön aufpassen weil teilweise muss da jede Menge Geld dringewesen sein.

Ich hätte mir gewünscht auch mal so ein Moneybag mit nach Hause nehmen zu können. Von dort an gab ich dieser Dame den Namen Mrs Moneybags. Dieser Wunsch, auch mal so ein Moneybag mit nach Hause nehmen zu können wurde auch wahr, es dauerte nur ein paar Wochen. Mir fiel auf das ich nun irgendwie die Power hatte meine Gedanken in Realitäten umzuwandeln. Irgendwie schien das Universum auf meiner Seite zu sein und re-arrangierte sich um all meine Wünsche zu einer Realität zu machen.

Ich war nun erst einmal froh dass ich die Miete für den Stand nicht bezahlen musste und ich hatte ca. $ 100.00 extra vom Verkauf an der Schnappsbar. Den nächsten Tag würde ich natürlich nicht mehr aufs Oktoberfest gehen. Leider würde ich auch keine $ 4000.00 mit nach Hause bringen, sondern nur ca. $ 300.00. Dieser Trip nach Melbourne hatte sich also definitiv nicht gelohnt dachte ich noch so als Benno wieder auftauchte und mich fragte ob ich später mit ihm zum Dinner gehen würde. Ich guckte auf die Uhr, es war doch schon fast zehn Uhr abends, auf einmal hatte ich solchen Hunger und ich sagte sofort Ja.

Benno fuhr dann mit mir in die Lygon street wo die ganzen italienischen Restaurants von Melbourne waren. Er fuhr auch noch mein Lieblingsauto, den Mercedes 230 SL Zweisitzer in silber. Wir fanden ein sehr gemütliches italienisches Restaurant in einem großen Terrassenhaus wo wir oben einen Tisch bekamen. Benno war wiedermal ein bisschen nervös und manchmal fing er an zu lispeln.

Ich fand das süß und der Mann wurde mir von Minute zu Minute sympathischer, gerade auch das Lispeln fand ich niedlich. Ich fühlte mich in seiner Gegenwart pudelwohl und war froh das er ein solches Interesse an mir zeigte.

Er erzählte mir dann auch von der Frau die das viele Geld an den Schnappsbars immer eingesammelt hatte mit ihren großen Taschen, den Moneybags. Das war die Frau von Uwe. Die ist vor ca. 20 Jahren mal von einem kommunistischen Land nach Australien gekommen (auf Tournee) und zu der Zeit hatte Uwe, der Bruder von Benno, ein deutsches Restaurant in Melbourne. Die beiden haben sich in diesem Restaurant dann kennengelernt weil sie, Mrs. Moneybags, dort öfters zum Essen hingegangen ist. Es muss wohl Liebe auf den ersten Blick gewesen sein. Uwe war zu der Zeit noch verheiratet. Eine Scheidung war unvermeidlich da es zwischen den beiden so gefunkt hatte. Soll es alles geben.

Ich fragte mich ob der Name Funke-Mariechen daher kommt. Manchmal öffnet Gott auch Türen, die vielleicht besser verschlossen bleiben sollten, oder? Aber Gott wird wohl wissen was er öffnet oder schließt, auch wenn man es momentan nicht versteht (James hatte so recht).

Ich fand das alles so interessant und amüsant. Benno und ich verbrachten einen wunderschönen Abend. Auf einmal war ich so total müde und Benno fuhr mich zu James Wohnung. Da bin ich dann auch sofort auf die Couch im Wohnzimmer gefallen. Ich hatte gerade noch genug Kraft mich zu waschen und mein Make Up zu entfernen, dann schlief ich 9 Stunden non stop.

Da ich Benno meine Handy Nummer gab, rief er auch sofort am nächsten Tag an. Er war natürlich sehr beschäftigt mit dem Oktoberfest, fragte mich jedoch ob ich nochmal mit ihm zum Dinner gehen würde. Ich sagte zu und wir sind dann am Abend wieder zum Dinner in die Lygon str. gefahren.

Wieder war es eine wunderbare Atmosphäre dort in dieser Lygon str wo sie auch Pizza by the metre verkauften, einen ganzen Meter lange Pizza. Die ganze Straße war voll mit Tischen wo man draußen schön unter Bäumen sitzen konnte. Musikanten spielten an jeder Ecke. Restaurants, Cafés und Gelato Bars überall. Wir fanden dann wieder ein nettes Restaurant und unterhielten uns. Die Zeit schien wie im Flug zu vergehen.

Er sagte mir das er mich beobachtet hätte wie ich mit den Leuten umgegangen bin auf dem Oktoberfest, und das er das bewundert hätte. Er bot mir fast im gleichen Atemzug diesen Job an Weine für ihn zu verkaufen. Ich war ein wenig enttäuscht da ich gehofft hatte das er Interesse an mir hatte. Ich war jedoch heilfroh das Gott mir den lieben, netten Benno auf den Weg geschickt hatte, weil er war genau das was ich zu dieser Zeit unbedingt brauchte. Einfach ein netter Mensch mit einem guten und großen Herzen. Das hatte nun wohl mein geheiltes und geöffnetes Herzchakra für mich angezogen.

Benno hat sich so um mich gekümmert praktisch von dem Moment an wo Uwe ihn an den Stand gebracht hat. Natürlich hatte er auch an mir Interesse, sowas spürt man einfach, jedoch wollte er wohl nicht gleich mit der Tür ins Haus fallen. Er wollte mich erstmal näher kennenlernen und das mit dem Wein verkaufen war eine gute Idee mich weiterhin abzuchecken ohne mich abzuschrecken. Weil irgendwie war es doch noch zu früh für mich und an die grosse Liebe glaubte ich nach Marco und meinem Ex-Mann auch nicht mehr. Meine Wunden der Liebe waren noch zu frisch und mein Herz war auch noch nicht wieder ganz freigestellt für eine Romanze.

Vom Typ Aussehen her war Benno eigentlich nicht mein Fall, nach dem schönen, verführerischen Marco, jedoch hatte ich schon gelernt das Aussehen auch eine große Falle sein kann. Benno hatte natürlich andere Qualitäten, eine davon war auch das er reich war und einer Frau ein wunderbares Leben bieten könnte was sicherlich auch nicht zu veachten war. Ob es jedoch das Richtige für mich gewesen wäre, wahrscheinlich nicht

So flog Benno mich dann die nächsten Monate fast jedes zweite Wochenende nach Melbourne ein. Er sagte immer er wolle das Weingeschäft mit mir besprechen und ich hatte auch nichts dagegen. Mein Sohn war bei seinem Vater jedes zweite Wochenende und ich flog nach Melbourne. Benno führte mich in die feinsten Restaurants von Melbourne. Es ist einfach toll wenn ein Mann guten Manieren hat, er war ein richtiger Gentleman. Einmal ist er mit mir ins Crown Casino, Melbourne, gegangen, er spielte Black Jack, ich spielte die Pokees (Spielautomaten). Es war eine Fun Nacht.

Er war der großzügigste Mann den ich je kennengelernt habe. Zu meinem 35 Geburtstag lud er mich in eines der feinsten chinesischen Restaurants von Melbourne ein, dem Flowerdrum, wo ich ein wunderbares Gericht von Lobster mit Ingwer aß.

Benno hatte auch ein wunderschönes Gold Armband, ein Belcher Bracelet mit einem großen goldenen Herzen dran als Geschenk verpackt für mich. Ich werde meinen 35. Geburtstag nie vergessen. Es war einer meiner schönsten Geburtstage und den gab Benno mir.

Zumindest für den Moment hatten Gott und die Engel meine Gebete gehört. Wie nur konnte das sein? Es war ein Miracle, ein Wunder. Wunder gibt es wirklich immer wieder, man kann auch danach fragen, ja man sollte sogar danach fragen, jedoch sollte man auch noch an Wunder glauben können. Ich tat es seitdem ständig. Das Schönste an der ganzen Sache war dann noch als Benno verkündete, dass mein kürzlich verstorbener Vater und seine verstorbene Mutter wohl ein Treffen im Himmel hatten und uns zusammengebracht haben. Er hätte auch einen Traum gehabt in dem angekündigt wurde, dass er eine Angela kennenlernen würde. Konnte das denn sein?

Konnte mein Vater wissen das Benno auch einsam und alleine war (mit all seinem Geld und von vielen nur ausgenutzt wurde) und er uns zusammen-gebracht hat mit Gottes Hilfe? Da war der Hauch wieder auf meiner Wan-ge. In diesem Moment dachte ich auch

Ich will nie wieder verzweifelt sein und mir Sorgen machen, weil morgen kann und wird Gott alles anders und besser machen.

Von nun an betete ich dann auch regelmäßig. Wir müssen nur verstehen lernen wie Gott arbeitet, nämlich mit uns und durch uns. Deswegen schreibe ich heute auch dieses Buch. Wir müssen uns alle gegenseitig helfen. Lebenserfahrungen und Weisheiten sollten von den Älteren an die Jüngerin weitergegeben werden, so verpackt in einem Buch. Diese Hilfe kommt von und mit den richtigen Worten welche die richtigen Informationen enthalten die dann alles verändern können.

Für jede Veränderung braucht man Einsicht und Verstehen und das kann man aus den Erfahrungen anderer lernen. Bücher sind ideal hierzu, es war meine Motivation das Schreiben anzufangen.

Alles im Leben läuft über Informationen ab, Informationen sind viel mehr als nur Worte in Bücher verpackt, sie bewirken Veränderung durch Verstehen welches wiederum mit unserem Gehirn und insbesondere mit unserem Limbischen Center zu tun hat. Dieses muss nämlich auch erst einmal entwickelt werden und anscheinend dauert das bei Jungs länger als bei den Mädels. Alles wird irgendwie vom Kopf aus gesteuert und daher müssen die richtigen Informationen auch dort hinein, in den Kopf.

Auch haben wir ein Herz im Kopf, ja, Sie lesen richtig, wir haben zwei, und das Herz in der Brust ist in ständiger Kommunikation mit unserem Herzen im Kopf. Das Herz im Kopf ist das Mittelhirn welches viele Funktionen hat, z. B. die Wärmeregulierung des Körpers, Cholesterin usw.

Benno hatte eine Art von Wunder und Magie die schwer zu beschreiben ist. Für ihn war einfach alles möglich und mir gefällt das an einem Mann ganz besonders. Er verbreitete eine Stärke und eine Ruhe und das war genau das was ich zu dieser Zeit brauchte. Ich hatte wohl mein Herzchakra erobert, aber das Herz im Kopf machte mir noch zu schaffen. Manchmal ist es auch schwer Herz und Kopf und/oder beides auf einen Nenner zu bringen. Heute helfen mir die NES Infoceuticals damit wenn ich wiedermal Probleme habe. Das LOVE Infoceutical ist auch wunderbar.

Wenn Sie genau wissen wollen wie das alles funktioniert dann empfehle ich das Buch von Prof. Peter H. Fraser and Harry Massey (with Joan Parisi Wilcox) – Decoding the Human Body-Field. Auf Seite 281 Peter Fraser schreibt das man die Emotionen des Menschen und die Consciousness (Bewusstsein) immer mitbehandeln sollte.

(NES Theory and experiment show us that you cannot treat the body and psychology/consciousness separately).

Das Herz spielt hierbei eine sehr grosse Rolle weil es die Informationen in unser Blut speichert (imprinting) und somit den gesamten Körper positive und/oder negativ beeinflussen kann. Das Herz ist also nicht nur eine Pumpe. Chapter Nr. 3 *The Intelligence of the Body* erklärt wie diese Quantum Energie funktioniert und Zell – Biologe Dr. Bruce Lipton sagt *jeder Mensch hat seine eigene Energie Struktur.* Auf Seite 70 lese ich das Krebspatienten ihre natürliche Verbindung und ihre Koherence zu dieser Struktur verloren haben, ihr Licht ist verloren gegangen (their light was going out). Das sollte mir auf gar keinen Fall passieren. Dafür hatte ich nun Benno, er war zumindest für eine Zeitlang mein Licht.

Ich habe dem lieben Gott schon hundertmal gedankt dass er mir Benno auf den Weg schickte weil ich zu dieser Zeit dringend einen Strohhalm brauchte. Marco hinterliess einige tiefe Wunden in meinem Herzen. Benno hat erstmal meine Wunden wieder geheilt, er war wie Oxygen für mich und ich erinnere mich an einen Poem von einem persischen Sufi Meister namens Hafiz aus dem 14. Jahrhundert. Er sagte

'ich bin ein Loch in einer Flöte durch die Gott atmet. Hört Euch die Musik an'.

Ich denke diese Essenz (also der Atem Gottes der durch die Flöte kommt) ja, diese Essenz gehört und ist zugänglich für alle Menschen. Manchmal muss man sie nur daran erinnern, wenn man es erst einmal weiß kann man es auch finden.

Über die nächsten Tage hinweg verwöhnte mich Benno von Tag zu Tag mehr. Auch schickte er mir jede Woche riesengroße Blumen Arrangements nach Terrigal.

Er kaufte für Michael so viele Lego's dass wir bald ein ganzes Zimmer in Terrigal davon voll hatten. Unexpected Blessings are always around the Corner. Just ask for it. Natürlich tat das meiner angeknacksten Seele sehr gut. Vielleicht war Benno meine Belohnung dafür, dass ich den Test für die Versuchung mit dem Puff bestanden hatte.

Manche Worte sind schwierig ins Deutsche zu übersetzen, Blessings z. B. ist eines davon. Unespected Blessings bedeutet soviel wie unerwartete Belohnung oder Segen und around the Corner bedeutet soviel wie um die Ecke. So lernte ich, dass man diese auch ab und zu als Überraschung mit auf den Weg bekommt. Ich liebte diese unexpected Blessings ganz besonders.

Davon gab es eben gute und schlechte und die schienen sich auch zu folgen, wie auf einer Waage die rauf und dann wieder runter geht oder ein Rad welches sich dreht und dann ist man wieder unten am Rad und dann wiedermal ganz oben. Mein Rad drehte sich nun erstmal aufwärts Gott sei Dank. Im Tarot hat man dafür eine Karte, the Wheel of Fortune, das Glücksrad.

Es machte Benno einfach Spaß mich ein wenig zu verwöhnen. Für mich war es eine neue Erfahrung da leider keiner meiner EX-Männer so etwas tat, mein Ex Mann von Neuseeland meinte alles was eine Frau so brauchte ist eine Zahnbürste, Seife und Zahnpasta. Ich wunderte mich wirklich inwieweit meine innere Arbeit an mir selbst und an meinen Chakren nun ganz andere Männer und Situationen für mich angezogen hatte. War mein Herzchakra dafür verantwortlich oder konnte es etwas mit dem dritten Chakra zu tun haben, dem der Selbstliebe und selbst Respekt der Farbe Gelb?

Benno war wie mein Engelchen in meiner Not und ich liebte ihn für seine Rettung. Jedoch gab es keine Zukunft für uns, weil irgendwann brauchte ich dann auch keine Rettung mehr und diese Dynamik von Beziehung (Hero – Damsel in Disstress) geht meistens damit zu Ende wenn man nicht mehr gebraucht wird.

So hat jede Beziehung auch eine unterliegende, meist versteckte psychologische Dynamik und mit diesen Dynamiken sollte man sich auch auskennen. Vorher waren es bei mir immer die Vampire, Männer die mich auf eine Art und Weise ausgenutzt haben, (das ist relativ leichte Arbeit bei Frauen die z. B. ihr drittes Chakra noch nicht erobert hatten, hierzu gehört jede Menge Arbeit in Sachen Selbstliebe und Selbstrespekt). Nun hatte ich mir einen Hero angezogen (einer der geben will, jemand der sein Herzchakra erobert hatte) aber den brauchte ich auch nicht für immer. Also, irgendwas hatte sich total gedreht und verändert in meinem Energiefeld und mit meiner Dynamik und Anziehungskraft mit Menschen und Situationen.

Wenn ich heute so darüber nachdenke, über die ganze Art und Weise wie ich mit meinem letzten Geld nach Melbourne geflogen bin, es war total verrückt und machte irgendwie keinen Sinn da ich ja keinerlei Garantie hatte auch nur irgendwas zu verkaufen. Ich hatte jedoch eine Art Calling, a Hunch, eine Art inneres Gefühl welches mir sagte ich müsse nach Melbourne zum Oktoberfest. Man könnte es auch aktiv Faith nennen und wie das dann auch so oft ist, wenn etwas so crazy ist dann ist es meistens genau das richtige für einen.

Für mich ist das immer ein Zeichen das es besonders gut wird, das ist wohl auch das Geheimnis hinter dem Chaos und dem Paradox und gehört natürlich auch zu dem Geheimnis der blauen Perle.

Alles was schlecht anfängt hat oft ein gutes Ende, alles was gut anfängt hört oft chaotisch auf. Ja, so ist das oft.

Manchmal haben wir einfach das Gefühl etwas machen zu müssen oder an einen bestimmten Ort zu gehen, fast als ob uns eine innere Stimme sagt dass wir da jetzt hinmüssen. Dann sollten wir darauf auch hören.

Ich bin froh dass ich auf meine innere Stimme hörte als sie mich nach Melbourne schickte zum Oktoberfest, auch wenn ich das mit meinem Verstand nicht so richtig erklären konnte und schon gar nicht mit meinem Kontostand. Es war einfach ein Act von aktivem Faith und ich wurde belohnt.

Zurück in Terrigal feierte ich erstmal meinen Geburtstag mit meinen neuen Freunden vom Ashram nach. Ich erhielt als Geschenk ein kleines Buch über die Chakren, ich lernte es auswendig.

Ja, unser drittes und gelbes Chakra ist schon ein sehr wichtiges und um noch einmal auf die Farbe Gelb zurückzukommen, ich las Jahre später in dem wunderbaren Buch von Inger Naess COLOUR ENERGY was es so alles mit der Farbe GELB auf sich hat.

Demnach gibt es Yellow People (gelbe Leute), Yellow Sex, Yellow Health, Money and Success for Yellow Menschen (Geld und Sicherheit für gelbe Menschen), gelbe Kinder, gelbe Eltern, gelbe Liebespaare, gelbes Interior Design, gelbe Energie Drinks, gelbe Kristalle, gelbes Essen, das gelbe Zentrum (unser drittes Chakra) und die umherfliegenden Organe und Drüsen (Hormone), es gibt Affirmationen für gelbe Leute, über- und/oder unteraktive gelbe Energie, balanzierte und/oder nicht balanziert gelbe Energie, und gute und schlechte gelbe Energie.

Hätte ich nie gedacht was es alles nur so mit der einen Farbe auf sich hat, und so wandert jeder Mensch durch ein Labyrinth von Farben, Erfahrungen und Energien die er ja teilweise gar nicht verstehen kann. Kein Wunder das man sich im Grunde genommen ständig verändert. Wie ist es eigentlich wenn ein gelber Mensch einen blauen Menschen heiratet, dann 3 Jahre später wird der blaue Mensch zum violetten (Indigo) Mensch und der gelbe zum grünen. Klappt das dann noch? Mir wurde so vieles klar, auch warum so viele Ehepaare zum Scheidungsanwalt laufen, so wie ich, im verflixten siebten Jahr. Vielleicht haben sich ja die Farben gewechselt. Mit der blauen Perle wäre das vielleicht nicht passiert.

Also, ich las ganz gespannt, dass gelbe Menschen sehr viel Hunger für Wissen haben und viel lesen. (So wie ich damals 1995 wo ich fast die gesamte Bücherei des Ashrams las vor lauter Neugier alles wissen und verstehen zu wollen). Gelbe Menschen sind Explorer and Researchers. Sie sind sensitive, haben gute Manieren und sie sind kind – also freundlich, und sie hören auch noch verdammt gut zu wenn jemand anders redet.

Sie interessieren sich auch für die Philosophie, Wissen im Allgemeinen, neue Ideen und sie sammeln Bücher, Briefmarken, Bierdeckel oder sonstiges.

Ja, was mich auch noch neugierig machte war die Sache mit dem Sex für gelbe Leute. Also, der Sex ist nicht deren erste Priorität da sie viel im Kopf leben, dadurch auch die Sache mit dem Sex ist etwas was im Kopf stattfindet. Sie mögen den Sex schon, jedoch nur mit einem Partner der wie man so schön sagt der richtige ist oder zumindest zu sein scheint da die gelben Menschen eine Tendenz haben sich sicher zu fühlen, gerade in Sachen Sex.

Also ein gelber Mensch wäre ganz bestimmt nichts für die One Night Stands with no strings attached. Ein gelber Mensch ist sicherlich auch total ungeeignet in einem Bordell zu arbeiten. Das stimmte ganz genau für mich auch zu. Ich war zu meiner gelben Zeit ca. drei Jahre ohne Mann und trotz der größten Verführungsversuche von Seiten Benno, leider kam Prinze Charmant nie ans gewünschte Ziel, zumindest nicht mit mir.

Aus reiner Neugier gucke ich nach ob violette (Indigo) und grüne Menschen eine gute Beziehung haben können. Ich lese im Inger Naess Buch *Colour Energy* das Violett und Grün sogar eine sehr gute Beziehung haben können, die grüne Person (also die sich im Herzchakra befindet) mit seiner Fähigkeit jede Menge unkonditionaler Liebe dem anderen geben zu können, und die violette Person (also Indigo) mit seiner Vision diese Liebe zu nützen und dem Rest der Welt zu gute kommen zu lassen.

Die grüne Person unterstützt und fördert die violette Person und unterstützt natürlich die Vision und den Traum der Indigo Person zu realisieren. Dieses Paar hört sich wirklich an wie ein Match Made in Heaven. Ich denke ich schaue mal nach einer grünen Person.

Zwölftes Kapitel: Energie Anatomie

Lichträder und Lichtkörper, Tore zum höheren Bewusstsein

Was ist eigentlich Energie Anatomie? Wenn man richtig hingucken würde, dann könnte man swirling (sich drehende) subtile (fast unsichtbar aber vorhandene) Energien entdecken. Diese Energien bilden die Grundlage für die physikale Realität und sie formen uns sozusagen. Es gibt Energie Heiler die mit diesen Substantiven Energien heilen. Cyndi Dale schreibt in ihrem Buch *THE SUBTLE BODY – An Encyclopedia of your Energetic Anatomie* das man zum Beispiel von Linien und Mustern (Patterns) auf der Haut bestimmte Krankheiten diagnostizieren kann. Ja sogar unsere Worte können eine geometrische Form annehmen welches aussehen kann wie ein Mandala, ein Mosaik, ein Pentagramme oder vielleicht sogar wie eine Blaue Perle. Dazu arbeitet man mit einem Prozess den man CYMATICS nennt, wobei die gesprochenen Worte auf eine spezial Sounding-Platte vibriert werden.

Dies sind nur zwei Beispiele wie mysteriös und wundervoll das menschliche Energie System ist. Alles in und auf der Welt ist Energie und diese Energie operiert durch INFORMATIONEN – die vibrieren. Diese Energien vibrieren auch durch unsere Chakren die uns dann auch die notwendigen INFORMATIONEN liefern. Dr. Rainer Viehweger schrieb ein fantastisches Buch mit dem Titel *Global Scaling*. Wenn Sie sich interessieren mehr zu erfahren über diese Schwingungen und Wave patterns lesen Sie bitte das Buch von Herrn Dr. Viehweger. Eines steht jedoch fest, auch wir Menschen haben Frequenz, Phase und Struktur.

Chakra bedeutet in Sanskrit Lichtrad. Wir haben sieben Hauptchakras (wieder die magische Sieben) und das sind die Energiecenter vom ätherischen Körper.

Manchmal nennt man die Chakras auch Lotuse, sie drehen sich mit großer Geschwindigkeit und in einer Person die sehr spirituell ist kann man das als wunderbare, strahlende, radiante Energie beschreiben und manchmal auch sehen (Lichtkörper oder Aura).

Die Chakren liegen nahe der Wirbelsäule und durch die Chakren verbindet sich der Spirit und die Seele einer Person mit der kommunikativen kosmischen Energie und wirkt als Rezeptor für universelle Nachrichten und Informationen. Durch unser Bewusstsein kreiren wir z. B. eine bessere Antenne, wenn man es mit einem Fernseher vergleicht, umso besser die Antenne, umso besser unser Empfang.

Jede Chakra hat seine eigene Funktion und bezieht sich auf bestimmte wichtige Punkte. Diese Chakren zu balanzieren ist wichtig für das allgemeine Wohlbefinden und unsere Gesundheit; auch sind sie der einzige Weg die individuelle Seele mit der universellen Seele und dem universal Mind zu verbinden und Harmonie herzustellen.

Nur wenn alle Chakren in der richtigen Frequenz schwingen und nicht blockiert sind können sie uns hochheben. Wenn man ganz oben ist geht dann im Kopf automatisch ein Licht an, das bedeutet auch der Heiligenschein (das Halo). Es ist eine chemische Reaktion die im Hirn stattfindet. Mehr darüber schreibe ich im zweiten Teil dieses Buches. Es hat etwas mit der Zwirbeldrüse zu tun (Pineal Gland). Da kommt auch das Amrita her, der Nektar der sich wie eine Schicht süssen Honigs über unsere Haut legen kann und somit nicht nur das Altern sondern auch unsere Gesundheit und Longlevity positiv beeinflussen kann. Im englischen nennt man das **You-thing**. Dies ist das Versprechen der blauen Perle.

Hier zunächst eine kurze, schnelle Einführung in dieses für mich hochinteressante und wichtige Thema der Chakren. Dies zu verstehen ist wichtig wenn man nicht nur an die **Blaue Perle** sondern auch an **Amrita** und das **You-thing** kommen will:

ROOT Chakra (Nr. 1) - ROT

Verbindet die Person mit der physikalen Welt (im Kontrast mit dem spirituellen Willen welches in Chakra 7 ist). Aufgaben und Aspekte hier sind Fundament der Entwicklung um die Persönlichkeit zu fördern bzw. weiterzuentwickeln, Energieaspekte, Selbstausdruck, Ambitionen, Beständigkeit, Bedürfnis für Sicherheiten und das Überleben. Auch alles was mit Familie und unserem Ursprung zu tun hat, z. B. unserer Herkunft (Land) etc.

Lokation: Zwischen Anus und Genital Bereich

Auswirkung: Beruhigt, löst Spannungen auf

In Harmonie: Ausgeprägte Verbindung zur Natur, Vertrauen in das Gesetz der Natur, ein tiefes Verständnis vom Rauf und Runter im Leben.

Nicht in Harmonie: Keine Verbindung zur Natur oder auf diese zu vertrauen, man konzentriert sich hauptsächlich auf die Ansammlung von materiellen Werten.

Großes Bedürfnis seine eigenen Wünsche und Bedürfnisse immer zuerst zu erfüllen und zu befriedigen.

UNTER BAUCH Chakra (Nr. 2) - ORANGE

Das Zentrum für die sexuelle Energie, Gefühle und Kreativität.

Hier verbindet sich der männliche Sexdrive mit dem weiblichen Response und vice versa.

Balanziert das Geben und Erhalten von Gefühlen und Emotionen.

Lokation: Unterer Bauch, über Genital Bereich

Auswirkung: Stimuliert Wünsche, verjüngend, regenerierend

In Harmonie: Eine umsichtige, offene, freundliche, vernünftige Person die kein Bedürfnis hat Probleme zu kreieren und Mitgefühl für andere Menschen hat. Glücklich mit der Einstellung im Leben und zum Leben.

Nicht in Harmonie: Unbeständig und unsicher in sexuellen und emotionalen Angelegenheiten. Kann Gefühle nicht ausdrücken Unterdrückt natürliche Bedürfnisse

SOLAR PLEXUS Chakra (Nr. 3) GELB

In der Mitte des Körpers platziert hat diese Chakra eine ganz besondere Bedeutung. Emotionen wie Bedürfnisse und Wünsche verblenden sich mit Impulsen von oben. Persönlichkeit wird hier formiert. Fühlen und Sein wird hier unter einen Hut gebracht. Der Schmelztiegel von Spirituellem und Weltlichem. Aufgaben hier liegen bei Selbst-Respekt, Selbst-Liebe.

Lokation: Nabel Bereich

Auswirkung: Bringt Frieden, verringert Aggressionen

In Harmonie: Das Gefühl von Komplettsein oder Ganzheit. Innere Ruhe und Frieden, Toleranz und Akzeptierung von Anderen.

Gesunde Balance zwischen dem Materiellen und Spirituellen.

Nicht in Harmonie: Man vertraut dem natürlichen Fluss des Lebens nicht. Hat das Bedürfnis zu dominieren. Konzentriert sich auf das Materielle.

Sehr großes Bedürfnis für materielle Sicherheit.

HERZ Chakra (Nr. 4) – GRÜN

Das Zentrum vom Chakra System. Negative Gefühle und Emotionen werden hier neutralisiert. Heilung durch Akzeptierung.

Die Gabe frei und unbeschwert leben und lieben zu können, ohne Angst vor falschem Selbstbewusstsein (kommt sozusagen von Herzen).

Die feinen Künste im Leben und Musik werden als Gefühle und Emotionen umgewandelt.

Lokation: Herz – Mitte des Brustkorbes

Auswirkung: Bringt Frieden und weltliches Verständnis

In Harmonie: Verbreitet ein Gefühl von Ganzheit und Zufriedenheit.

Toleranz und Akzeptieren von Beziehungen, gesunde Balanze zwischen dem Materiellen und Spirituellen.

Nicht in Harmonie: Die gegebene Liebe ist nicht 'ehrlich'. Man guckt nach Vorteilen und Belohnungen. Man kann die Liebe von anderen nicht akzeptieren.

HALS Chakra (Nr. 5) BLAU

Hier werden Gefühle und Emotionen umgewandelt und durch Lachen oder Weinen ausgedrückt. Hat mit Sound zu tun auf dem physikalischen und meta-physikalischem Level. Kommuniziert alle Gefühle und Emotionen. Ein Platz für innere Ruhe und Reflektionen. Dies ist auch das Chakra wo wir von Gott getested werden, unser Wille oder der Wille Gottes.

Lokation: Hals

Auswirkung: Bringt Harmonie in Sprache und Stimme

In Harmonie: Vertraut der inneren Stimme oder der Intuition. Kennt die Balance der Ausdrucksform, Sprechen oder Schweigen.

Nicht in Harmonie: Trotz des vielen Redens kann man nicht sagen was man meint. Man hat Angst abgelehnt und kritisiert zu werden. Angst vor der Stille.

DRITTE AUGE Chakra (Nr. 6) INDIGO

Diese Chakra ermöglicht die Erkennung von Selbstsein. Verbindet mit dem Teil der Kreation und Schöpfung das mit Wissenschaft und Forschung nicht unbedingt zu erklären ist. Durch diese Chakra fließt das Wissen spiritueller Materie und dadurch werden im Unterbewusstsein alle anderen Funktionen des Individuums beeinflusst bzw. gelenkt.

Lokation: Zwischen den Augen

Auswirkung: Verständnis und Harmonie

In Harmonie: Das Bewusstsein über die Existenz spiritueller Materie ermöglicht eine gute Intuition und inneres Wissen des Kosmischen.

Nicht in Harmonie: Man lehnt die spirituellen oder kosmischen Aspekte im Leben ab. Man folgt der Wissenschaft und dem Intellekt, dem 'Erklärbaren'. Man sieht nur Oberflächliches und hat Angst vor der Intuition oder dem siebten Sinn.

KRONEN Chakra (Nr. 7) VIOLETT

Hier verbindet sich der Mensch mit dem Universum. Das Individuum erfährt Wissen und hat universelle Gefühle die man mit Worten nicht erklären kann. Man hat das kosmische Gefühl, eine Art von Zusammenschmelzen mit kosmischer Energie und purem Bewusstsein erlangt.

Lokation: Oben am Zentrum des Kopfes

Auswirkung: Kosmische Aspekte, Selbst-Limitierungen überkommen können

In Harmonie: Man lebt mit dem Wissen von weltlicher und spiritueller Einheit, man weiß das man die universelle Seele reflektiert, individueller EGO (oder ICH) wird durch das universelle EGO (oder ICH) ersetzt.

Nicht in Harmonie: Man kann Angst und Furcht nicht loswerden. Man kann sich eine kosmische Einheit nicht vorstellen. Depressiv und unzufrieden gestellt.

Dreizehntes Kapitel:

Mit zwei Grashüpfern hinter die Kulissen der Natur

Die Beziehung mit Benno ging nach einer Weile dann auch zu Ende. Ich hatte es beendet da ich keine Wunden mehr hatte. Irgendwie hat es sich dann auch so ergeben, dass jeder seinen eigenen Weg gegangen ist. Benno hat nach mir eine Russin gerettet. Er macht sowas eben gerne, es macht ihn eben glücklich wenn er jemanden retten kann. Sein Archetype war so eine Art HERO (HELD), er fühlte sich dann gut und stark wenn er jemanden retten konnte und nun hatte er ein neues Damsel in Disstress gefunden. Manche Männer fahren darauf total ab.

Ich hatte es erkannt das es nicht mehr und nicht weniger als eine Dynamik war, das was hinter den Kulissen der Natur passiert oder was sich hinter der Anziehungskraft von Paaren so manchmal abspielt. Ich brauchte damals Rettung und dieses brachte uns auf energetischer Weise zusammen. Es hat uns angezogen wie ein positiver und ein negativer Pol.

Ich hatte mittlerweile meine eigenen Farben erkannt und brauchte keine Rettung mehr. Ich fühlte mich schon lange authentisch und energetisch wie Eric der Grashüpfer in meiner nächsten Story. Ich schillerte nun auch in meinen schönsten Farben, damals war es wohl ein Hauch von grün, pink, gelb und blau. Meine Kreativität blühte auch jeden Tag mehr auf. Auch ich musste meinen eigenen Weg nun alleine weitergehen, es gab noch sehr viel zu lernen und auf meiner Reise durchs Leben war ich noch lange nicht bei der blauen Perle angelangt. Benno mit dem vielen Geld war auch nicht der große Preis den ich suchte.

Dazu fällt mir diese Geschichte mit den beiden Grashüpfern ein die ich in einem tollen Buch las von Shirley Smith mit dem Titel *Set yourself Free.*

Es war einmal ein kleiner brauner Grashüpfer; zusammen mit vielen anderen Grashüpfern lebte er in den Wiesen und Weiden wo es viele Abenteuer gab. Es gab auch jede Menge Bäume, Blumen, Insekten, sattes, dickes grünes Gras und ein paar verschiedene Wege zum entlang hoppeln. Jeder Grashüpfer hatte seinen eigenen Weg den er entlang hoppeln musste um viele Dinge des täglichen Lebens zu erfahren, diese erlebte man durch verschiedene Abenteuer.

Erik war noch total jung, unreif und naiv und wusste noch gar nicht genau was er vom Leben wollte. Er ließ sich wehen praktisch wo der Wind ihn gerade hinwehen würde. Er war ein Drifter ohne Direktion. Eines feinen Tages als er auf seinem Weg viel zu weit weg hoppelte, fand er eine Landschaft die total anders war als die mit den saftigen grünen Wiesen, da wo er normalerweise lebte mit all seinen Kollegen. Hier in der fremden Landschaft gab es fast nur steinigen Boden mit sehr viel Unkraut. Dieses Unkraut wuchs so dick und dicht und verbreitete eine Dunkelheit die das Gras absterben ließ. Manche Felsen waren so schwer das man einen Bulldozer hätte kommen lassen müssen um diese zu versetzen bzw. wegzuräumen. Er begann die kleineren Steine aus dem Weg zu schaffen und das Unkraut zu beseitigen.

Ein paar Tage später nach einem Regensturm stellte er fest, dass alles Unkraut wieder ganz nachgewachsen war und auch die beiseite geschafften Steine lagen wieder überall ganz wirr zerstreut auf seinem Weg. Nun machte er sich jeden Tag an die gleiche Arbeit, Steine wegräumen, Unkraut beseitigen. Er arbeitete sehr hart aber immer wieder kam ein Sturm und/oder Regen und er konnte wieder von vorne anfangen. Es frustrierte ihn und er fühlte sich schon geschwächt von der vielen Arbeit, würde es jemals ein neues, aufregenderes Abenteuer für ihn geben oder müsste er diese harte Knochenarbeit für den Rest seines Lebens machen?

Dann schaute er eines Morgens über den großen Felsen auf die gegenüberliegende Weide und entdeckte einen wunderschönen grünen Grashüpfer. Der Weg von dem grünen Grashüpfer auf der anderen Seite des Felsens sah viel besser, grüner und ordentlicher aus. Es gab dort überhaupt kein Unkraut und auch keine Felsen oder Steine. Es sah total manikürt aus mit wunderschönen Pflanzen, Blumen und Vögel die sangen.

Der grüne Grashüpfer sah so frisch und gesund aus, Erik wurde auf einmal ganz neidisch, ein Gefühl welches er noch nie zuvor hatte. Er sah total groggy aus von der vielen Schufterei auf seinem Weg und er hatte auch keinen Erfolg damit. Auch wusste er nicht mehr was er sonst noch machen könnte. Andererseits, der grüne Grashüpfer hatte den totalen Erfolg, war energetisch und selbstbewusst und wusste genau was als nächstes zu tun sei. Das wollte er auch unbedingt haben.

So konnte er sich nicht zurückhalten von dem coolen, grünen Grashüpfer auf der anderen Seite des Felsens. Er wollte einfach nicht mehr in seiner Misere sein und er hoppelte ganz schnell hinüber auf die andere Seite. Dort wurde er auch sehr schnell ein Follower vom grünen Grashüpfer. Dieser brachte ihm seine Methode bei wie alles zu machen war um seinen Weg so stylisch und grandiose zu gestalten und zu erhalten. Erik lernte viele neue Wege um besser zu sein vom dem grünen Grashüpfer, jedoch langsam fing er auch an etwas grün in seinem sonst braunen Körper zu entdecken. Er erschrak als er einmal ein grünes Spiegelbild von sich in einer Pfütze entdeckte. Ach du liebe Güte dachte er, schaut euch das an, jetzt bin ich ja auch schon ganz grün.

Es dauerte dann auch nicht mehr lange bis er sich entschied dann doch wieder auf seinen eigenen Weg zurück zu hoppeln. Dieser Weg war wohl wieder voller Steine und Unkraut dort aber seine Träume und Wünsche waren auch noch dort. Es war einfach nicht Erik‘s Art nur ein Follower zu sein. Er wusste er musste wieder auf seinen eigenen Weg zurück, auch wenn es noch so harte Arbeit werden würde. Er fand auch, dass es nicht einfacher war grün zu sein und wollte unbedingt wieder braun (seine eigene Farbe) annehmen.

Als er endlich wieder auf seinem eigenen Weg war sah das Unkraut noch viel höher und dunkler aus als vorher. Sein Weg lag in Shambles und er verlor fast alle Hoffnung aber dann plötzlich ging ihm ein Licht auf. Ich muss das Unkraut komplett von unten mit Wurzel herausreißen damit es nicht wieder nachwachsen kann, mit dem Trimmen hatte ich es nur gestärkt. Er hat sich dann so in die Arbeit gestürzt das das Unkraut binnen kurzer Zeit verschwand, was noch erstaunlicher war ist das das grüne Grass langsam nachgewachsen ist da die Dunkelheit mit dem Unkraut verschwand.

Er fühlte sich zum ersten Mal in seinem Leben authentisch und energetisch, so als hätte er sich selbst entdeckt, zum ersten Mal, es war ein wunderbares Gefühl. Er hatte sich noch nie so gut und voller Elan gefühlt und auf einmal schillerte er in der schönsten braunen Farbe die man sich bei Grashüpfern überhaupt vorstellen kann.

Praktisch von der Sekunde an wo er sich entschied auf seinem eigenen Weg zu bleiben konnte er sich auch daran erfreuen, dass seine eigene Kreativität aufblühte. Viele neue Ideen kamen ihm täglich wie er es besser und anders machen könnte. Er sah auch jeden Tag attraktiver aus und manchmal kam sogar ein verlorener kleiner grüner Grashüpfer auf seinen Weg. Er half ihm dann so gut er wusste, jedoch schickte er sie nach einer Weile immer wieder weg, zurück zu deren eigenen Weg. Er wusste nun immerhin etwas davon.

Er sagte allen bevor er sie wegschickte:

Wenn das Grass immer grüner ist auf der anderen Seite dann wässert euren eigenen Rasen.

Auch ich musste einfach wieder auf meinen eigenen Weg zurück, auf dem Weg war leider kein Platz mehr für Benno und noch weniger Platz für Marco.

Die Arbeit mit den Steinen, der Dunkelheit und dem Unkraut konnte mir auch keiner abnehmen, da spielte Geld auch keine Rolle. Ich denke man sollte genauso spirituell wie physical sein. Mein neues Leben, meinen neuen Platz in Terrigal und mein neues ICH hatte ich ja schon entdeckt oder zumindest einen neuen Weg, der mich zu meinem neuen ICH (Leben) führte.

Dieser Weg hieß GOTT und dieser Weg wurde mir durch meinen Faith Faktor gezeigt. Jahre später las ich ein Buch mit dem Titel *Finding Heaven Here* von Rev. John C. Robinson, Ph.D., D.Min. (Winchester UK Books), darin sah ich so eine Art Kompass für den Himmel der so aussah wie ein Kreuz. Auf der oberen linken Seite stand WORLD OF MAN (Welt der Menschen) und dahinter (Belief) – unser Glaube; daneben auf der rechten Seite stand HIMMEL AUF ERDEN (Kreation);

Dann links unter Welt der Menschen stand DARKNESS (unconscious) – also kein Bewusstsein; Rechts daneben stand DIVINITY (GOTT).

Es war mir nicht mehr so wichtig nur schön und schlank zu sein oder viel Geld zu verdienen. Ich hatte andere Werte entdeckt, ich hatte GOTT entdeckt und meinen Himmel auf Erden, wo immer er mich auch hinführen würde. Benno konnte mich auch mit einem Haus, welches er für mich kaufen wollte in Patterson Lakes, nicht mehr nach Melbourne locken. Ich wusste er wollte dafür meine Seele kaufen und so gab ich ihm den Laufpass.

Ich konnte mir ein Leben an der Seite von Benno auf Dauer überhaupt nicht vorstellen. Sicherlich wäre ich finanziell abgesichert gewesen aber ansonsten wäre es nur eine andere Art von Prostitution gewesen hätte ich sein Angebot angenommen.

Ich liebte ihn nicht und Rettung brauchte ich auch keine mehr. Er wäre sicherlich eine gute Partie gewesen (zumindest was das finanzielle betraf) und ich hätte ausgesorgt gehabt. Viele Frauen hätten sein Angebot angenommen, man will ja unter die Haube kommen, so gut wie es geht und versorgt sein als Frau, gerade noch wenn man alleinstehende Mutter ist mit wenig Geld und ganz alleine in Australien.

Da ist die Versuchung das Haus in Patterson Lakes und nie mehr Miete zu bezahlen doch sehr verlockend gewesen. Ich wusste jedoch das es nur ein Gefängnis und ein Betrug an mir selbst gewesen wäre und so haute ich sofort ab um wieder alleine und frei zu sein (footloose and fancy free) wie man auf Englisch sagt. Für mich gab es nichts Schlimmeres als irgendwo eingesperrt zu sein und immer jemand da ist dem man Rechenschaft abzulegen hatte oder mit dem man sich beschäftigen musste. Klare Indikation das dieser Mann auch nicht der Richtige für mich war sonst hätte ich diese Gefühle ja nicht gehabt.

Ich mochte es überhaupt nicht wenn man aus Berechnung eine Beziehung eingeht, es bringt im Grunde nur schlechtes Karma mit sich. Mein Weg war es jedenfalls nicht. Deswegen gefällt mir die Story mit Erik dem braunen Grashüpfer so gut. Man muss eben seinen eigenen Weg finden und seine eigenen Farben entdecken, auch wenn es schwerer erscheint und es viel mehr Arbeit gibt. Nur so kann man zu einer authentischen Person werden.

Man muss auch wissen wann es an der Zeit ist wieder auf seinen eigenen Weg zu gehen und mit der harten Arbeit anzufangen. Alles andere ist unauthentisch. Auch ich musste von nun an meinen eigenen Rasen wässern, mein Unkraut mit den Wurzeln rausziehen und die Dunkelheit besiegen. Das Grass war zwar immer noch viel grüner auf der anderen Seite aber es war nicht mein Grass!

Ich hatte mittlerweile auch meinen Faith-Factor und meine Chakren so gut entwickelt (Hoffnung, Vertrauen und Zuversicht) das ich mein Leben von nun an auch alleine meistern konnte. Der Faith Faktor ist schon sehr wichtig, da es ein Teil vom großen Preis ist, der der zur blauen Perle führt. Was aber genau ist dieser Faith Faktor?

Vierzehntes Kapitel:

Der Faith-Faktor (Hoffnung, Vertrauen und Zuversicht)

Benno hatte mir diese Geschichte erzählt. Er sagte auch zu mir, dass man die wichtigsten Dinge im Leben von den einfachsten und banalsten Geschichten, die so im alltäglichen Leben passieren, lernen kann. Auch ein Grund warum ich dieses Buch schrieb. Benno hatte seinen eigenen Faith Faktor und dieser teilte er mit mir. Es ist die Geschichte mit dem Mann und dem Helikopter der zu lange wartete um von Gott gerettet zu werden.

Es war einmal ein Mann der lebte in seinem wunderschönen Haus bis leider eines Tages die Flut kam. Die meisten Leute hatten die Gegend schon evakuiert. Das Wasser stand fast schon über den Häusern, aber dieser Mann sagte immer *ich vertraue Gott, ich habe Vertrauen, er wird mir helfen.*

Zu guter letzt stand der Mann auf dem Dach von seinem Haus und das Wasser stieg immer noch. Da kam ein Boot vorbei und wollte den Mann mitnehmen, jedoch sagte dieser wieder nur *nein, ich habe Vertrauen, Gott wird mir helfen und ließ das Boot fahren..*Als nächstes kam ein Helikopter und wollte den Mann mitnehmen, jedoch sagte er wieder nur *nein, ich habe Vertrauen, Gott wird mir helfen.*Später kam dann nochmal ein Helikopter vorbei und wollte den Mann mitnehmen, er sagte jedoch wieder das gleiche *nein, ich habe Vertrauen, Gott wird mir helfen.*

Dann in seiner Not fing er an zu Gott zu reden *lieber Gott, warum hilfst Du mir denn nicht?* Das Wasser stand ihm nun schon bis zum Hals und er war kurz vorm Ertrinken auf einmal hörte er Gott und dieser sagte *Mensch, ich hab alles versucht, schickte Dir ein Boot und 2 Helikopter aber du bist hier auf dem Dach geblieben.*

So und die Moral von dieser Geschichte war das man dann diesen Faith Faktor auch erkennen muss wenn er eintritt. Ich hatte es erkannt, Benno war mein Boot und mein Helikopter für eine gewisse Zeit. Meine Rettung aus einer schlechten Situation. Ich werde nie vergessen was dieser Mann alles für mich getan hat. Benno war ein guter Freund aber nur für eine Zeitlang, so gibt es viele Freundschaften die dann irgendwann einmal ausgedient haben.

Die energetische Resonanz ist eben nicht mehr da wenn der eine oder der andere sich verändert hat, dann zieht man sich was anderes an. Es ist auch so ein Naturgesetz was von ganz alleine so abläuft, weil alles irgendwie von unserer Energie her gesteuert wird.
Benno selbst hat mir die Geschichte mit den zwei Helikoptern und dem Boot von Gott erzählt. Er sagte man könnte viel von anderen Menschen lernen. Damit hatte er wohl auch Recht.

Nachdem meine Freundschaft mit Benno zu Ende ging, lernte ich Zelko von Kroatien kennen. Dieser wurde ein guter Freund für die nächsten 15 Jahre. Es war wohl an der Zeit mein Herzchakra nun zu testen weil wenn einem geholfen wird muss oder sollte man anderen Menschen in Not dann auch helfen. Noch so ein Naturgesetz, mit einer Hand nehmen und mit der anderen Hand geben. Ich habe sehr viel von meiner Freundschaft mit Benno und Zelko gelernt.

Noch nie hatte ich einen Menschen gesehen der so voller Wut war und eine so tiefliegende Traurigkeit hatte wie Zelko und wie sich diese Gefühle letztendlich als Krankheiten und schlechtes Karma der Armut in ihm auswirkten. Ich versuchte ihm zu helfen aber er hatte taube Ohren. Leider. Manchmal kann man eben den Esel nur ans Wasser führen, man kann den Esel nicht zwingen zu trinken. Ich werde weiter beten aber manchmal kann man auch nichts machen.

Das Gebet und die Kraft des Gebetes haben mich nie im Stich gelassen.

In der Bibel steht geschrieben

Frag und Du wirst erhalten. Ask and you shall receive.

Keiner ist doch ganz alleine.

Fünfzehntes Kapitel:

Zelko aus Kroatien, ein Mann ohne Fortune & Cookies

Ich habe mich nun jeden Tag aufs Neue gefreut. Ich konnte es kaum verstehen das ich praktisch nur vor ein paar Monaten noch wie ein anderer Mensch war, gebrochen und ans Kreuz genagelt. Die Natur hatte es irgendwie geschafft mich wieder aufzurichten. Jeden Tag spürte ich mehr Lebensfreude, ich freute mich wenn ich die Kookaburra Vögel morgens hörte. Auch genoss ich die vielen wunderschönen Strände, die Parotts die man fast überall sah, die bunten Rosellas und Lorikeets, die wir teilweise von unserer großen Terrasse aus fütterten.

Mein süßer kleiner Sohn der immer so liebevoll seine Ärmchen um meinen Hals schwang war jedoch meine grösste Freude. Danna gab es noch Mr. Tree unten auf meiner Terasse, der große Eukalyptus-Baum der sich teilweise wie die Arme Gottes anfühlte wenn ich drunter sass, Arme ausgestreckt in Form von Aesten die mich auch wieder aufrichteten in dem sie mir wunderbare Energie gaben. Die tollen blauen Jacaranda Bäume unten am Zaun waren auch ein Genuss. Es gab doch so viel Schönes in der Welt, nur musste man es auch sehen und genießen können

Das Rauschen des Meeres empfand ich auch immer als besonders angenehm und war natürlich auch nicht zu überhören. Es war wie eine himmlische Musik für mein angeknackstes Nervensystem und meine angeknackste Seele. Zu dieser Zeit fing ich an über die Energie Medizin zu lesen und fand heraus, dass unser gesamtes Nervensystem auch durch angenehme Geräusche (Sounds) beeinflusst werden kann. Ich liebte es mit dem Rauschen des Meeres abends einzuschlafen. Durch das Fenster im Dach meines Schlafzimmers konnte ich den Sternenhimmel auch jeden Abend bewundern. Es war einfach himmlisch, Sterne, Mond und Meeresrauschen zum Einschlafen.

In einem Buch von Diana Cooper und Kathy Crosswell (Keys to the Universe) las ich Jahre später das der Mensch selbst war ja auch wie Musik ist, das hatte damals der griechische Gott Apollo auch schon verkündet, er selbst wurde auch öfters mit einer Lyra gesehen. Zusammen mit den universellen Meistern Fekorm welcher mit Heda und Thot arbeitet verkündeten diese damals auch schon das die Musik die gesamten Zellen in unserem Körper beeinflussen kann (positiv bei guter Musik, negativ bei schlechter Musik).

So kann der gesamte Körper in Harmonie und Frieden geraten oder je nach Musik in Unfrieden, Aggression und evtl. auch Krankheit.

Es war ein einziges Konzert in unserem Körper da jedes Organ und jede Zelle irgendwie sein eigenes Liedchen, seinen eigenen Ton verkündete, ein Liedchen von Traurigkeit, wie das bei mir war damals nach meiner Scheidung, mit viel Sorge und wenig Geld als alleinstehende Mutter in Australien, oder ein Liedchen von Zufriedenheit und Glück. Das beeinflusste unsere Gesundheit und unser Wohlbefinden sehr. Es beeinflusste auch was wir in der Zukunft anziehen würden, wenn wir es gut haben und glücklich sind ziehen wir davon mehr an, wenn es uns mies geht und wir sind unglücklich ziehen wir davon leider dann auch mehr an.

Es war allerhöchste Zeit mich an all das Gelernte zu erinnern un dies auch in die Tat umzusetzen. Alles existiert ja noch, encoded beyond Space and Time, da wo sich alles registriert, da wo Zukunft und Vergangenheit zusammenlaufen und da wo es nie ein Ende geben wird, vielleicht nennt man es die Ewigkeit. Das ganze hatte auch irgendwas mit den Pyramiden zu tun, das war mir zu dieser Zeit jedoch noch viel zu kompliziert. Informationen, die richtigen Informationen und wie man mit Wasser heilen kann interssierte mich ganz besonders. Immerhin brachte Apollo auch die Informationen über das Sternensystem und insbesondere die Heilkraft des Wassers mit von den Zeiten von Atlantis. Auch lehrte er die männlichen und femininen Aspekte die jeder Mensch in sich hat zu balanzieren.

Nun ging es mir erst einmal darum herauszufinden warum manche Menschen immer nur die gleiche Leier spielten, nämlich die wie schlecht sie es haben oder hatten, und wie sehr sie ihre Existenz in diesem Leben hassten. Dies war z. B. im Falle Zelko so, für ihn war es fast eine Schande nun in Australien zu leben wenn es zu Hause, in diesem Falle in Kroatien, doch alles so viel schöner war. Ein ganz typischer Fall von *das Gras ist immer grüner auf der anderen Seite*, aber manche Menschen lernen dies leider nie. Zelko war das typische Beispiel hierfür und wie diese Unbereitschaft zur Veränderung oder der nicht vorhandenen mentalen Flexibilität auch neue Informationen anzunehmen zu schweren Krankheiten führen konnte. Das habe ich von Zelko gezeigt bekommen. Noch ein Beispiel von Schatten und Licht Dynamik.

Ich war nun voller Lebensfreude, neuer Kreativität und Energie und wirkte auf viele Menschen wie ein Brunnen der so vor sich hinplätscherte und glückliche Tropfen von Happy Water versprühte auf alle die mit diesem Brunnen in Berührung kamen. Terrigal war sehr heilsam und hat mich in relativ kurzer Zeit total hochgehoben und umgewandelt (in Giordano words). Mir war als schwebte ich hier auf einer weißen Feder oder Wolke durchs Leben, teilweise fühlte ich mich wie auf einem unsichtbaren Teppich. Marco war fast ganz vergessen und meinem gebrochenen Herzen ging es auch fast täglich besser.

Wie üblich landete ich auch heute wieder im Café Aromas an der Straßenecke in Terrigal um einen Cappuccino zu trinken und einen Blaubeeren Muffin zu essen. Als Belohnung für die harte Arbeit, weil es ganz schön anstrengend ist den riesenlangen Strand von Terrigal nach Forresters Beach rauf- und runter zulaufen. Nach einer Weile jedoch wird der Spaziergang am Meer zu einer Art Meditation. Man ist von der Natur, dem Meer, der Luft so berauscht das man die notwendige Energie hat diesen langen Weg zu meistern. Oft sah man auch Delphine, wie sie herumsprangen weiter draussen im Pacific und Pelikane flogen teilweise durch die Luft wie kleine Helikopters.

Ich war dort im Café Aromas als ich Zelko kennenlernte. Er saß öfters am Nebentisch und wirkte immer recht alleine und ein wenig traurig. Ich sah sehr oft die großen Touristenbusse in Terrigal stehen. Zelko fiel mir schon Wochen zuvor auf, er war auch öfters dort im Café und immer rauchte er sehr viele von diesen selbstgedrehten Zigaretten. Es regte mich auf dieser Gestank der Zigaretten. Einer der schönen, großen weißen Touristen Busse war seiner bzw. er fuhr diesen Bus. Auch an diesem Tag war er wiedermal dabei nach Sydney zu fahren und eine Gruppe japanischer oder chinesischer Touristen in die Blue Mountains zu bringen.

Zelko war mir von Anfang an sympathisch, wahrscheinlich weil er älter war als ich und mich irgendwie an meinen Vater erinnerte, der rauchte auch viel und scheinte ebenso traurig und alleine zu sein. Es war eine Dynamik der Attraktion und Anziehungskraft die ich nicht so recht aussortieren konnte zu dieser Zeit, ob sie gut oder schlecht für mich war. Zelko machte irgendwie immer einen stillen und traurigen Eindruck auf mich, das hatte er definitiv mit meinem Vater in common (in common ist englisch und bedeutet das man etwas mit einer anderen Person gemeinsam hat).

Zelko hatte auch kaum Freunde, er war ein Loner der nur für seine Familie lebte (in diesem Falle seine Kinder und deren Offspring). Das war mein Vater auch, mein Vater sagte immer *meine Familie ist mir genug, Freunde brauche ich nicht*. Er meinte, dass Freunde reinste Zeitverschwendung sind und dass man sich um seine Familie kümmern sollte. Wie er sich um mich kümmerte werde ich nie vergessen, er schlug mich oft weil ich nicht als Junge auf die Welt gekommen bin. Oft liess er an mir seine gesamte Frustration aus.

Einmal brachte Zelko mir eine ganze Tüte von Fortune Cookies zum Café Aromas mit, die hatte er wohl von einer Chinesischen Touristin geschenkt bekommen, Auf dem Fortune Cookie welches ich aufmachte stand sowas wie *Auch wenn die Tage im Flug zu vergehen scheinen, vergesse nicht was jeder Tag dir gebracht hat*, bei Zelko stand einfach nur drauf *Eins und Eins ist Zwei.* Das sollte man auch erstmal verstehen. Zelko hatte wahrscheinlich keinerlei Öffnung die sacred Geometrie des Universums zu verstehen. Zwei ist auch eine christliche Nummer und vielleicht war das ein Zeichen.

Eins könnte für neuer Anfang stehen, vielleicht mit der Hilfe Gottes, und elf ist eine Meister Nummer, vielleicht um Meister über sein Leben und seiner Energie in diesem Leben zu werden oder das ein Lichtmeister beiseite steht um zu helfen dies zu erreichen.

Während ich mir über die Nachrichten auf den Fortune Cookies den Kopf zerbrach, drehte Zelko schon wieder zwei neue Zigaretten. Das war so seine Priorität. Vielleicht hatte ihn die Zwei auf dem Fortune Cookie dazu motiviert mehr Zigaretten zu drehen. In meinem Kopf liefen sämtliche Zahlen der Numerologie ab, was für ein Unterschied wie zwei Menschen auf die gleiche Nachricht bzw. Information reagieren können.

Zelko kam von Kroatien und hatte dicke, dunkle buschige Augenbrauen, wie mein Vater auch hatte. Ich mochte ihn, sein Gesicht gefiel mir irgendwie auch und er erweckte eine Sehnsucht nach meinem Vater in mir. Ich vermisste einen Vater und Zelko war sauber und hatte eine reine Weste, das konnte man auch sofort sehen.

Er war auch ein herzensguter Mensch, zu gut vielleicht für eine Welt die nur auf Abzocke und Ausnützerei aus war. Wenn ich Zelko so anguckte wusste ich sofort dieser Mensch ist auch irgendwie ans Kreuz genagelt worden, so traurig wie der aussah, und vielleicht war es diese Schatten-Licht- und Spiegel Dynamik die uns zusammenbrachte. Ich wollte ihm einfach nur helfen weil vor ein paar Monaten sass ich auch noch so traurig, gebrochen und ans Kreuz genagelt da. Ich konnte mich noch sehr gut an die Traurigkeit und Verlorenheit erinnern die ich tief in meinem inneren spürte, nach meiner Scheidung und nach meiner Trennung von Marco.

Ich fing damals an irgendwie das Energiefeld und die Aura von anderen Menschen zu lesen. Ich wusste deren Geschichte und teilweise auch deren Krankheiten schon ehe sie mir überhaupt irgendwas von sich erzählten. Wann dies anfing weiß ich nicht mehr so genau aber als Zelko mich dann irgendwann ansprach und mir erzählte das ihm seine australische Frau vor ein paar Wochen mit einem älteren Mann abgehauen ist, war mir diese Vermutung ja bestätigt worden. Zelko war total auf dem Kreuz genagelt und hatte keinerlei Ahnung wie er da wieder von runter kam.

Er sagte mir nur das seine Frau ihre spirituellen Fähigkeiten und Seiten entdecken wollte, sie sogar anfing Tarotkarten zu lesen und jede Menge bunter Kristall Steine kaufte und im Haus verteilte. Zelko hasste nun auch alles was mit Spiritualität und Esoterik zu tun hatte. Ganz besonders hasste Zelko die Räucherstäbchen von SaiBaba weil diese Dame, Zelkos Noch-Ehefrau auch einige Ambitionen in Bezug auf SaiBaba entwickelt hatte und anfing für einen Trip nach Indien zu sparen. Zusammen mit ihrem neuen älteren Herrn sangen die nun gemeinsam Kirtan, spielten musikalische Instrumente und sangen auch noch in Sanskrit, einer Sprache die Zelko nun überhaupt nicht verstehen konnte und wollte. Es machte ihn alles nur noch ärgerlicher und nervöser und tat seiner Gesundheit nicht gut.

Das alles schien ihn förmlich verrückt zu machen, es war eben eine Welt die er nicht verstehen wollte und nicht verstehen konnte. Der Abstand zu seiner Frau wurde immer größer, seine Wut im Bauch auch. Sein Bauch wurde auch immer größer, voll mit dieser angestauten Wut die er nicht loswerden konnte. Irgendwie hatte ich immer das Gefühl irgendwann platzt dieser Mann mal. Das gemeinsame Haus in Sydney mußte verkauft werden, das Geld wurde geteilt, und seine zwei Söhne waren Gott sei Dank schon groß genug das sie damit zurechtkamen. Der jüngere Sohn lebte einige Jahre mit Zelko auf einer Farm in Terrigal.

Mir fiel auf das Zelko keinerlei Emotionen zeigte, er sagte immer nur, ach, ist doch ganz einfach, wenn sie weg will soll sie doch gehen. Damit war für ihn anscheinend die Sache erledigt. Er schien nach aussen hin steinhart darüber zu sein, jedoch fing sein Körper innerlich an eine ganz andere Sprache zu sprechen über seine wahren Gefühle, die nämlich die er sich nicht erlaubte zu haben. Es ging hier um seine emotionalen Verletzungen weil er mit dieser australischen Dame zwei wunderbare Söhne hatte die er über alles liebte. Auch hatten sie eine relativ lange Vergangenheit als Familie mit Liebe und Zufriedenheit zusammen. Wie kann man sowas heilen, sicherlich nicht mit den Worten und der Einstellung die Zelko benutzte (ach, wenn sie weg will, soll sie doch gehen.) Das funktioniert nie und nimmer.

Leider wurde er kurz darauf auch sehr krank. Der totale Zusammenbruch seiner Familie und der Verkauf des geliebten Hauses in Sydney welches sie sich liebevoll zusammen aufgebaut hatten und wo sie einst doch so glücklich waren, das alles konnte Zelko nicht verstehen und erst gar nicht verkraften. Im Leben kann man eben diese Gefühle nicht auf Dauer einfach nur wegdrücken als seien sie nicht da, sie kommen dann in einer anderen Form zum Vorschein. Meistens als Krankheit, oft ist das Herz betroffen, so auch im Falle Zelko.

Es dauerte dann auch nicht mehr lange bis ich erfuhr das Zelko im Krankenhaus war. Er erlitt einen Herzanfall und musste eine Operation über sich ergehen lassen. Er war über 8 Wochen arbeitsunfähig und seinen Job als Busfahrer hatte er leider nun auch noch verloren. Die suchten sich einfach jemand anders. Busfahrer gab es wohl jede Menge und waren einfach zu ersetzen in einer Welt wo Menschen nichts mehr bedeuten. Noch nie hatte mir ein Mensch so leit getan wie Zelko nachdem er auch noch seinen Job verlor, den er über alles liebte und was im Grunde genommen sein ganzer Stolz war. Das war dann auch der letzte Nagel in seinem Kreuz und sicherlich der, der ihn ins frühe Grab brachte.

Er war nun auch auf Geld vom Staat angewiesen und fühlte sich als Versager da er nun krank, ohne Job, ohne Einkommen und ohne seine geliebte Familie war. Ein Unglück kommt wirklich selten allein, daher ist es um so wichtiger positiv zu bleiben, auch wenn Dinge noch so schlecht für einen stehen. Mir wurde dadurch auch die Anziehungskraft von Negativ zu Negativem und Positiv zu Positivem noch viel bewusster.

Zelko vermisste die geliebten Touristen von denen er mir immer so viel erzählte und es war wirklich der Anfang vom Ende für ihn das er seinen Job nun auch noch verloren hatte. Seine geliebten Söhne schienen auch mehr Interesse am anderen Geschlecht zu haben als ihrem eigenen Vater nun zu helfen. Diese brachten praktisch ein Baby nach dem anderen auf die Welt ohne das sie es sich so richtig leisten konnten. Sie machten genau das gleiche was der Vater damals machte, Zelko, viel zu jung heiraten, die erste Frau oder das erste Mädchen was sie dachten wäre die große Liebe und Kinder in die Welt setzen ehe man selbst überhaupt erwachsen geworden ist. Es war als könnte man es kaum erwarten Vater zu werden und Mann im Hause zu sein aber für wie lange geht das gut?

Das war es dann…Ja, Zelko lieferte mir das beste Beispiel von der Tatsache das ein Unglück selten alleine kommt weil wenn die Energie und unsere Gefühlswelt einmal im Keller ist ziehen wir andere schlechte Situationen an. Das ist eben auch eine Tatsache die man wissen sollte.

Man kann Nägel für sein Kreuz anziehen, so wie Zelko es tat und dieses Kreuz wurde dann auch immer schwerer. Man kann aber auch weisse Wolken, einen magischen Teppich und vielleicht noch eine goldene Aladin Lampe anziehen welches einen höher bringt und womit man im Leben eben weiterkommt. Alles hatte mit Wissen und Informationen zu tun, es war wie Alchemie, für mich hatte Alchemie weniger mit dem Schmelzen von Metallen zu tun sondern mehr mit dem Wissen und Mixen von universellen Energien und Gesetzen und wie man diese beherrschen und meistern kann. Auch hierzu brauchte man INFORMATIONEN.

Diese Informationen sind wie die roten und grünen Wässerchen in den Gläsern die man manchmal sieht auf den Fotos von den alten Alchemisten. Es hatte mit dem SCHWER-werden von Mensch zu tun, Sorgen machten einen auf die Dauer schwer und DAS RICHTIGE WISSEN und die richtigen INFORMATIONEN machten einen auf die Dauer LEICHT. Es hatte alles damit zu tun wie wir unsere Energien täglich benützen und wie wir die Probleme des täglichen Lebens meistern und welchen spirituellen Nutzen wir aus jedem Tag herausholen können in Form von positiven Informationen da jede schlechte bzw. negative Erfahrung auch etwas Positives zeigen will. So auch die Bedeutung des Wortes Disaster – Aster bedeutet, dass es von den Sternen kommt. Es ist sozusagen das Silverlining von allem was in unserem Leben so passiert. Das stand ja auch mehr oder weniger auf meinem Fortune Cookie drauf. Ich kapierte es, Zelko kapierte es wohl nicht.

Mit seiner Schluss– Aus – und Ende-Theorie und seinen Lieblingsworten 'Get Over it and move on' drückte Zelko alles in sich hinein, sicherlich ist er deshalb auch so dick und schwer geworden. Danach bekam er auch so viele gesundheitliche Probleme, dass er heute kaum noch gehen kann. Ich brauchte ihn nur anzugucken und wusste, dass er mit seiner Einstellung irgendwann einmal förmlich explodieren oder sehr krank werden würde. Wer so viel Wut im Bauch und gerade noch in seinem Herzen behält das konnte ja auf Dauer nicht gut gehen. Das ist alles negative Energie welches den Fluss gesunder Energie total blockiert. Die negative Energie sollte abgelassen und durch positive Energie ersetzt werden aber nicht bei Zelko, nein, dafür hatte er einen viel zu dicken Kopf und er hasste nun auch noch alles Spirituelle.

Deswegen hat er mir auch nie so richtig zugehört als ich ihm von der Verbindung unserer Gefühlswelt und unseren Emotionen mit unserem Körper erzählte. Er hat nur immer auf die Politik geschimpft, machte seine Kreuzworträtsel und er liebte seine Spiele auf dem Computer, so eine Art Kartenlegen. Noch nie hatte ich einen Menschen gesehen der so lebendig begraben war wie Zelko. Es dauerte dann auch nicht mehr lange bis er mit Lungenkrebs diagnostiziert wurde obwohl er das Rauchen schon nach seiner Herzoperation vor vielen Jahren aufgegeben hatte. Die Lunge hat ja sehr viel mit Emotionen zu tun und speichert dort auch Traurigkeit und Depressionen ab. Also Lungenkrebs muss nicht immer nur vom Rauchen kommen. Nachdem ich Zelko kennenlernte wurden mir diese ganzen meta-physikalischen Zusammenhänge von Gefühlen und Krankheiten noch bewusster.

Vielleicht war dies der Grund für unser Zusammenkommen, es war weder gut noch schlecht, ich musste ihn einfach lesen und verstehen lernen. Leider kam jedoch für ihn nicht viel dabei raus, er hatte diesbezüglich keinerlei Resonanz und keinerlei Antenne zu meinen Fähigkeiten.

Er hatte sich mittlerweile so viele Blockaden selbst gegeben und die wollte er anscheinend auch behalten. Da konnte ich leider auch nichts dran ändern. Zum Verzeihen war er leider auch nicht bereit. Dabei ist das Verzeihen (Forgiveness) so wichtig auf dem Weg unserer Heilung.

So lernte ich von einem Kurs in Medical Intuition mit Caroline Myss und Dr. Norman Shealy, dass sich einmal eine sehr kranke Frau von ihrer rheumatischen Arthritis geheilt hat. Dies geschah nur nachdem sie endlich ihrem Ehemann für irgendetwas was vor vielen Jahren geschah verziehen hatte. Endlich verstand sie warum der Ehemann damals etwas nicht tat was sie von ihm erwartete. Praktisch mit gleicher Zeit von dem Verstehen und der Verzeihung ging ihre Krankheit weg. Zelko war weder zum Verstehen noch zum Verzeihen bereit, und da kam ich auch nicht weiter mit ihm. Unser Körper ist immer unser Feedbacksystem von unseren Gefühlen (Emotionen).

Vielleicht ist das mit Männergefühlen etwas anders und man will einfach abschalten von dem was passiert ist und was Neues kommen lassen. Sicherlich ist niemand auf diese Probleme die Zelko hatte scharf, wer mag Schmerz schon gerne aber das Wegdrücken so wie Zelko es tat war natürlich auch ganz falsch. Diese Schluss-Aus + Ende Einstellung funktioniert einfach auf Dauer nicht. Der Körper spielt da einfach nicht mit. Ich fing an mich für Energie- und Vibrationale Multi- Resonanz Medizin zu interessieren.

Mein Vater hatte auch die Probleme mit dem Herzinfarkt, er war ja auch immer gemein zu mir und hatte vom Krieg her natürlich auch jede Menge hässlicher Gefühle, Wunden, Horror Erinnerungen und schlechte Emotionen zu verarbeiten. Gab es dort eine Verbindung? Zelko trug auch diese hässliche Kriegsenergie noch in seinem Körper, in seiner Seele und in seinem morphischen Feld weil so viel Schlechtes in und um sein geliebtes Land Kroatien passiert ist. All dies war in seinem Energiefeld gespeichert, auch der schreckliche Tod seines Lieblingsbruders in Kroatien der dem Krieg auf tragischerweise zum Opfer fiel.

Wann kapieren die Menschen es endlich das diese schrecklichen Taten und Kriege sich auch in unseren Feldern negativ registrieren. Wir müssen damit endlich aufhören weil wir auf holographischer Weise alle miteinander vernetzt sind. Um dies zu verstehen benötigt man jedoch auch die notwendige Intelligenz und vor allen Dingen die richtigen Informationen und um diese richtig zu empfangen und richtig anzuwenden sollte man auch gewisse Teile der Religion neu einordnen.

Zelko hatte immer ein Bild von Jesus in seiner Tasche, sogar an seinem Hals hing das silberne Kreuz mit dem Jesus drauf an einer starken silbernen Kette die seinen Hals förmlich abzuwürgen schien. Der Hals nämlich wurde immer dicker, die Kette wurde jedoch nicht länger. Zelko hatte jede Menge negativer Energie vor und hinter seinem Hals Chakra und die wusste er auch nicht loszuwerden denn dazu muss man was dran tun.

Diese Kette zeigte auch den Anhänger Waage, dies war sein Sternzeichen. Die Kette schien ihn fast zu erwürgen da sie sich immer enger um seinen zunehmend dickeren Hals schnürte, es war ein Geschenk von seiner geliebten Frau damals wo er noch jung und leicht war. Er nahm diese Kette nie ab. Ich dachte immer, irgendwann wird diese Kette ihn noch erwürgen.

An seinen Wänden in seinem kleinen gemieteten Studio in Saratoga hingen auch viele Bilder von Jesus, aber der konnte ihm in seiner Not auch nicht helfen. Vielleicht ja hatte er mich geschickt, man könnte es vergleichen wie mit dem Ertränkenden der auf dem Dach seines Hauses saß und gerettet werden wollte von den Wellen der großen Flut. Ihm wurde ein Helikopter geschickt und ein Boot, aber er sah es einfach nicht, klagte nur warum Gott ihn verlassen und vergessen hatte.

Gott arbeitet immer durch und vor allem mit Menschen, das sah Zelko leider auch nicht, genau wie der auf dem Dach sitzende Mann der den Helikopter nicht als Rettung Gottes sah sondern solange auf dem Dach saß bis das Flut-Wasser ihn förmlich wegriss. Einmal sollte bei jedem Menschen mal der Groschen fallen. Zelko würde seine Kette auch solange um seinen Hals lassen bis sie ihn förmlich ersticken ließe. Mir fiel nur wieder dieser Satz ein

Es ist genau so wichtig spirituell wie physical zu sein

Konnten unsere Gefühle und Emotionen unseren Körper krank und/oder gesund machen?

Zelko war zu dieser Zeit ungefähr so spirituell wie eine grüne Maus. Da es grüne Mause nicht gibt (noch nicht jedenfalls) und Mäuse auch nicht spirituell sind (jedenfalls nicht das ich wüsste) konnte ich auch mit Zelko nie über Spirituelles reden und wie sich unsere Gefühle und Emotionen als schöne oder hässliche Kristall Bildungen in unserem Körper (Matrix), der ja hauptsächlich aus Wasser besteht, bilden. Er wurde dann immer nur ganz ärgerlich und gab dem Spirituellen und den Kristallen die Schuld an seiner gescheiterten Ehe. In diesem Moment bildete er mit all seiner Wut seine Krebszellen in seinem eigenen Körper.

Der Japaner Masaru Emoto schrieb Jahre später darüber ein Buch (u. a. *The Hidden Messages in Water* und *The Secred Life of Water*) und da kann man diese Wasser Kristall Bilder genau sehen. Für Zelko jedoch war dies zu der Zeit alles nur Quatsch und eine Selbstsuche der Frauen nach Verwirklichung. Ist ja auch kein Wunder das Zelko nie an den großen Preis geriet.

Er hatte einfach die falsche Einstellung und war auch nicht flexible zu einer positiven Veränderung die ich ihm anbot. Ich hatte es ja kurz zuvor selbst erlebt (bis auf den Krieg) aber leider kann man auch nicht jedem helfen, das stand ja auch schon in der Bibel, dass man seine Perlen nicht vor die Säue werfen soll. Oder wie war das gemeint?

Meine Freundschaft mit Zelko verlief dann irgendwann im Sand, so wie unsere Fuss spuren als wir noch nebeneinander am Strand von Terrigal rauf und runterliefen. Alles geht einmal zu Ende jedoch dachte ich. Ich war anders als mein Vater, ich liebte es Freunde zu haben. Ich vermisse Zelko heute noch.

Sechszehntes Kapitel: Das Leben ist Kampf – Sieg

Meine Freundin Belinda vom Ashram ist in ihr süßes Cottage umgezogen welches im National Park von Killcare lag. Man konnte nicht ganz mit dem Auto bis dorthin fahren, ca. 25 m davor gab es einen kleinen Parkplatz für die Leute die dort wohnten und deren Besucher. Der Parkplatz war direkt am Wasser an einer Austernbank (man musste so aufpassen wenn man in der Dunkelheit fuhr). Es liefen jede Menge Bush Turkey's durch die Gegend, Possums, Lorekeets, Rosellas und Eulen. Auch war es abends total unheimlich dort langzulaufen. Ich tat es oft da Belinda nie Geld hatte und mich mindestens ein- bis zweimal pro Woche zum Essen einlied.

Natürlich wusste sie, dass ich unterwegs alles fürs Essen besorgen würde, einschließlich ein oder zwei Flaschen Wein. Meistens musste ich meinen roten Mazda MX 6 ganz unten an der Austernbank parken und etwas weiter zu ihrem Haus zurücklaufen. Die Parkplätze füllten sich um sieben von Leuten die in Sydney arbeiteten und dann nach Hause kamen. Dass es dort auch giftige Schlangen und Spinnen mit Todesbiss gab (die Redbacks z.B. und die hochgiftigen Funnelwebs) daran dachte ich gar nicht erst, ich wusste es aber. Ich half Belinda sehr gerne da ich ja auch viel Hilfe von Benno erhielt. Ich war der Ansicht, dass der liebe Gott uns zwei Arme gegeben hatte, eine zum Nehmen und eine zum Geben. So nahm ich von Benno und gab an Belinda und ihre drei Kinder weiter.

Es war die reinste Natur Pur hier und Belinda brauchte das auch nach alledem was sie durchgemacht hatte mit ihrem Ex. Dieser kam ursprünglich aus Irland und leider wusste er nicht wann er mit dem Guinnesstrinken aufhören sollte. Er war jeden Abend so sturzbesoffen das er Belinda ständig die Bude vollkotzte und ihr auch ansonsten das Leben nur zur Hölle machte. Respekt hatte dieser Mensch nicht, nicht vor sich selbst und schon gar nicht vor Belinda oder sonst einem. Wahrscheinlich hatte er auch keine Ahnung von den Chakren und die Aufgaben des Lebens die damit verbunden waren.

Als Belinda dann irgendwann die Nase voll hatte von ihrem Leben mit dem besoffenen Ehemann schnappte sie sich praktisch von einen Tag auf den anderen die Kinder und ist weg, danach gab es dann auch erstmal kein Geld mehr. Ihre Aussichten sich für die nächsten Jahre als alleinstehende Mutter mit drei Kindern durchzuschlagen und sich mit ihrem Noch-Ehemann herumzuplagen waren absolut miserabel. Sie hatte ein hartes Leben zu bewältigen. Momentan brauchte sie erstmal diese Ruhe hier in diesem Cottage welches sie relativ billig mieten konnte. Es war ein Escape weil hier in Killcare mit den Eulen und den Bushturkeys war es wie in einem Fantasie-Land. Die richtige Welt blieb draußen, weit weg. So dachte sie jedenfalls.

Zu ihrer Mutter hatte Belinda auch ein ganz komisches Verhältnis. Fast als wären sie Feinde (fast so wie mit meinem Vater und mir, nur die Rollen vertauscht). Die Mutter half Belinda auch finanziell nicht (obwohl sie eigentlich sehr reich war, ihr zweiter Ehemann war relativ reich). Die besaßen ein wunderschönes Haus in Killcare in dem Belinda anfangs für eine zeitlang wohnen durfte, ehe sie in das Cottage einziehen musste.

Dann jedoch wurde Belinda von ihrer eigenen Mutter aus diesem Haus rausgeschmissen mitsamt der Kinder da sie, die Mutter, eifersüchtig auf ihre eigene Tochter wurde. Anscheinend hatte der reiche Mann der Mutter gesagt das Belinda sehr attraktiv ist und da ist sie schon ausgerastet. Die Mutter flippte sozusagen total aus. Ich fand das ganze alles so lächerlich und eigentlich mehr traurig als lächerlich weil die Mutter von Belinda wohl auch ihre Probleme mit ihrer inneren Unsicherheit (Chakra 3) hatte. Sie wurde relativ schnell richtig aggressiv, aus lauter innerer Unsicherheit heraus. Das ist eine Schattenseite von Chakra 3, wenn sie nicht in Balanze ist. Auf einmal sah sie die eigene Tochter als eine Bedrohung. Da die Mutter auch nicht in Besitz ihrer vierten Chakra (Herz chakra) war teilte sie leider meine Meinung von Nehmen und Geben nicht. Sie behielt alles nur für sich und hatte ihren Spass mit dem Angeben was sie sich alles leisten konnten. So lebte sie ihre Schattenseiten voll aus ohne Rücksicht auf Verlust. Die Kinder schienen ihr auch relativ egal zu sein. Alles musste sich um sie drehen.

Die Tatsache, dass sie mit ihrem Rausschmiss auch noch drei kleine Kinder mitbestrafte bedachte sie gar nicht mehr. Die emotionalen Gefühle der Eifersucht gingen über alles. Leider kommen viele Menschen gar nicht und nimmer in das Herchakra, viele bleiben bei Chakra 1 und 2 hängen. Für mich war Chakra 3 auch ganz schwer zu bewältigen aber nur wenn man sich selbst ehrt, respektiert und liebt kann man ohne Eifersucht auch andere Menschen lieben und muss nicht so enden wie diese Frau die ihre eigene Tochter mitsamt der drei kleinen Kinder vor die Türe setzte. Das alles kommt von inneren Unsicherheiten über die eigene Person. Was für eine Oma.

Man sollte sich irgendwann von seiner Familie trennen wenn es solche Schwierigkeiten gibt. Trennen in einem gesunden Maas, natürlich sollte man ein nettes Verhältnis mit der Familie haben, man muss jedoch darauf achten das die Familie auch respektiert das man ein eigenständiger Mensch geworden ist mit einer eigenen Familie, welches auch respektiert und anerkannt werden sollte.

Leider machen viele Eltern den Fehler, dass sie ihre Kinder zu viel und viel zu lange dominieren, manipulieren oder sich einmischen wollen. Ich habe damals mal mit einem spanischen Friseur in Sydney gearbeitet, seine Mutter war total eifersüchtig auf seine Freundinnen. Mir tat dieser Mann total leid. Seine Mutter betrachtete ihn als ihr Eigentum, deswegen war er auch immer noch Single. Wenn er dann mal eine Freundin hätte würde es wahrscheinlich auch nicht lange gut gehen, so eine gestörte Mutter-Sohn Energie verursacht dann meistens auch das diese Söhne oder Töchter auch nur eine zeitlang mit ein und derselben Person zusammen sind. Die Dynamiken einer unsicheren und eifersüchtigen Mutter oder Vater lassen es einfach nicht zu. Es ist eine total ungesunde Dynamik und eigentlich ja auch keine richtige Liebe, da man ja irgendwie dem Kind ein eigenständiges Leben nicht so ganz erlaubt. Man sollte mal bewusst darauf achten, es kann sehr viel kaputtmachen, die Seele kann dabei ganz krank werden.

Wie wenig manche Menschen doch die Kontrolle über ihr eigenes Leben haben, dachte ich noch so. Eine winzige Kleinigkeit passiert, Belinda hatte ja im Grunde genommen nichts damit zu tun, und diese Mutter explodiert. Im nächsten Moment ist Belinda's ganzes Leben im totalen Chaos. Dabei wäre es doch viel besser nach dem Grund zu forschen. Warum fühlte sich die Mutter auf einmal so bedroht von der eigenen Tochter? Warum fühlte sie sich mit der Liebe ihres Mannes so unsicher oder war es ihre eigene Unsicherheit die hier zum Vorschein kam? Belinda war dann sehr lange nicht mehr bei ihr willkommen.

Die Mutter war auch der Meinung das man sich selbst helfen muss und nicht ständig auf die Hilfe einer Mutter oder sonstiger Person angewiesen sein sollte, oder wie im Falle ihrer Tochter auf Centrelink, also Unterstützung vom Staat. Ist eigentlich ja auch eine gute Einstellung, weil irgendwann sollten die Kinder ihre eigenen Erfahrungen aussortieren und dafür gerade stehen. Als Mutter will man ja auch irgendwann mal fertig sein und sich nicht mehr verantwortlich fühlen für alles was die Kinder so anrichten. Genau so war es jedenfalls mit Belinda's Mutter. Das war ihre Einstellung und um ehrlich zu sein kann ich sie auch versehen. Sie wollte mit all den Problemen ihrer Tochter nichts mehr zu tun haben. Sort out your own Mess, war ihre Einstellung. (Sortiere deine eigenen Probleme aus).

Der Gedanke das es eigentlich auch sehr schön sein kann wenn man in einer Situation ist in der man helfen könnte kam ihr gar nicht bzw. verschwand total durch ihre blöde Eifersucht und ihre Unsicherheit.

Auf einmal wurde viel Geld für Botox, Liposuktion und Reisen overseas ausgegeben. Sie schickte dann auch noch Postkarten an ihre Tochter um anzugeben was sie sich alles leisten kann. Sie wollte ihr Geld definitiv nicht für Belinda und die Kinder ausgeben, wollte Belinda nicht etwas finanziell unter die Arme greifen oder mal die ein oder andere Rechnung für sie zu bezahlen, das tat ich dann. Belinda's Mutter wollte nur weit weg vom Feind und den eigenen Problemen, damit sie die möglichst nicht sah und alles so heile in ihrer unheilen Welt blieb. Deswegen auch die teuren Reisen. Das sie im Grunde genommen vor sich selbst und ihrem Schatten (Nemesis) weglief war ihr leider auch nicht bewusst.

Die Postkarten kamen von überall auf der Welt. Es war fast wie eine Bestrafung. Als wollte die Mutter sagen *schau mal was ich mir alles leisten kann und uns geht es so gut?* Ja, das war Belinda's Mutter. Traurig aber wahr. Die Schattenseiten von Chakra 1, 2 und 3 konnte man deutlich erkennen. Es dauerte dann auch nicht allzulange bis die Mutter sehr krank wurde. Ich denke sie hat Leukaemie bekommen.

Ich hatte mal in einem Buch von Caroline Myss gelesen das Leukaemie auch eine hedonistische Krankheit ist. Ich lernte das man jedes Chakra, jedes Lichtrad positiv lenken und beeinflussen muss sonst kann es auch fatale Folgen haben und zu Krankheiten führen. Es wurde mir auch bewusst, das Farben und Chakren Energien mit bestimmten Aufgaben im Leben und sogar mit psychologischen Aspekten zu tun haben. Eine Art von Farben- und Vibrations-Psychologie. Weil gelbe Menschen waren doch ganz anders als blaue.

Ich hatte ja schon im Kapitel 12 über Lichträder geschrieben. Hier nochmals zur Erinnerung und zutreffend für die Mutter von Belinda, wo ganz offensichtlich die Chakren nicht in den Harmonien des Lichtes vibrierten sondern in denen der Dunkelheit.

Dieses trifft für das erste Chakra zu:

Nicht in Harmonie:

Keine Verbindung zur Natur oder auf diese zu vertrauen, man konzentriert sich hauptsächlich auf die Ansammlung von materiellen Werten.

Man hat ein großes Bedürfnis seine eigenen Wünsche und Bedürfnisse immer zuerst zu erfüllen und zu befriedigen.

Dies trifft für das zweite Chakra zu:

Nicht in Harmonie.

Unbeständig und unsicher in sexuellen und emotionalen Angelegenheiten. Man kann seine wahren Gefühle nicht ausdrücken und unterdrückt natürliche Bedürfnisse.

Für Belinda war jeder Tag ein Kampf ums Überleben. Wehe wenn mal was am Auto kaputt ging, dann war das totale Chaos. Ja, wie hieß es noch so schön als mir mal jemand in mein Poesie-Album schrieb

DAS LEBEN IST KAMPF – SIEG ...

Immer wieder stellte ich das auch fest. Immer wieder und jeden Tag aufs Neue müssen wir unser Leben besiegen. Wer hat schon Lust jeden Tag zu kämpfen? Irgendwie ergab das auch keinen Sinn. Das Leben sollte doch Spaß machen so das man es auch genießen konnte, oder?
Belinda's Kampf sah so aus:

Der Ex Mann von ihr tat alles um ihr das Leben so schwer wie möglich zu machen und nichts um ihr und seinen drei noch kleinen Kindern zu helfen. Ich konnte es einfach nicht verstehen warum die Männer so bitterböse, frustriert und gemein sein konnten zu ihren eigenen Kindern. Aber ich kannte das ja schon wie gemein und rachsüchtig sehr viele Männer hier waren von den Stories die ich in Terrigal von den vielen alleinstehenden Müttern gehört hatte. Diese Männer waren auch nicht unbedingt Australier. Sie kamen teilweise auch aus anderen Ländern und waren eingewandert. Belinda's Ex wie gesagt kam von Irland. Er schrieb ihr seitenlange Hassbriefe und Jahre später versuchte er das Sorgerecht für die drei Kinder zu bekommen.

Die Kinder wollten gar nicht mit dem Vater leben, er war entweder auf der Arbeit oder trank Guiness Bier. Ansonsten war er ja nur gemein zu denen, zumindest die letzten Monate seitdem Belinda weg ist. Aber es war wohl der Ego des Mannes der es nicht ertragen konnte, diese Runde verloren zu haben. So musste sich Belinda damit auch noch herumplagen. Es war die reinste Hölle für Belinda und die drei Kinder, sie mussten alle vors Familiengericht. Er verlor, zumindest das war ein Sieg für sie. Keiner dieser Männer war auch nur in der Nähe vom Herzchakra, die Frauen oft aber auch nicht weil die Männer ja die Spiegel und die Schatten waren und mit den Frauen eine Resonanz hatten. Mir taten nur immer die Kinder so leid, aber die hatten wohl ihre eigenen Gründe in dieser Familie zu sein und wohl auch eine Rolle zu spielen. Ja, die Sache mit NEMESIS? Diese Schatten/Spiegel Psychologie ist sehr interessant?

Mein Kampf vor dem Familien Gericht in Sydney ging leider nicht so gut aus wie Belinda's. Ich verlor das Sorgerecht für meinen Sohn. Mein Ex-Mann hatte zwischenzeitlich wieder geheiratet. Der Richter entschied wo mein kleiner Sohn von nun an aufwachsen sollte. Wieder brach meine heile Welt zusammen und die Nägel für mein Kreuz welches ich gerade losgeworden war sammelten sich auch schon wieder an, langsam aber sicher.

Man sagt die meisten Menschen bekommen so ihre drei Kreuze im Leben. Das war sicherlich mein drittes und schwerstes Kreuz, eines welches ich auch so schnell nicht wieder loswerden konnte. Es war mein Kind und diese Wunde saß nun ersteinmal ganz nah und ganz tief in meinem Herzen. Um diese Wunde loszuwerden brauchte ich den zweiten Teil meines Buches. Das dauerte lange bis ich damit fertig war.

DAS GEHEIMNIS DER BLAUEN PERLE Teil II

Erstes Kapitel:

Adam und Eva – Karma im Garten von Eden und das Präfrontale Lobe

Das Wort WARUM errang besondere Bedeutung in meinem Leben weil immer wieder schienen diese unerwarteten Disaster auf mich zu lauern, auch ging mir das Wort KARMA nicht mehr aus dem Kopf. Das Wort Dis-Aster bedeutet ja auch, dass etwas von den Sternen kommt. Irgendwo hatte ich einmal gelesen das alles was im Leben passiert auch was mit KARMA zu tun hat. Demnach haben wir das heutige Geschehen schon vor Jahren in Bewegung gesetzt. Wir haben praktisch in der Vergangenheit irgendwann einmal den Keim für das heute Geschehene gesäht.

So fing auch ich an meine Vergangenheit zu analysieren um nicht nur Antworten zu finden sondern auch Lösungen. Unsere Chakren und Energiefelder sind ja die Zentralen die alles gespeichert haben, sie hausen sozusagen unsere gesamte Vergangenheit, all die Informationen, gute Taten, schlechte Taten, dies bestimmt sozusagen unser etherisches Feld für unsere Zukunft. Man nennt es auch das Zero-Point-Field (ZPF). Ich war mir ganz sicher, dass es sowas wie eine hidden Order to things gab, eine versteckte Ordnung. Es gab eine Zusammengehörigkeit mit dem Grid und irgendwie war die gesamte Menschheit damit verbunden. Ja, vielleicht waren wir auch dieser Grid und der Grid war uns. Dass wir uns gegenseitig bekriegen und so viel Hass im Namen der Religion existierte machte schon lange keinen Sinn für mich. Da fallen mir zwei Quotations ein die ich ersteinmal auf Englisch schreibe:

There are no extra pieces in the Universe. Everyone is here because he or she has a place to fill, and every piece must fit itself into the big jigsaw puzzle. *- Deepak Chopra*

To see reality is as simple as to see one's face in a mirror. Only the mirror must be clear and true. A quiet mind, undistorted by desires and fears, free from ideas and opinions, clear on all the levels, is needed to reflect the reality. Be clear and quiet, alert and detached, all else will happen by itself. *- Sri Nisargadatta Maharaj, I AM THAT*

Deswegen ist auch nicht jeder Mensch gleichgestellt wenn er geboren wird. Die Qualität unserer Gedanken und ob wir gut oder böse waren bestimmt unser Zero-Point-Field, unseren etherischen Körper und das gesamte Feld um uns herum. Dieses Feld ist natürlich das A und O von Glück oder Unglück und bestimmt ob wir gute oder schlechte Dinge im Leben anziehen, man nennt es auch das Feld des puren Potentiales (Field of pure Potentiality) und Feld der unbegrenzten Möglichkeiten (Field of all Possibility). Ich denke ich war mit dem Aufräumen noch nicht ganz fertig.

Auch wollte ich unbedingt lernen wie man durch dieses ZPF also dem Feld des puren Potentiales sein Leben so gestalten konnte wie man es gerne hätte. Ich wollte alles Potential und alle Möglichkeiten erhalten mir diese Tatsache zum Nutzen zu machen.

All dies geschieht natürlich auch über INFORMATIONEN. Wir sind so eine Art Informations-Imprint von diesem Feld und dem Grid, eines Tages gehen wir zurück über in dieses Feld/Grid. Ich begann zu verstehen, dass es eine versteckte Realität gab. Viel später erst entdeckte ich das Buch Exploring the Hidden Infrastructure of Reality – The Grid von Marie D. Jones und Larry Flaxman (Hierophant Publishing). In this Book I read on Page 28

This Field (ZPF) is also self-regenerating, as discovered by physicist Hal Puthoff, who has extensively researched and worked with ZPF and the extraction of energy from the field. According to Puthoff's research, the field acts as a self-regenerating feedback loop across the cosmos, with fluctuations in the field waves driving the motion of sub-atomic particles. The motion of the particles in the universe in turn generate the ZPF, like a cat chasing its own tail. The field, then, can never be empty or run out of energy, for it is always feeding back into itself and creating new source energy that makes up all we know of as reality,both seen and unseen and yet to be seen.

Irgendwas war wohl mit meinem Zero-Point-Field nicht in Ordnung denn gerade die Tatsache, dass ich meinen kleinen Sohn nun zumindest erst einmal vorübergehend zu verlieren schien hatte vielleicht auch etwas mit meinem KARMA zu tun. Für alles was im Leben geschah, gab es irgendwie und irgendwo einen Verrechnungs- bzw. Gerechtigkeits-Ausgleich.

Es war Gottes größte Strafe und größte Lektion an mich und fast hätte ich dies nicht überlebt. Was hatte ich dazu beigetragen das es so gekommen ist? Das fragte ich mich fast jeden Tag, und so machte ich mich auf die Suche nach Antworten und Lösungen.

Irgendwas musste sich ändern weil ich eine Zukunft haben wollte die voll war mit Freude, Glück, Liebe und Zufriedenheit. Ich wollte keine Probleme mehr für meine Zukunft, also musste ich lernen meine Zukunft mit Gott und meinem Zero-Point-Feld besser zu gestalten. Hierzu musste ich auch durch den Garten von Eden und rate mal wen ich da traf?

Ich war auch nicht die einzige die bestraft wurde und etwas verlor. Filicity, eine relativ neue Freundin mit der ich immer schwimmen ging, war jahrelang eine allein erziehende Mutter, ohne Freund und ohne Mann. Eines Tages dann lernte sie einen Holländer kennen und sie war total und himmelhochjauchzend verliebt. Ich hatte die beiden mal zum Essen eingeladen und war so glücklich, dass sie endlich mal einen netten Freund hatte. Die beiden schienen so verliebt an diesem Abend. Guckten sich ständig an, es funkelte richtig dies zu beobachten. Ach, dachte ich, die Liebe kann so schön sein.

Das die Liebe aber auch genauso ansteckend und heimtückisch sein kann wie eine Krankheit selbst wusste ich auch. Einige Wochen später hatte sich auch bei Filicity und ihrem neuen Freund, dem Holländer, alles geändert. Sie war total sauer auf ihn weil er sie geschwängert hatte und nun musste sie eine Abtreibung machen lassen. Zu der Zeit dachte ich noch die Liebe ist auch ein gefährliches Spiel.

Das mit Filicity und ihrem Holländer war dann auch sofort wieder zu Ende. Sie wurde damit irgendwie nicht fertig. Shit happens sagte sie nur … Ich hatte noch nie gesehen wie die Gefühle von Liebe sich so schnell auf die andere Seite, der von Hass platzieren konnten und wusste das dieses ganze Liebesspiel auch einem Naturgesetz unterlag, nämlich dem das Liebe und Hass genauso eng beieinander lagen wie Schatten und Licht und Himmel und Hölle.

Man musste alles erst begreifen, besiegen und besitzen aber dazu musste man all das auch erst einmal kennen und verstehen lernen. Im englischen heißt dieses Gesetz THE LAW OF EQUALITY und es bestimmt, dass es für jedes gute Ereignis ein nicht so gutes geben muss damit sich die Balanze hält.

The Law of Equality welches soviel bedeutet wie das Gesetz von Gleichheit bestimmt also das es für jedes Lachen auch irgendwo eine Träne gibt, vielleicht nicht zur gleichen Zeit aber diese beiden gehörten auch zusammen wie Adam und Eva kurz vorm Paradies. Adam war vielleicht die Träne, Eva war das Lachen oder vice versa und wie im Garten von Eden kommt oft ein Disaster dabei heraus wenn man diese Tränen und dieses Lachen nicht richtig einordnen kann.

Was daraus gemacht wurde, aus Adam und Eva z. B. wissen wir ja alle. Die Geschichte mit der Verführung, der Schlange und dem Apfel was letztendlich den Eintritt ins ewige Paradies versperrte, das dachte ich mir ist doch alles Quatsch. Als ob Gott das Paradies von den Zicken einer Frau abhängig machen würde, zumal sie auf eine hinterlistige Schlange hineinfiel und ja eigentlich gar nicht Schuld dran war. Das Frauen deswegen bis in alle Ewigkeit bestraft und als Uebeltäterinnen betrachtet werden sollten das leuchtete mir auch nicht ein.

Niemand anders kann Dir Eintritt in Dein Paradies versperren, das schaffst Du nur selbst, dafür kann niemals ein anderer Mensch verantwortlich gemacht werden. Aber um in das Paradies eintreten zu können braucht man eine Eintrittskarte, und da steht drauf ganz groß geschrieben

Das Präfrontale Lobe

Auch diese Bibel Geschichte von Adam und Eva hatte mit Informationen zu tun die letztendlich aber nicht richtig rübergekommen sind. Hier nämlich sind mit Adam und Eva vielleicht bestimmte Abläufe und Energien gemeint, die männlichen und weiblichen Energien die jeder Mensch in sich trägt, dem Ida (oder Adams) und dem Pingala (oder den Evas), der rechten und der linken Hemisphäre vom Kopf. Es handelt evtl. hier auch um Energien die man lernen muss zu verstehen und zu balanzieren. Kann man nur dann Eintritt in das Paradies erlangen, da wo auch die blaue Perle versteckt ist?

Ich hatte es immer schon vermutet das unser Paradies in unserem Hirn lebt (und in unserem ZPF) und auch erst entwickelt werden muss, so zwischen unserem Präfrontalen Lobe und dem Limbischen System. Damit wollte ich mich zu dieser Zeit aber nicht zu viel beschäftigen, eines jedoch wurde mir klar, es würde eine zeitlang dauern dieses Paradies zu entwickeln und hierzu braucht man unbedingt die richtigen Informationen. Diese Informationen sollte man wenn es geht täglich in seinen Kopf integrieren, alles andere passiert dann schon von selbst. Ich brauchte nun viel Ruhe und einen klaren Kopf, ja, Sri Nisargadatta Maharaj, hatte wohl recht mit dem Gesagten

To see reality is as simple as to see one's face in a mirror. Only the mirror must be clear and true. A quiet mind, undistorted by desires and fears, free from ideas and opinions, clear on all the levels, is needed to reflect the reality. Be clear and quiet, alert and detached, all else will happen by itself. *- Sri Nisargadatta Maharaj, I AM THAT*

Ich fing an in den Spiegel zu schauen nicht um mein Make Up zu checken oder meine Nase zu pudern sondern um Gott zu entdecken bzw. die Realität meines Gottes zu finden oder die Blaue Perle, die Gott ja nun auch wirklich gut versteckt hatte.

Gott wusste und wollte ja das wir unseren freien Willen haben und zwischen Licht und Dunkelheit existieren, we are the difference between Good and Evil, weil es unser Job ist eine Persönlichkeit zu entwickeln auf die Gott stolz wäre. Dass diese Persönlichkeit auch was mit der richtigen Frequenz zu tun hatte wusste ich auch. Gott ist das Licht und Gott ist auch das Leben. Wenn Gott den Adam sah war das auch wie ein Spiegel Effekt – er sah seine eigene Seele.

Du bist mein Adam, sagte Gott, Du bist ich und ich bin Du…..

So suchte auch ich weiter, nach Gott und nach meiner eigenen Seele. Vielleicht war die Schlange auch so eine Verführung, ähnlich wie Pandora, weil Gott wusste und wollte, dass wir unseren freien Willen haben. Gott sagte auch, dass wenn wir vergessen wer und was wir sind dann können wir ein Mensch ohne Seele werden. Wir werden dann sterben und nicht wissen ob wir jemals den Himmel finden oder wie oft wir wieder auf Erden zurückkommen müssen, das wollte ich auf keinen Fall.

Als ich in den Spiegel guckte sagte Gott auch zu mir

Du bist meine Eva, Du bist ich und ich bin Du .....

Gott ist in der Tat das Licht, das Leben und auch das Zero Point Feld. Aber um das zu kapieren sollte man sein Hirn activieren, am besten mit den richtigen Informationen.

Einige Monate später erzählte mir Filicity das ihr Holländer ja eigentlich auch ein sehr netter Mensch war, er hatte jedoch einen fast unausstehlichen Sex-Drive. Manche Frauen mögen das zwar aber nicht Filicity. Sie war da ehe etwas altmodisch wenn es um Sex ging und deswegen hatte sie ihrem Adam auch schon nach zwei Wochen wieder den Laufpass gegeben.

Leider passierte das mit der Schwangerschaft, ihre Periode kam nicht, sie musste zu einem Doktor rennen um ein Zertifikat für eine Abtreibungsklinik in Sydney zu bekommen. Sie tat mir so leid. Ihr Paradies wurde von heute auf morgen zur Hölle. Wie war das noch mit dem Law of Equality?

Die Tatsache, dass der Freund von Felicity auch noch Adam hieß bestätigte für mich dieses Kapitel welches ich natürlich erst viele Jahre später schrieb. Irgendwie lieferten mir andere Menschen immer den Beweis für meine Vermutungen. Vielleicht war dies ja auch kein Zufall weil Zufälle gibt es nicht. Es hat alles so seinen Sinn.

Zumindest in diesem Fall wurde Felicity die Hölle geliefert von einem Adam. Ja, manchmal kann es auch andersrum sein auch wenn keine böse Schlange da ist, oder könnte das was mit der Kundalini Schlange zu tun haben die bei Felicity so lange schlief bis auch sie erwachte? Das Gott Felicity nicht bestraft hatte wusste ich auch, das hatte sie sich selbst angetan. War ja ganz klar, dass das Kundalini von ihrem Adam in vollem Schwung war.

Der Name Adam bedeutet BLUT, das las ich in dem Buch *The God Code* von Gregg Braden (Hay House). Er schreibt das Gottes Name YHVH mit den chemikalischen Elementen Hydrogen (Y), Nitrogen (H), Oxygen (V) und Nitrogen (H) erklärt werden kann, als Code sozusagen. Er schreibt das der Code für die Menschheit ähnlich ist, z. B. YHVG (V – Hydrogen), H (Nitrogen), V (Oxygen), G (Carbon).

Braden schreibt das man nicht annehmen soll, dass Gott nur ein wispy Gas ist welches aus unsichtbaren Elementen besteht. Gott sagt uns das durch die Form von HYDROGEN, das größte Element vom Universum, er (Gott) ist ein Teil von allem was je war, allem was ist und alles was je sein wird.

Unsere Welt und das Fundament für Leben selbst wurde durch den Namen von Gott möglich. Das hat er Moses mitgeteilt – 3 Millennia ago.

Braden schreibt auch das unser DNA ähnlich ist (we share that never-ending quality with our Creator through a full 50 percernt of the elements that define our genetic Code) und Gottes Name ist als Code in unserem DNA enthalten.

Gottes Präsenz ist in unserem Körper. Wir sind nur anders durch das Element CARBON, welches uns unsere Farbe, Geschmack, Hören usw. ermöglicht. Da wir die ersten drei Buchstaben der Elementliste mit Gott gleich haben heißt das 75 %.

Für weitere Informationen lesen Sie '*The God Code*' von Gregg Braden.

Für mich war damals schon klar, Gott is eternal indeed and within the Body and Field of all of us'

Gott ist ewig und Teil von unserem Körper und unserem Feld. Mit oder ohne Adam und Eve.

Gott hat sein Versprechen der Ewigkeit in unser DNA geschrieben.

The Promise of God is in the Body of Man.

The Promise of eternal Life is in the Field of Man.

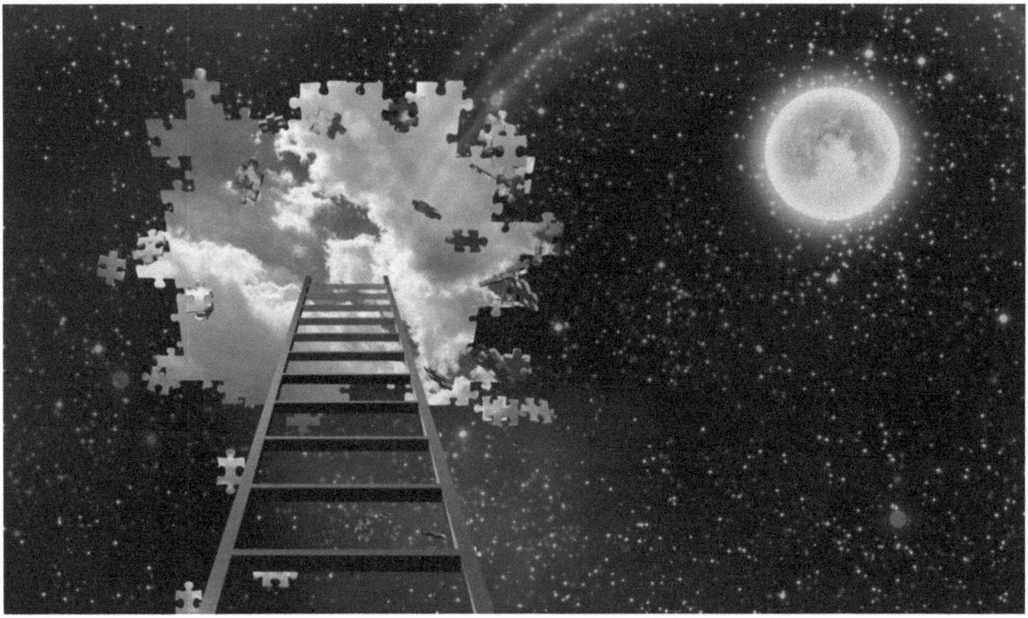

Zweites Kapitel: Und die Wahrheit macht dich frei

Immer wieder las ich Bücher wo das Wort Karma größte Bedeutung hatte, wahrscheinlich weil es wirklich sehr wichtig ist. Um so ehe man versteht *What goes around comes around* oder *wie man säht so erntet man* umso schneller kommt man an die Schlüssel zum Paradies, an die Blaue Perle oder an die Eintrittskarte die letztendlich dorthin führt.

Im Grunde genommen hat alles was mit Karma zu tun (altem und neuem Karma) und Samskara. Samskara ist wohl das was wir nun für unsere Zukunft kreieren mit dem was wir denken und tun. Also Karma ist das was reif geworden ist für heute und morgen und Samskara ist das was wir momentan so in Bewegung setzen, für über-über-morgen so ungefähr oder was in den nächsten 20 – 100 Jahren auf uns zurückkommt. Mit einem einigermassen ausgebildeten Hirn weiss man dann auch das das Umbringen von unschuldigen Menschen definitiv nicht in eine bessere Welt führen kann, es ist einfach ein Ding der Unmöglichkeit. Vielleicht sollte man sich dies dann gut überlegen weil Karma kann man definitiv nicht ablegen und wie schon in der Bibel stand

Behandele Deinen Nächsten wie Du gerne auch behandelt werden willst

Das hatte schon seinen guten Grund warum das da stand.

Auch las ich die Worte

Und Du sollst die Wahrheit wissen und die Wahrheit macht dich frei

sowie

The Light shall set you free (Das Licht wird dich freisetzen)

Man erhält bzw. empfängt nur was man auch ausgibt bzw. aussendet. Das Spiel des Lebens ist wie ein Spiel mit dem Boomerang, was man denkt, unsere Taten, sogar unsere Worte kommen mit erstaunlicher Akurität und Sicherheit zu uns zurück, früher oder später finden sie uns.

Das ist das universelle Gesetz von KARMA. Im Sanskrit bedeutet Karma Comeback – das Zurückkommen, was man säht wird man ernten, früher oder später. Das Buch von Florence Scovel Shinn *The Game of Life* beschreibt dies wunderbar. Ich übersetze hier einige Beispiele aus diesem tollen Buch damit diese Karma-Aktion noch klarer wird. Es ist sehr wichtig dies zu verstehen, gerade in der heutigen Zeit.

Beispiel:

Eine Bekannte erzählte wie ihr diese Erfahrung selbst passiert ist. Sie hatte ein Essen mit einer Freundin die irrsinnig viel am erzählen war. Es ging ihr auf die Nerven und sie sagte zu ihr *jetzt rede doch nicht mehr so viel, ich will in Ruhe essen.*

Paar Tage später hatte die Bekannte ein Meeting mit einer Arbeitskollegin der sie imponieren wollte. Sie sprach sehr viel zu dieser Arbeitskollegin bis diese sagte *jetzt rede doch nicht so viel, ich will in Ruhe essen.*

Innerhalb von nur ein paar Tagen sagte jemand genau das gleiche zu ihr nämlich *jetzt rede nicht mehr so viel, ich will in Ruhe essen.*

Wenn man einmal hoch in Bewußtsein ist kommt das KARMA zu einem viel schneller zurück als jemand der keine Ahnung hat von universellen Gesetzen. Da scheinen die Herren des Karmas ein wenig Verständnis für zu haben. Aber nicht auf lange Sicht.

Je mehr man weiß, umso verantwortlicher sollte man sein und wenn man ein großes spirituelles Bewußtsein hat, es jedoch aus irgendwelchen Gründen nicht in die Praxis umsetzt, leidet man früher oder später auch von unvorhergesehenen Konsequenzen und/oder Katastrophen.

So wird uns bewusst, dass jeder sein eigener Glücksschmied ist und Frieden (und von allen unglücklichen Situationen verschont zu bleiben) kommt durch das Wissen, das Verstehen und der Achtung der universalen und spirituellen Gesetze (universal and spiritual laws). Dazu gehört auch die Achtung von anderen Menschen. Nur weil sie anders sind darf man sie nicht verachten. Man sollte Interesse zeigen, jeder Mensch ist irgendwie auf seinem richtigen Weg. Wir können ja nicht alle gleichzeitig auf der Straße nach Damascus gehen.

Wenn man dieses Gesetz ignoriert wird es zum Feind. Genauso wie unser **Denken** und unsere **Wünsche**.

Beispiel:

Eine Frau mit einem ganz stark ausgeprägten persönlichen Willen wünschte sich immer das Haus eines Bekannten. Oft stellte sie sich vor selbst in diesem Haus zu leben. Mit der Zeit starb der Bekannte und diese Frau zog in das Haus ein.

Ein paar Jahre später als die Frau etwas spiritueller war fragte sie sich ob der Tod des Mannes wohl etwas mit ihrem Wunsch in diesem Haus zu leben zu tun haben könnte.

Ja, es ist möglich. Ihr Wunsch war so stark, alles was im Weg war machte ihrem Wunsche Platz. Aber sie hatte ihre Karma - Schuld zu zahlen dafür. Ihr Mann ist kurz danach auch gestorben.

Beide, der Vorbesitzer vom Haus sowie ihr Mann hätten davon nicht betroffen bzw. getroffen sein müssen, aber sie hatten beide wohl *angesammeltes und fälliges Karma* zu bezahlen (die Männer meine ich), so wurden sie vom Karma getroffen.

Manchmal treffen wir Menschen in unserem Leben deren einzige Aufgabe es ist uns unser fälliges und angesammeltes KARMA zu liefern.

Desire und/oder tiefe Wünsche sind eine ungeheure Energie der Kreation und müssen unbedingt in die richtigen Wege geleitet werden sonst endet es im Chaos.

Die Einstellung *Let Go and Let God* was soviel heißt wie *wenn Gott es so will wird es zu mir kommen* – hier als Beispiel mit dem Haus – wäre viel besser gewesen. Man sollte nichts erzwingen. Alles was unbedingt herbei gewünscht wird bzw. fast mental erzwungen wird kommt mit krankem Anhang wieder zurück.

Beispiel

Der Sohn einer Bekannten wollte eine gefährliche, abenteuerliche Reise nach Afrika antreten. Die Mutter war mit Angst und Horror erfüllt da zu der Zeit in Afrika viele Unruhen waren, von den Krankheiten die es dort gibt mal ganz abgesehen.

Sie hatte mit ihm geredet und ihm die ganzen Gefahren erklärt, sprach mit ihm über die Krankheiten (Ebola und Malaria) und hat auch ansonsten jedes erdenkliche Argument benützt ihn zu überreden nicht auf diese Reise zu gehen. Leider schien sie genau das Gegenteil damit zu bewirken, ***weil der Mensch das anzieht was er fürchtet***, und der Sohn war mehr als je zuvor begeistert und entschlossen diese Reise nach Afrika anzutreten, trotz alldem oder vielleicht sogar wegen dem Gesagten der Mutter, die es ja nur gut meinte.

Die Mutter suchte dann spirituellen Rat und man sagte ihr:

Gebe die Situation in Gottes Hand, gebe die Situation in die Hände von universeller Liebe und Weisheit. Wenn diese geplante Reise Plan von etwas Höheren ist gebe ihr deinen Segen. Wenn diese Reise nicht Plan von etwas Höheren ist dann danke dem lieben Gott dafür das sie sich nun gelöst hat und nicht mehr existiert.

Einige Tage später sagte der Sohn zu der Mutter *ich habe mich entschlossen diese Reise nun doch nicht anzutreten*. Die Mutter war natürlich überfreudig.

DAS STILLSTEHEN SCHEINT SO SCHWIERIG ZU SEIN ZU LERNEN.

Karma ist auch eine Art unsichtbares Belohnsystem.

Die guten Taten, Gedanken und Aktionen werden belohnt und die schlechten bestraft.

Umso mehr Informationen ich über diese universellen und spirituellen Gesetze herausfand, umso mehr wollte ich wissen wie das alles so zusammenhing. Ich wollte all diese Gesetze kennenlernen und beherrschen damit ich mir mein Leben paradiesisch neugestalten könnte. Ich war mir ziemlich sicher das ich alles auf der Welt haben und tun könnte, nur mit dem wie haperte es noch. Einige wichtige Informationen fehlten mir noch und dann war da natürlich noch die Praxis.

Ich wunderte mich wie viele Menschen ich noch treffen würde die mir mein fälliges und angesammeltes Karma liefern würden. Ich nahm mir auch vor ab sofort anders zu denken und zu handeln, mit viel mehr Liebe und Umsicht, damit ich das Karma ab sofort nur noch gut für mich beeinflussen würde, denn wer will schon schlechtes Karma?

Ich lernte auch ziemlich schnell den Sinn von *the Light shall set you free*, wenn man genug neues Licht in sein Zero-Point-Feld oder Körperfeld bringt kann das nicht so gute Karma verschwinden. Super, super, super.

Ich wollte ab sofort auch unbedingt auf der sunny side of Life stehen, der Sonnenseite des Lebens. Ich hatte genug Schattenseiten erlebt, die Brutalität meines eigenen Vaters, eine gescheiterte Ehe, einige Disaster Love Affairs, die letzte mit Marco und die Sache mit meinem Sohn, der mir vom Familiengericht in Australien abgenommen wurde. Ich fühlte mich ohne meinen Sohn sehr oft Gott-verlassen und traurig, verstand Gott und die Welt nicht mehr und betete nun noch öfters zu Gott und den Engeln um mir doch bitte zu helfen.

Auf die Idee Drogen zu nehmen kam ich Gott sei Dank nie. Das hätte alles nur viel schlimmer gemacht. Diesbezüglich war ich immer schlau. Außerdem wollte ich mich nicht an das schlimme Karma dranhängen welches mit der ganzen Drogenszene zusammenhängt. Wenn man diese Welt unterstützt, also das Zeug kauft, dann hängt man karmisch schon mit drin, weil ohne Käufer hätten wir diese Industrie ja gar nicht, oder? Auch dachte ich lasse ich keine Drogen an mein Präfrontale Lobe, damit wird das Paradies schneller zur Hölle als wir denken können weil die Hölle, ja die ist auch da oben im Kopf irgendwo.

Ich denke es gibt sowas wie ein Skorpion Brain.

Ich habe erst Jahre später kapiert das, um an den großen Preis, die blaue Perle, zu gelangen, muss man leider teilweise über sehr stürmische Meere segeln. So segelte ich dann auch mehr oder weniger durch meine stürmischen Meere, hier so ganz alleine in einem Land so weit entfernt von der Heimat. Konnte ja nicht wissen, dass all das ein Teil meiner Ausbildung war um später damit zu arbeiten und darüber zu schreiben.

Alles geht so seinen Weg, wir unterliegen alle den Gesetzen der Natur und da läuft alles nach Patterns ab. Man könnte auch sagen um an das Licht zu kommen muss man die Dunkelheit erst einmal erobern.

Wie war das noch damals mit dem Luzifer, Gottes am meisten bewunderten Engel, und den ecclasiatischen Höhen in der Bibel und Satan (der gefallene Engel). Waren diese beiden ein und derselbe Engel?

Es ist auch so ein Naturgesetz das ein Element von schlecht bzw. evil coexists mit dem von Holiness (Heiligkeit). Wie ein Pendulum kann es auch hier hin- und herschwingen, genauso wie Liebe und Hass. Es kann von heute auf morgen in die andere Richtung schwingen. So ist es nun mal, es nutzt einem nichts wenn man denkt alles ist gut und man sieht die eigenen Negativitäten bzw. Schattenseiten oder die der anderen nicht.

Man hofft es wird weggehen, tut es aber nicht. Man kann diese primal forces nicht wegdenken weil sie die andere Seite sind, wie das Licht und der Schatten. So kann man nur versuchen den Schatten zu verstehen und zu erobern. Nur dann kann man ihn kontrollieren. Die Schattenseiten haben wir ja gesehen bei den sogenannten heiligen Priestern die sich jedoch schuldig gemacht haben und junge Menschen benutzt haben auf die schäbigste Art und Weise. Dies ist ein typisches Beispiel von Schattenseiten und unbalanzierten Energien. Eines ist ganz klar, jeder Mensch hat einen Schatten. Wir können oder wollen ihn leider meistens nicht sehen.

Um meine Energien zu balanzieren trug ich seit Jahren schon immer ein großes Stück Bernstein mit einem kleinen Insekten in meinem BH, es war-ist mein Glücksbringer. Irgendwann kam dann auch meine Past Life-Erinnerung zurück. Ich war damals im 17. Jahrhundert in der Nähe von Frankfurt als Schwester tätig, genau diese Aufgabe hatte ich. Damals nach dem dreißigjährigen Krieg, so langsam kamen die Erinnerungen zurück. Erinnerungen von vergangenen Leben sind auch in unserem Zero-Point Feld enthalten. Auf einmal konnte mich nun auch an vieles erinnern. Die vielen Tinkturen, Tropfen und die geheimen Salben, sogar Wunden nähte ich zu. Ich hatte auch ein Kind welches mir dabei half.

Ich hoffe, dass ich irgendwann mal wieder mit ihm zusammen arbeiten werde. Umso mehr ich Sieger über die Schwere des Lebens und meiner Vergangenheit wurde, umso mehr öffneten sich neue Welten und Dimensionen. Auch wenn man diese nicht sah, so konnte ich spüren sie waren doch ganz nah. Bernstein war immer schon mein Lieblingsstein.

Ich suchte immer so nach dem höheren Sinn für all das Geschehene und den Sinn des Lebens und konnte es lange nicht finden. Gott hatte aber die ganze Zeit seinen eigenen Plan für mich, das mir die Engel manchmal auf die Wange hauchten, wusste ich zu dieser Zeit auch noch nicht als solches zu deuten. Ich denke ich war doch nicht so alleine wie ich mich manchmal fühlte.

Wie wenig manche Menschen doch die Kontrolle über ihr Leben haben dachte ich auf einmal wieder, und alles nur weil sie blind sind und vieles was wichtig ist NICHT WISSEN.

Once I was blind, now I can see. Einmal war ich blind, nun erst kann ich sehen.

And though the Lord gives you the bread of adversity, and the water of affliction, yet shall not thy teachers be removed into a corner any more, but thine eyes shall see thy teachers.

And thine ears shall hear a word behind thee, saying, this is the way; walk ye in it, when ye turn to the right hand, and when ye turn t othe left' Isaiah 30:20-21

Da ich immer soviel an meine Engel betete, schreibe ich hier die Engel auf mit denen ich fast täglich in Kontakt stand. Es hat mir sehr geholfen.

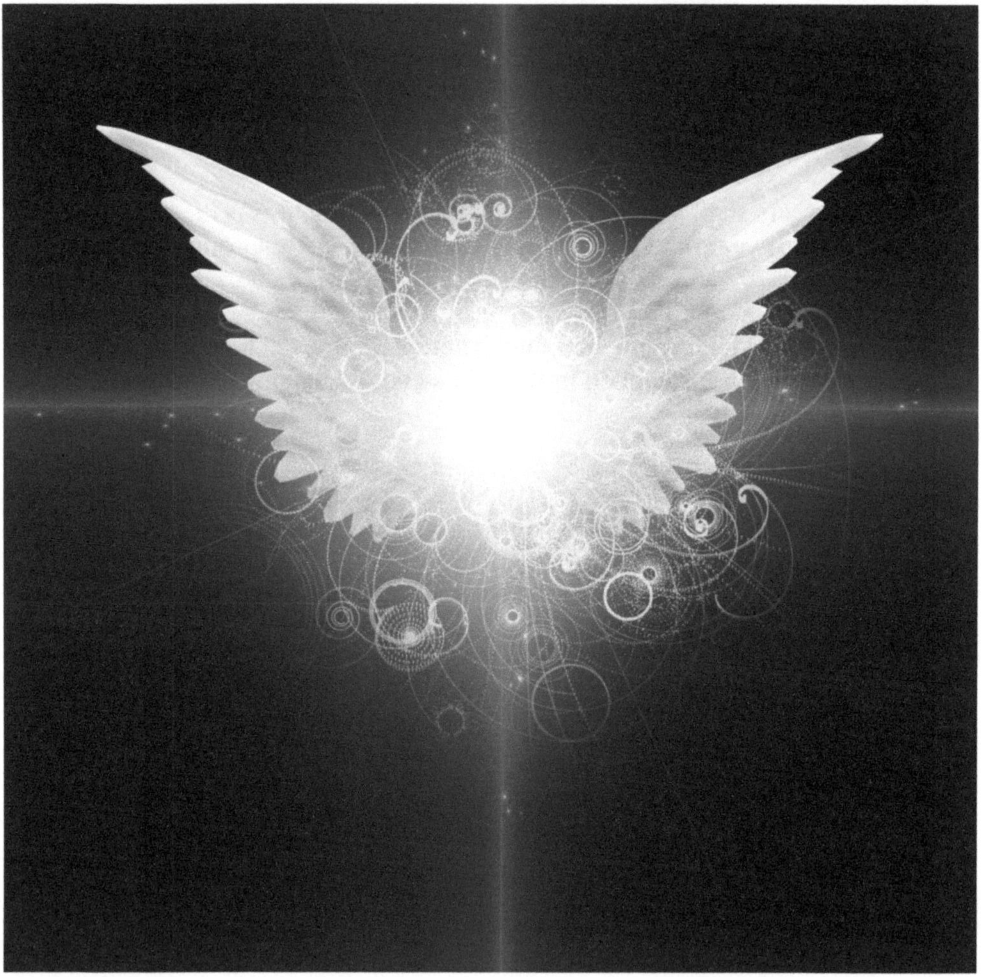

Drittes Kapitel:

SCHUTZENGEL – GENIUS und JUNO

Ich wollte alles über Engel wissen und ganz besonders über unsere Schutzengel. Sind Schutzengel nur ein Phänomen oder ist es Tatsache und so alt wie die Menschheit selbst? Vielleicht existierten Engel ja schon ehe es die Menschheit überhaupt gab. Kamen die vielleicht von einem anderen Planeten oder Sternensystem, einer anderen Galaxie in unserem Universum?

Ich erinnerte mich noch ganz genau als drei Engel mir erschienen waren damals in Sydney. Sie nahmen mich sogar einmal mit auf eine Reise. Einer der Engel war blau, ein blau welches man gar nicht so richtig beschreiben kann weil ich solch ein blau noch nirgends gesehen hatte. Sie nahmen mich mit und es war wie durch einen langen Tunnel oder Portal welches nach oben führte aber auch von oben nach unten.

Auf einer Seite waren lauter Seelen und Engel die in Richtung Erde unterwegs waren, viele in diesem wunderbaren blauen Farbton. Die Farbe kommt dem Crystal Lapis Lazuli nah. Ehe ein dunkleres blau als ein helles blau. Auf der anderen Seite brachten diese Engel Menschen mit nach oben, teilweise auch nur den Astralkörper der Menschen weil diese schliefen, so wie mich. Damals bekam ich den Namen dieses Sternensystems mitgeteilt, es waren die Pleiaden aber mit sowas wollte ich mich zu dieser Zeit nicht beschäftigen. Es war nur ein interessanter und ungewöhnlicher Traum weil die mir ja diese Liste über Heilung gaben und was ich damit alles machen sollte.

Im Islam hat jede Person gleich 2 hafaza einen für den Tag und einen für die Nacht. Diese Schutzengel beschützen die Gläubigen von den Ungläubigen und von den gefallenen Engeln oder sonstigen konfusen Seelen und schlechten Spirits/Tramp Souls und tragen jede Handlung und Tat dieser Person in ein Buch ein das dann am letzten Tag vorgelegt wird (Judgement Day).

In manchen historischen Zivilisationen, Mesopotamien z. B. betrachtete man Engel als persönliche Götter, auch bekannt als Massar sulmi. Später wurde diese Tradition adoptiert von anderen Religionen (Babylon zum Beispiel), diese wiederum hatten Einfluss auf die Jüdische, Christliche und Islamische Religion. Zoroastriers nennen diese Schutzengel Fravashis. Die Japaner haben auch sowas wie einen Schutzengel, ein Kami und die vorchristlichen Römer glauben daran, dass jeder Mensch einen Juno hat. Der christliche Theologe Origen (ca. AD 235) war der Meinung das jeder Mensch einen guten Engel hat der einen führt und einen schlechten (evil) Engel, einer der einen ständig verführt. Dies ist auch nach Jüdischer Tradition so und in Römischer Literatur auch zu finden.

Die Tradition vom Glauben an Engel kann über viele Zivilisationen und Kulturen über die ganze Welt verfolgt werden. In Japan ist es wie bereits erwähnt ein Kami; in Burma ist es eine Nat. Im Hinduismus sind es die Divas und im Buddhismus haben wir die Bodhisattvas, diese jedoch sind perfektionierte Menschen (the Perfect Man/Person) die das NIRVANA verspätet betreten um anderen Menschen auf der normalen Welt noch zu helfen.

Auch haben GENIUS und JUNO im vorchristlichen Rom die Jungen wie die Mädchen beschützt.

Irgendwo hatte ich mal gelesen das Gott uns *Engel schicken wird um über uns zu gucken und am letzten Tag werden sie unsere Seele wegtragen.*

Ja, wohin werden sie unsere Seele tragen? Werden sie uns ins Paradies tragen auch wenn wir schlechtes getan haben? Engel unterliegen auch dem Gesetz der Natur und dieses sagt das all das was man anderen Menschen antut kommt auf einen selbst zurück. Das ist ein unfehlbares Gesetz, also wenn man einem anderen Menschen etwas antut ist es so als wenn man sich selbst was antut. Darüber sollten man denken zu jeder Absicht die man plant. Es gibt immer Augen die dies sehen und die Ohren Gottes hören auch alles.

Natürlich können unsere Schutzengel manchmal in einer Art Vision zu uns kommen um eine wichtige Nachricht zu überbringen oder uns aufzuwecken, damit wir deren Existenz endlich anerkennen. Sie können einem auch auf die Wange hauchen, so war das jedenfalls bei mir. Sie haben so ihre eigene Art und Weise sich bemerkbar zu machen und wenn man nicht ganz verschlossen bzw. blockiert ist dann spürt man das auch.

Die Katholische Kirche glaubt auch daran, dass jeder zwei Engel hat. Einen guten und einen schlechten Engel und das die tutelarischen Engel alle Plätze, von Ländern zu Kontinenten und Kommunitäten, Städte, kleine Orte, Familien, Altare, Kirchen etc. beschützen Aber wie erkennen wir Engel? Wie können wir mit Engeln kommunizieren? Wie können wir ihre Hilfe und ihren Schutz und Rat bekommen um unser Leben besser meistern zu können? Ich finde das Buch mit den Orbs von Diana Cooper ganz toll. Da kann man diese sehen. Beeindruckend.

Der religiöse Philosoph St. Thomas Aquinas (13. Jahrhundert) lehrte das jeder Mensch einen Schutzengel in der Nähe hat und der christliche puritan Schriftsteller Mather (1639-1723) sagte Engel, gute und schlechte, haben größeren Einfluss auf diese Welt als die Menschen wissen.

Wir sollten Gott dankbar sein für sein Grace uns sinnvollen Menschen gegenüber. Er hat uns seine heiligen Engel geschickt um uns zu beschützen weil die frechen und bösen Spirits sind ja auch immer da, sie versuchen uns zu schaden, unseren Körper und unserer Seele.

Erstmal muss man wirklich an Engel glauben, das ist wohl das Wichtigste, nicht als eine Möglichkeit sondern als Realität. Der Rest kommt dann schon von alleine.

Das Eingestehen unserer Ignoranz kann ein guter Anfang sein. Wie die gesamte Kreation des Lebens ist alles eine große Mysterie, auch wer hier eigentlich der Boss ist.

Früher oder später werden wir das schon erfahren. Es gibt tatsächlich jemanden auf der anderen Seite mit dem wir unser Leben in jeder Minute ko-kreiren. Es ist sozusagen eine Zusammenarbeit mit anderen Dimensionen von denen wir nur ein Teil sind.

We have a Partner in the Creation of Life – God is our Partner – God and the Angels.

Wir haben einen Partner in der Kreation unseres Lebens – Gott ist unser Partner – Gott und die Engel natürlich auch.

Nichts bleibt unentdeckt. Diesmal ist es persönlich, mit den Engeln ist es sehr persönlich, mit Gott natürlich auch. Die kennen uns besser als wir selbst. Sie kennen unser Higher Self, unseren Monad, sie kennen unsere Höhere Seele und sie können unser Licht sehen. Das kann einem schon ein erschreckendes Gefühl geben weil wir uns ja auch gerne verstecken und noch viel lieber setzen wir uns Masken auf.

Wenn es uns erschreckt dann bedeutet das meistens, dass wir mit unseren Taten im Leben auch noch keinen Frieden oder eine Akzeptierung gefunden haben. Eine Rekapitulation unseres Lebens, all unsere Taten und Erfahrungen, alles bleibt erhalten. Die Engel wissen über alles Bescheid und wir schreiben alle unser eigenes Drehbuch fürs nächste Leben. Da ist es wieder, dieses Buch für den letzten Tag, dieses Buch welches auch das nächste Leben bestimmen wird denn all das was drin steht, kommt auf einen zurück, in guter und/oder schlechter form. Wir schreiben alles was drin steht selbst, die Engel tragen es nur ein.

Wenn wir uns von Selbst-Mitleid, Schmerz, Schuldgefühlen, Wut und all den negativen und ungewollten Gefühlen freimachen wollen und für unsere Situation eine Verantwortung übernehmen können ist dies ein großer Schritt auf dem Weg unsere(n) heiligen Schutzengel, die uns so gut kennen, zu treffen. Diese mit all ihrer endlosen Liebe, Geduld und Verständnis haben immer Zeit für uns, sie warten sogar darauf, dass wir sie endlich um Rat und Hilfe bitten. Aber wir müssen den ersten Schritt tun, es sei denn sie kommen einfach so wie in meinem Fall.

Wenn wir uns diesen Dimensionen anschließen haben wir meistens schon gelernt, dass am Ende dem universellen Auge (und Mind) nichts entgeht und wir leben wahrscheinlich schon ein Leben mit dem unsere Engel auch relativ zufrieden wären. Damit kommen die Magic und die Power, das Grace Bank Account ist nun sozusagen eröffnet.

Die Wunder können beginnen und Wunder gibt es immer wieder, das ist auch so sicher wie das Amen in der Kirche.

Gott ist omnipotent und omnipräsent, also jederzeit und überall zugänglich und erreichbar und zwar für jeden. Also bitte nicht zögern die Engel um Hilfe zu bitten und/oder um Schutz.

Hier einige der wichtigsten Engel (Arch-Engel), a quick referenz-guide wenn Sie Hilfe brauchen. Wenn es etwas schneller gehen soll benützen sie Kristalle (Celestite, Angelite, Selenite, Angel Aura Quarz z. B.), diese Steine können ihre vibrations-rate, also ihre Frequenz, erhöhen und somit die Engel wissen lassen das sie von nun an dazu bereit sind mit den Engeln zusammenzuarbeiten (durch das Leben und Tod).

Das mit dem *Tod* schreibe ich weil es einem helfen kann mit dem Tod einer anderen Person besser fertig zu werden. Ich selbst habe einige Petitionen geschrieben an den Engel YEHUDIAH nach den Bali Bombings in 2002 da einige meiner Kundinnen die traumatisierten Seelen und den Schmerz der Verstorbenen in deren Energiefeld fühlten.

Da das Übertreten der Seele in die andere Dimension bis zu 49 Tage dauern kann (nach Buddhist Tradition z. B.) helfen die Engel Yehudia und Gabriel der verstorbenen Person mit diesem Übergehen in die andere Welt. Eine Erlösung ist spürbar für die Hinterbliebenen weil es auf einmal friedlich wird, sie spüren, dass die Seele auf dem Weg zum Licht in Begleitung von den Engeln ist. Alles ist gut ... Es ist das Beste was man für die verstorbene Person tun kann denn wenn man sich jahrelang mit Trauer und Sorrow herumquält und ständig an der Person noch hängt und diese vermisst kann es der Verstorbenen aber auch einem selbst nur schaden. Damit ist keinem geholfen. Man muss auch loslassen können jedoch ist das auch schwerer getan als gesagt.

Es ist jetzt in Gottes Hand.

Hier sind einige meiner Lieblings-Engel mit denen ich fast täglich in Kontakt stehe:

ERZ ENGEL RAPHAEL

Er ist der Doktor (Physician) im Himmel. Alles was mit Heilung zu tun hat fragen sie Raphael ihnen zu helfen. Beten Sie Raphael an wenn sie Heilung brauchen oder wenn sie Heilung für eine andere Person herbeiführen möchten. Manchmal hilft Raphael den richtigen Weg zur Heilung zu finden, das kann sein indem er Menschen in ihr Leben bringt die Ihnen helfen können.

Der große griechische Gott Poseidon ist auch mit dem Erzengel Raphael verbunden. In dem Buch *The Keys to the Universe* von Diana Cooper und Kathy Crosswell lese ich das Poseidon auch in vorheriger Zeit ein Hohe Priester aus Zeiten von Atlantis war und das er kosmische Pyramiden geschaffen hat, z. B. eine in Athen die unter dem Parthenon sitzt. Es gibt mehrere solcher etherischer Sitze verteilt auf der ganzen Welt und manche nennen sie ätherische Bücherei oder 5th dimensional Library. All dieses Wissen über Heilung, Sterne, Kosmos existiert ja noch als INFORMATIONEN. Die alten Schüler konnten all dieses Wissen mit ihrem MIND aufnehmen indem sie sich auf ein gelbes Licht konzentrierten.

Aber auch dies muss gelernt sein und dann muss dieses ganze Wissen von die rechte in die linke Hemisphäre des Hirns kommen. Und apropos Licht es war auch Poseidon der sein LICHT (Ray) in die Emerald Steine in Afghanistan schickte damit diese eine Hohe Frequenz erhielten um somit den Menschen die sie trugen Heilung zu bringen. (Weitere Informationen können sie aus den Büchern von Diana Cooper und Kathy Crosswell, z. B. The Keys to the Universe, vom Findhorn Verlag (www.findhornpress.com) erhalten.

Aber auch die Heilung der Erde und derer Bewohner unterliegt der Herrschaft von Raphael, er verwaltet auch die kreativen Talente, sowie alles was mit Heilung, Kunst, Artists, Beauty- und Wellness und das Licht der Erde zu den Menschen zu bringen zu tun hat. Also all das was mit Licht, Liebe und Schönheit zu tun hat und gut für die Seele ist. Dies alles ist Teil eines Weges der Engel Heilung herbeizuführen.

Wenn wir nur lernen die Energie von Beauty- und Wellness in unserer Seele und in die Psyche zu bringen können wir geheilt werden. Auch in Zeiten von Atlantis welches später nach Griechenland gebracht wurde ging es darum vorerst die Psyche (Mind) zu heilen um dadurch den Körper wieder in einen harmonischen Einklang (true alignment) zu bringen. Man arbeitete mit verschiedenen Frequenzen, Farben aber auch mit der Ursprungs-Energie aus der Natur und dem kosmischen Weltall, die schon seit ewigen Zeiten existiert und der bessere Teil von uns ist.

Die ganz alten Heiler mussten deswegen auch großes Wissen über Astrologie und Sternenkunde besitzen (z. B. Paracelsus) da dies auch große Aspekte einer Heilung waren.

Man konnte tatsächlich teilweise durch bestimmte Sterne, deren Einflüsse zu bestimmten Zeiten auf die kranken Menschen Heilung erzielen aber auch durch Pflanzen, Blüten, Bäume, Kristall Steine usw. Besonders wirkungsvoll waren auch die Lemurian Heiler Stäbe. All das unterlag genauso dem Gesetz der Ursprungs-Energie wie wir auch. Deswegen sagt man ja auch AS ABOVE – SO BELOW weil wir alle ein Teil von alledem sind, es läuft sozusagen durch unser Hirn, unser Matrix und unsere Adern.

Transformation ist das Wort hierfür. Raphaels transformative Energie heilt die Seele von Verzweiflung und Depression und bringt eine gesunde Balanze, Selbst-Liebe und andere Virtuosen. Das Licht der Engel wird unsere eigene Welt erleuchten lassen und wir werden uns darin viel wohler fühlen.

Gott hat geheilt, das bedeutet der Name ***Raphael***. Sie können Lavendel Oil und/oderIncense benützen um Raphael zu kontaktieren. Lavendel heilt auch Schäden in unserer Aura und bringt eine allgemeine Regeneration unserer Sinne mit sich. Der beste Heilstein ist der Emerald. Raphael arbeitet mit dem grünen Strahl/Ray und er regiert über das Herz Chakra.

Hazel, Mulberry und Myrtle sind die Bäume assoziert mit Raphael und wenn sie die Raben, Ibisse oder tatsächlich die meisten Vögel bzw. weisse Federn sehen ist das ein Zeichen das Raphael auf Ihren Heilungswunsch reagiert.

Mittwoch ist sein Tag.

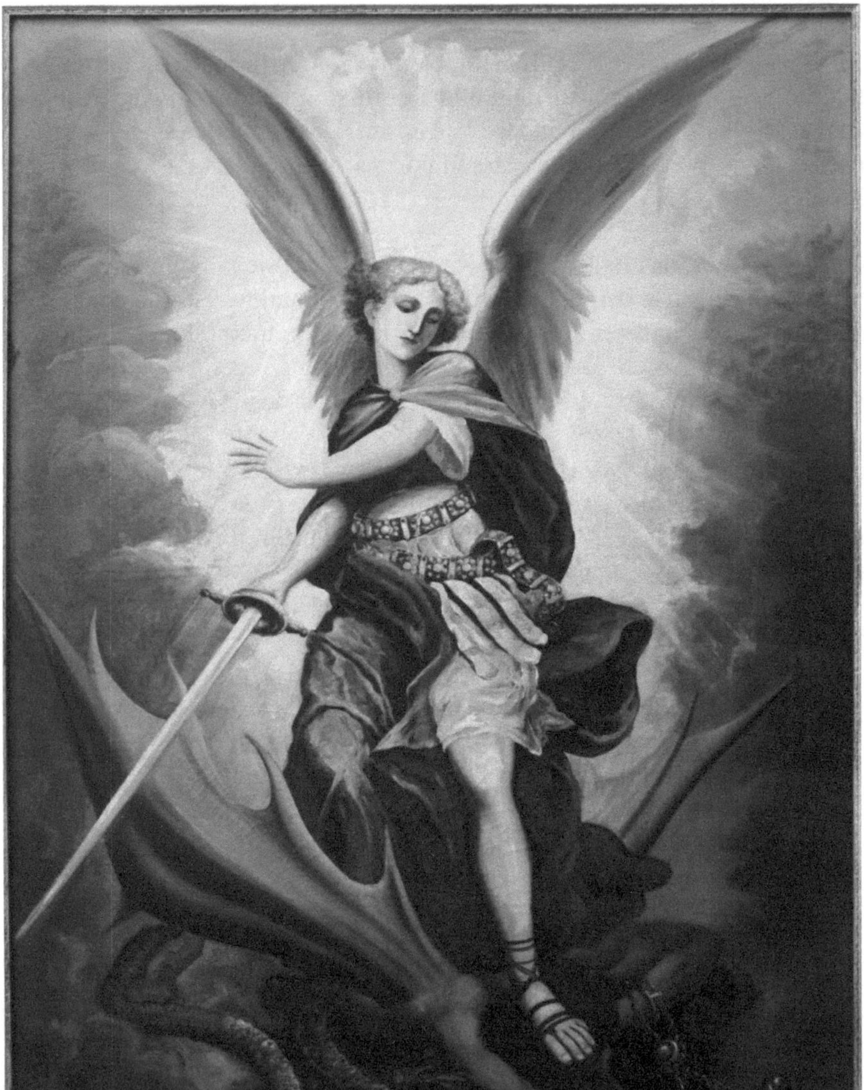

ERZ ENGEL MICHAEL

Er ist der Beschützer der Menschen. Sein Name bedeutet soviel wie *Der, der wie Gott ist.* Er regiert über das Dritte Chakra (Solar Plexus – Manipura) und arbeitet hauptsächlich mit der Farbe GELB. Jedoch hat er auch mit dem Kehlkopf-Chakra (fünftes Chakra), der Farbe BLAU und dem Element ETHER zu tun. Er ist *Kommandeur in Chief,* Hauptanführer aller Erzengel und hat ein riesiges blaues Team womit er ständig die Dämons bekämpft. Er arbeitet mit dem blauen Strahl (Ray) welches für

Der Wille Gottes und die Kraft/Power Gottes

steht die Wahrheit, Schutz und der Glaube (Faith). In Zeiten wo sie extra Kraft, Stärke und Empowerment benötigen beten Sie bitte den Erzengel ***Michael*** an um zu helfen.

Myrhh und Frankincese (Weihrauch) hilft negative Energien zu bannen und sind heilige Öle die man auch in der Bibel schon erwähnte. Sie geben Schutz und helfen die Sorgen loszuwerden.

Michael ist der Engel der den Teufel bekämpft und Menschen bzw. Plätze oder Häuser von allen negativen und demonic forces reinigt. Er hilft diese Energien in positive Energien umzuwandeln. Er hilft sie zum Spirituellen und zum Licht zu führen. Er wird den Drachen zähmen, tame the Dragon, sozusagen. Dieser Drachen kann aber auch in der Form von materiellen Wünschen sein bzw. ein innerer Drachen (the internal Dragon) welches ein Mensch ist der nie genug Geld und andere Werte kriegen kann, ein hungry Ghost zum Beispiel, also Menschen, die nie genug haben können.

Erz-Engel Michael versucht das Christus Bewußtsein, welches tief in unserer Seele ist, zu erwecken und unser Leben in Einklang mit dem Willen Gottes zu bringen. Er kann sich durch ganz plötzliche und direkte Impulse bemerkbar machen um sie zum Licht zu führen, so dass sie mehr Schönheit, Frieden, Liebe und Licht in Ihrem Leben finden.

Der, der wie Gott ist, ***Michael***, hilft Ihnen ihr Higher Self (Höhere Ewige Seele) in ihrem Matrix und ihrem Selbst zu integrieren, so das man letztendlich liberated wird von dem ständigen Leiden das mit unserer erdlichen Existenz verbunden ist denn nur die Wahrheit macht uns frei, wie im zweiten Kapitel (Teil Zwei meines Buches) schon erwähnt.

Fragen Sie Michael ihnen auf der Suche nach dieser Wahrheit zu helfen. Frankincense (Weihrauch) hilft auch unsere negativen Ängste und Gefühle loszuwerden und ist gut für eine Seelen-Reinigung. Es hilft uns mehr Mut zu bekommen und den Schutz von Erzengel Michael zu empfangen.

Michaels Metall ist Gold, seine Tiere sind alle Katzen von Löwe und Leoparden aber auch alle schwarzen Vögel. Sein Planet ist die Sonne. Sonntag ist sein Tag und ein guter Tag mit Michael in Kontakt zu treten. LAUREL ist sein Baum. Wenn man ein Petition an Michael schreibt tun sie es bitte sonntags, behalten sie es für eine Woche, dann verbrennen sie es den nächsten Sonntag.

ERZ ENGEL GARBRIEL

Gabriel ist der Engel der Erläuterung (Annunciation), Auferstehung (Resurrection), Gnade (Mercy), Revelation (Offenbarung) und der Erleuchtung (Enlightenment). Er hilft die Seele zurück zum Paradies zu bringen. Er trägt eine Trompete weil er gute Nachrichten hat und uns Hoffnung bringt. Zuerst möchte er aber auch ihren inneren Engel erwecken. Deswegen sind Gabriel und seine Engel auch in Zeiten von persönlicher Transformation ganz in ihrer Nähe. Er hat die Geburt Christus an Mary angesagt und hat Joan von Arc inspiriert dem französischen König zu helfen. Er erscheint als eine Art schneeweiße Lichtsäule.

Wenn wir Vergebung brauchen sollten wir Gabriel anbeten. Das gilt auch wenn wir um Vergebung einer anderen Person beten. Das Jasminöl ist gut wenn man Gabriel kontaktieren möchte. Jasmin bringt Optimismus und verbannt Depressionen und Traurigkeit, auch öffnet es uns für den angelic Realm empfänglich zu werden bzw. himmlische Energien empfangen zu können. Das Clary Sage öl (Salbei) hilft negative Energien aufzulösen, auch eignet es sich hervorragend um Kristall steine zu reinigen.

Gabriel‘s Planet ist der Mond und sein Tag der Montag. Sein Metall das Silber. Seine Tiere sind die Wölfe, Eulen. Der Birnen Baum (Pear tree), Weeping willows und weisse Lilien sind assoziert mit Gabriel. Seine Farbe ist das Orange. Er arbeitet mit der Svadhisthana Chakra und sein Element ist das Wasser.

Wenn unsere Energie in einem 5-dimensionalen Frequenzbereich schwingt wird unsere Aura Schnee-weiß und erhält das Christus-Licht (Halo). Dann schwingt es im Einklang mit Erzengel Gabriel und Erzengel Chamuel. Chamuel ist der Engel der Liebe.

Gabriel ist auch der Engel der Kindergeburt; er kann bei der Geburt helfen. Wenn Sie Angst haben beten sie Gabriel an zu helfen. Armisael ist einer der Engel der Gabriel hilft.

Gabriel ist das Licht das Moses als einen *brennenden Busch* sah als man ihm die zehn Commandments von Gott übertrug. Er ist das Licht das St. Paul begegnete auf der Straße nach Damascus. Er ist das Licht welches man sieht wenn man eine NDE hat (Near Death Experiment), also wenn man eine zeitlang als klinisch tot galt. Gabriel ist der Engel der Transition, der Engel zuständig wenn man in die Spirit Welt übertritt am Ende unserer Tage. Für Tiere ist es der Engel Meshabber.

Einer der ihm assistierenden Engel ist METATRON. Metatron ist verbunden mit unserem Soul Star Chakra (achtes Chakra, dem Sitz unserer Seele) welches ungefähr eine handbreite über unserem Kopfe ist. Dieses transzendentale Chakra enthält alle Informationen die mit unserer Seele und unserer Lebensaufgabe (Akashic Rekords) zu tun haben. Sobald dieses Chakra aktiviert ist, werden diese Informationen heruntergeladen, von oben sozusagen. Diesen Prozess nennt man auch *Licht Körper Aktivation, Enlightenment* und *Ascension Process* (Erleuchtung). Im Laufe dieser Aktikvation verändern sich auch die Farben unserer Aura. Wir fangen an in und mit anderen Dimensionen zu leben und zu operieren.

Die blaue Perle funkelt hier auch ganz stark in der Farbe blau ähnlich wie die Farbe eines Tanzaniten Steines. – siehe Foto am Ende dieses Buches -

Metatron ist stark mit unseren Emotionen verbunden. Er kann uns emotionell reinigen und eine neue Balanze in unserer Leben bringen. Er hilft uns den inneren Frieden und Tranquility zu finden.

Wenn wir einen Neuanfang brauchen und nochmal von vorne anfangen müssen oder wollen sollten wir Metratron bitten alle emotionellen Überreste zu reinigen und unsere Emotionen mit unserem Lichtkörper in Einklang zu bringen (unsere ständige Verbindung zu Gott) – unsere *true Essenz* unsere wahre Essenz. Er ist wohl der Engel der unserer Seele am nächsten steht (und uns am besten kennt) da er mit der achten Chakra verbunden ist.

ERZENGEL URIEL

Uriel kann uns helfen unsere Destiny bzw. unseren Lebensweg zu finden. Er will helfen inneren Frieden und Harmonie mit unserer Seele herzustellen. Er hilft uns grounded (auf dem Boden) zu bleiben, so dass wir uns nicht verlieren. Er kann helfen wenn wir von Panik Attacken leiden und extra Stärke, Ausdauer, Kraft und Courage brauchen unsere Ängste zu überkommen. Benützen sie die essentiellen Öle von Nelke (Carnation), Clove, Basil oder Black Pepper, Thyme und auch Frankincense.

Für Panik Attacken und Angstzustände sind Öle von Lavendel, Mandarin, Melisse, Neroli, Rose Otto und Sandalwood sehr gut. Diese lassen sie ihren inneren Frieden wiederfinden und bringen Harmonie und Peace in ihr Leben. Die Friedensengel unterstehen Uriel. Uriel ist connected an die Rubin-rote Farbe der Muladhara (Root)Chakra. Das Element der Erde, die sich normalerweise als grounded, verlässlich und stabil ausdrückt. Uriel kann einem bei einem Neuanfang sehr helfen. Er ist der Engel des Momentes und kann das Licht von Gott in unsere Aura (unseren Lichtkörper oder Merkaba) bringen. Wenn jemand ein wenig schwermütig ist und die Lebenslust verliert, Uriel kann helfen diese wieder herstellen.

Benützen sie den Rubin wenn sie ihren Weg verloren haben und ihn wiederfinden müssen. Es hilft ihnen sich zu re-alignen, also sich wieder in Einklang zu bringen mit der Power und der Magic des Universums und des Himmels (unserem zu Hause im Himmel). Uriel kann Energie Blockaden die ganz tief in ihrem Inneren sitzen lösen.

Er bringt Aktion, Life-Force, Courage, Ausdauer und das Licht und die Kraft von Gott (Enlightenment), Erleuchtung so, dass wir so gut wie möglich durchs Leben gehen können. Er kann uns auch helfen Abhängigkeiten loszuwerden (Gambling, Rauchen etc.) (self obsessive behaviour patterns).

Er bringt Spiritualität in unser tägliches Leben.

Uriel ist verbunden mit Blitz und Donner, Elektrizität und plötzlicher Aktion. Man sieht ihn oft holding a Scroll und eine Lampe (Staff). Er ist der Engel der Erleuchtung bringt, die Erleuchtung als Teil des Lichtes von Gott, dieses Licht wird übertragen von Uriel (und Metatron). Er lehrt uns Herr über die materielle Welt zu werden und verbindet uns zu allem was göttlich ist, insbesondere Harmonie und Frieden. Auch Frieden über die Welt.

Jede Person hat mindestens einen Schutzengel, oft jedoch auch mehrere. Diese werden bis zu unserem Tod bei uns bleiben, es sei denn wir leben ein schlechtes Leben, dann ist es wahrscheinlich, dass sie uns verlassen und in ihrer Anzahl abnehmen.

Wenn wir wirklich unsere Engel brauchen, wird unser Engel sehr in unserer Nähe sein um uns zu unterstützen und uns fühlen zu lassen das wir doch nicht so alleine sind. Wenn wir eine komfortable Situation in unserem Leben erreicht haben und keinen Grund haben unsere Schutzengel anzubeten werden sie sich auf eine gewisse Distanz entfernen. Sie halten dann aber trotzdem ein Auge auf uns, aus der Ferne sozusagen. Manchmal kann man die Engel auch auf Fotos sehen. Schutzengel können als milchig-weiße runde Shapes, die man auch Orbs nennt, erscheinen. Manchmal versucht unser Engel uns etwas zuzuflüstern, in diesem Falle ist unser Engelchen ganz in der Nähe unseres Ohres bzw. Wange.

ERZENGEL CHAMUEL

Der Engel der Liebe und des Herzens. Dieser Engel bringt eine wunderschöne rosequartz-rosa Färbung in ihr Energiefeld welches ihr Herz heilen wird. Er hilft den Menschen durch Liebe und Mitgefühl (Compassion). Viele Menschen brauchen diese Heilung weil sie ihr Herz verschlossen haben. Sie sind bitter und egoistisch geworden durch negative Erfahrungen die sich nicht nur auf der ganzen Welt abspielen, sondern auch im eigenen Leben. Fragen Sie Erzengel Chamuel ihren Weg *Back to Love – Zurück zur Liebe* wiederzufinden.

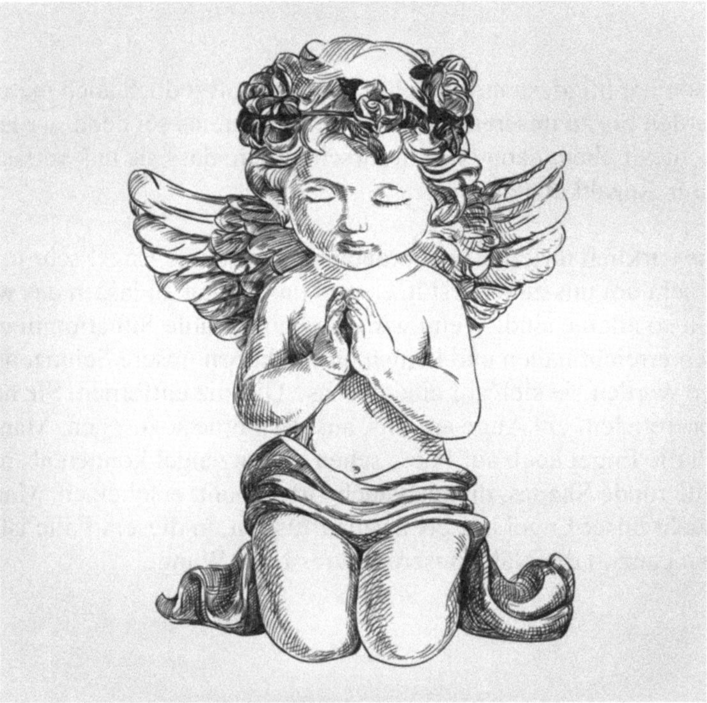

Viertes Kapitel:

Australien, Ahorns und Spieglein, Spieglein an der Wand

Die Besitzer des Hauses in Terrigal, welches ich für ein Jahr angemietet hatte, kamen zurück für die Sommersaison und ich musste auf einmal aus meinem wunderschönen Pole-Haus raus. Drei Tage lang habe ich nur geputzt um meine Kaution wieder zurück zubekommen. Das Haus war so groß, über drei Etagen verteilt, es dauerte lange bis ich alles blitze blank hatte. Natürlich habe ich auch jeden Pfennig von der Kaution wieder bekommen.

Ich bin jedoch auch ein Mensch der es nicht verstehen kann ein Haus geschädigt oder dreckig zu hinterlassen. Leider passiert das relativ viel in Australien. Die Leute lassen ihre dreckigen Nappies zurück und hauen einfach ab. Man muss dies dann auch irgendwie in der Aura tragen, eine Art Schmutz und Dreck, weil man als Mensch immer das was man selbst auch energetisch ist auf alles andere überträgt. So ist das eben mit der Energie. Auf english sagt man *as within so without* welches soviel wie so *wie es in unserem Inneren aussieht so sieht es auch in unserem Umfeld aus* bedeutet..

Ich war ja so unglücklich das ich ausziehen musste aber es dauerte nicht all zulange bis ich ein anderes Pole Home fand. Mein neues Haus war jedoch im nächsten Ort der *Avoca* hieß, auch hier gab es einen wunderschönen Strand. Eine berühmte australische Schauspielerin hatte auch ein Haus dort oder die Eltern von ihr. Ich hatte sie immer bewundert aber leider nie gesehen. Auch heute noch bin ich ein großer Fan von ihr. Sie war fantastisch in dem Film Australia. Miss Boss.

Mein absoluter Lieblingsfilm heißt auch noch AUSTRALIA. Wenn ich nur an den kleinen Aborigine Jungen denke der dann die ganze Herde der Bullen aufhalten konnte am Rande des Abysses. Ich weiß noch als ich diesen Film zum ersten Mal sah im Kino in Ballina, mir liefen die Tränen mehr als einmal. Unglaublich ist mir auch die Tatsache der gestohlenen Generation, wie man damals den Aborigine Frauen einfach die Kinder abnahm um diese bei Weißen oder in Heimen unterzubringen. Rassismus hasste ich immer schon.

Was ich noch viel unglaublicher fand war die Tatsache, dass der eigene Vater diesen kleinen halb-Aboriginal Jungen im Film AUSTRALIA am Ende noch erschießen wollte. Was ist bloß verkehrt mit manchen Männern? Wieder ein Beweis wie eng Liebe, Lust und Haß doch miteinander verbunden waren. Es schien alles auf einer und dergleichen Schiene abzulaufen. Das Pendel kann von heute auf morgen von Liebe auf Haß schwingen und/oder umgekehrt. Das lernte ich von dem kleinen Cameron in der neuen Schule meines Sohnes in Terrigal damals leider auch kennen.

Das Ausziehen aus dem geliebten Pole-Home in Terrigal paßte mir überhaupt nicht. Aber die Besitzer gaben mir die Kündigung des Mietvertrages und schon konnte ich gehen. Ich schwor mir auch, dass mir das nie wieder passieren sollte. Von nun an würde ich lernen mir mein eigenes Haus zu manifestieren, vielleicht sogar in Terrigal, damit ich dann wieder unter den schönen Eukalyptusbäumen sitzen könnte. Vielleicht dann auch wieder mit Bec in ihrem oder meinem Spa ein Gläschen Petaluma Chardonnay genießen könnte und einen Chat. Ob die wohl noch so glücklich sind? Die Hunde leben heute wahrscheinlich nicht mehr.

Mein kleiner Sohn hatte natürlich auch schon einige beste neue Freunde in der Schule in Terrrigal gemacht wie z. B. Cameron. Cameron war der Sohn von Amanda. Sie war eine Single-Mum mit fünf Kindern. Sie war ein echtes Countrygirl, rough und tough (rauh, grob und stark) die mit ihren fünf Kindern in einem großen Haus ebenfalls in Terrigal alleine lebte. Nebenbei verkaufte sie AVON Cosmetics. Ihr Ex Mann war wohl auch der totale Alptraum da er sie immer schlug als sie noch zusammen-lebten.

Momentan verweigerte er sich seine fünf Kinder zu sehen (inklusive der süße kleine Cameron der mit all seiner unendlichen Liebe nicht wohin wusste). Das war die Strafe des Ex-Mannes ***Liebesentzug***, die Formen der Bestrafung wechselten von physikal auf emotional und wieder zurück. Mit den falschen Worten kann man sehr viel Schaden anrichten in jungen Seelen und bei Frauen.

Ich mochte den kleinen Cameron sehr gerne. Meistens wenn ich in die Schule kam, lief er mir schon entgegen mit ausgestreckten Armen und rief meinen Namen. Cameron freute sich fast mehr mich zu sehen als mein eigener Sohn. Cameron hatte eine Art Freude und Liebe zu zeigen die fast schon unnormal oder spektakulär war. Sowas findet man eigentlich nur, wenn überhaupt noch, bei Kindern. Sowas wie Cameron war mir auch noch nie begegnet. Ich werde Cameron nie vergessen, er war so süß und unschuldig und der Gedanke, dass man Kinder mit Liebes-Entzug bestrafen würde bestätigte wiedermal meine Vermutung,

Man kann nur das ausgeben was man selbst auch ist.

Wenn man keine Liebe mehr in sich selbst trägt kann man diese auch nicht aussenden bzw. weitergeben.

Dazu muss man auch erstmal in sein Herzchakra hineinkommen oder lernen dies zu heilen. Wenn das Herzchakra verschlossen (locked) ist dann schlägt die Liebe meistens um in Hass. Der oder die Geliebte wird praktisch zum Feind.

Warum meinen diese Knoten-Männer ihre Ehefrauen und Kinder bestrafen zu müssen und warum lassen viele Frauen uns das gefallen? Es war einfach unglaublich wie oft ich diese Art von Abuse hier in Australien und ganz besonders an der Zentral Küste sah. Den Schaden den diese Männer (manchmal jedoch auch die Frauen) den süßen Kindern aber auch sich selbst und ihrem Partner antun war unglaublich groß. Wir können nur hoffen, dass der liebe Gott und der Engel Uriel irgendwie seine Hände ins Spiel bringt und rechtzeitig zur Hilfe kommt. War für mich überhaupt kein Wunder das so mancher junge Mensch sein Leben dann damit beenden wollte vom Skillion in Terrigal zu springen, wie es auch leider so mancher tat.

Jahre später las ich mal in einem Buch von Stuart Wilde das auf unserer Reise durchs Leben (und vielleicht auch um an die blaue Perle zu gelangen) lernen wir das meiste in unseren Beziehungen, deswegen sind unsere Relationships auch so important (wichtig). Sie sind sozusagen die Schule die wir besuchen müssen. In dieser Schule wird das was wir sind praktisch zurück-reflektiert (zurück auf uns), also mit anderen Worten, diese Beziehungen sind unsere Spiegel und unsere Schatten. Unser Nemesis.

Viele nehmen sich immer wieder neue Partner(innen) weil sie immer wieder aufs Neue schockiert sind weil sie nicht mögen was sie am Ende sehen (nämlich die Schattenseiten des Selbst). Deswegen werden sie dann so böse, sauer, ängstlich und wollen eine Art von Zerstörung der anderen Person. Sie mögen sich im Grunde genommen selbst nicht ohne es aber zu registrieren. Sie rasten oft total aus vor Wut und Frustration, schade eigentlich weil man sich durch diese Einstellung keinen Gefallen tut. Es bringt einen leider auch nicht weiter.

Ich denke manchmal sind unsere Beziehungen auch ein Spiegel von dem was oder wie man gerne sein möchte bzw. genau das Gegenteil von dem was man ist. So wie wir mit anderen Menschen umgehen zeigt wie man sich selbst bewertet und lenkt unser spirituelles Leben (und unsere zukünftigen Leben) in die richtigen oder falschen Bahnen. Wenn man immer gemein ist und von anderen deren Energie wegnimmt (Vampire Archetyp) sowie nur auf deren Geld und Besitz aus ist oder wenn man das System ungerecht ausnützt (sei es der Staat oder andere Menschen) so wird diese Energie natürlich auf diejenige Person zurückkommen. Auch diese emotionale brutale und explosive Energie kommt auf einen zurück, alles ist ein Spiel und eine Dynamik zwischen Licht und Schatten, und so bestimmen wir von Minute zu Minute unser weiteres Leben. Kommen wir gut durch den morass des Lebens oder wird das Leben uns verrückt machen und wir rasten aus?

Wenn man so die Hintergründe mancher Kinder kennenlernt ist es auch kein Wunder das diese Kinder, wenn sie älter werden, den Drogen und dem Alkohol verfallen oder vom SKILLION springen wollen, oder? Sie suchen diesen Liebes-Ersatz weil sie oft Opfer sind und im Schlachtfeld der Eltern existieren. Jedoch ist es der falsche Weg sich diesen Ersatz mit Drogen oder Alkohol zu suchen, es macht alles nur schlimmer.

Dieses ist jedoch auch schon vorherbestimmt und ausgesucht von der Person die es erlebt. Manuela Schmutzer vom Prisma Institut in Bad Goisern, Östereich, sagt das sich jeder Mensch, ehe er inkarniert in ein neues Leben ein Stück von seiner Torte des Lebens aussucht um es nach der Inkarnation als Aufgabe und Erfahrung in Erkenntnis zu bringen.

Daher sucht man sich all die Seelen vorher aus mit denen man in diesem Leben zu tun hat um diese Erfahrung zu realisieren. Auch wenn es mitunter grausame Teile sein können, zumal ja auch ein Teil des Karmas dabei sein kann den man auch noch aufzulösen hat. Wir waren alle in früheren Leben schon mal Opfer und/oder Täter (Frau Schmutzer sagt auch das dies ihre persönliche Wahrheit und Meinung ist und es nicht unbedingt konform mit der Wahrheit anderer ist, nur man sollte es respektieren.) Ich denke das ist auch meine Meinung.

Ist es ein Versagen der Eltern was diese Kinder auf den Skillion treibt oder in die Hände skrupelloser Drogenhändler? Diese Frage habe ich mich ganz besonders oft gefragt, habe ich als Mutter (Elternteil) auch versagt oder werden unsere Kinder auch mit einer bestimmten Vorbestimmung geboren und wie viel Karma war dabei. Wer weiß warum manche Menschen total ausrasten und verheerendes anstellen, entweder mit ihrem eigenen Leben oder mit dem Leben anderer. Hab da mal was gelesen von einer Ahorn-Theorie, jeder Mensch hat so sein eigenes Ahorn (das ist so und so geformt, ehe es schon geboren wird). Da haben die Eltern dann auch nichts mehr mitzutun.

Frau Schmutzer macht Familienaufstellung und andere sehr interessante Therapien in ihrem Zentrum in Bad Goisern, Austria.Ihre e-mail ist: wegbegleitung.com

Fünftes Kapitel:

Memes & Mit der Liebe spielt man nicht

So langsam heilten meine Wunden der Liebe von Marco und meinem Ex Mann und immer wieder kamen mir die Worte

Mit der Liebe spielt man nicht

in den Kopf. Ich verstand nun auch, dass die Liebe wie ein double-edged Sword war, also wie ein Schwert welches von beiden Seiten schneiden kann. Die Liebe kann gefährlich sein und es ist höchste Vorsicht geboten. Irgendwo habe ich mal gelesen wenn man nicht bereit ist die totale Devastation mit einzukalkulieren, welches so eine Art von totaler Zerrüttung bzw. Zerstörung ist, sollte man besser von Anfang an die Finger davon lassen.

Ich denke auch das Lieben muss gelernt sein, vielleicht gibt es hierfür ja auch einen Code. Hat man schon mal richtig darüber nachgedacht was es überhaupt ist. Was ist Liebe? Was ist Hass? Warum liegen diese beiden so eng zusammen? Und wo ist der Unterschied zwischen Lust, Liebe und Vergnügen? Die meisten Männer waren meiner Meinung nach nur auf Vergnügen aus, zumindest schien das hier an der Zentral Küste in Australien so zu sein. Hier sah ich immer wieder, dass die LIEBE missbraucht wurde. Wie oft las man das auch furchtbare Verbrechen im Namen der Liebe passierten. Am schlimmsten ist es wenn dann auch noch die Kinder der Ex-Liebenden bestraft werden.

Nach der Liebe kommt dann oft der *Liebesentzug* und der *Hass* war dann auch schon wieder im Anmarsch, wie ein unbarmherziger Zinnsoldat richtete er seine Waffen direkt auf unser Herz. Zumindest aber hatte ich die richtigen Pflaster entdeckt um meine Wunden der Liebe zu heilen. Ein Schutzschild hatte ich auch aufgestellt und der Nebel klärte sich vor meinen Augen, die rosa-rote Brille war schon lange nicht mehr da. Eine Art Gottes Perspektive wurde mein neuer Schlüssel ins Paradies, dazu brauchte ich ja Gott sei Dank keinen Mann. Da konnte man auch ganz gut ohne Mann hin- und auskommen weil die ewige Versuchung konnte auch von Männern kommen, oder?

Immerhin gibt es ja die Blue-beards, ich war ja auch einem zum Opfer gefallen. Meine Bekannte Felicity auch, ihr Ex Adam war auch ein Bluebeard der nur sein Vernügen suchte, ohne Rücksicht auf Verlust. Ich nannte Felicity öfters Ariel weil sie mich an eine Meermaid erinnerte. Sie war ständig im Wasser. Ich sah sie fast jeden Tag beim Schwimmen weil auch ich eine Art Ariel war die täglich ihre 60 Laps schwimmen musste. Zu dieser Zeit war Felicity Mitte 40, geschieden, 3 Kinder die entweder schon alleine oder beim Vater lebten. Ich war 36 Jahre alt. Eigentlich die besten Jahre, wenn nur nicht der Schmerz der schlechten Liebe dagewesen wäre. Der machte alles kaputt.

Wie auch bei Amanda gab es in Felicity's Familie ebenfalls sehr große Probleme. Der Vater mochte einen seiner Söhne nicht (HASS). Er würde noch nicht einmal anhalten wenn er seinen Jungen an der Bushaltestelle stehen sah um ihn im Auto mitzunehmen. Kann man sich das vorstellen, was ein solches Verhalten einer jungen Seele antut. Es ist einfach unbegreiflich wie viele Knotenmänner hier durch die Gegend laufen und den jungen Seelen (incl. der Mütter) das Leben ungenießbar machen. Der Name Knotenmänner fiel mir ein weil ich vor Jahren mal ein Buch von Deutschland las welches diesen Titel trug (Le und die Knotenmänner, RoRoRo).

Vielleicht interessierte ich mich damals schon dafür was in der Psychologie der Männer (und den Frauen) vor sich geht oder war der wahre Liebes-Schalter im Kopf? Vielleicht hatte das ja auch was mit gespeicherter Energie zu tun und dem Limbischen System. Vielleicht hatte es mit dem Oxytoxin zu tun, dem Hormon welches im Kopf produziert wird und wichtig ist für eine Partnerschaft. Manchmal jedoch fragte ich mich ob es eine neuzeitliche Entwicklung der humanitarischen Psychologie ist. Haben wir uns vielleicht so weiterentwickelt das wir uns von alten, zwischen-menschlichen Wertsystemen wie Liebe, Treue und Loyalty immer weiter und weiter entfernen?

Irgendwo habe ich mal was von integraler Psychologie und Spiral Dynamics Integral gelesen (Learn to Master the Memetic Codes of Human Behavior by Don Beck, PH.D.)

Es schien mir in der Tat so das das Leben heutzutage so kompliziert geworden ist das man für alles einen Code braucht. Immerhin gab es den Code für Gott, den Code für die Bibel und nun haben wir den Memetic Code der uns zeigt wie sich die Menschheit entwickelt hat, dies auch alles nach Farben sortiert, von Beige, Purple, Rot, Blau, Orange, Grün, Gelb bis hin zum idealen Code-Farbton für die Menschheit der immerhin in der Nuance eines wunderbaren Turquoise schimmert. In diesem Code findet man auch eine angenehmere, politische Form, die nämlich der holistischen (whole-Earth networks and interconnections).

Vielleicht ist das Paradies ja auch hier zu Hause. Verantwortliches Denken gehört hier auch dazu und die Erfahrung, dass man seine eigenen Bedürfnisse zurückstellen kann. The Survival of the Planet sowie die spirituelle Seite des Lebens zu entwickeln sind alles Turqoise-Meme-Challenges. Am besten finde ich das Arrangement das die Resourcen der Erde und das Lernen gleichmässig verteilt werden, by need, not want, und das wir alle mit genug überleben können.

Das schien mir sehr wichtig. Dieser Turbo-Kapitalismus in dem sich die heutige Zeit befindet muss sich ändern. Es ist nicht im Interesse der Menschheit allgemeim. Dazu brauchen wir das Turquoise System.

Jeder sollte lernen mit weniger auszukommen und mehr zu geben an die die nicht viel haben – so nach dem Motto LESS IS MORE .....

Das tägliche Schwimmen half uns Frauen damals unseren Frust mit den Männern und die schwierigen Situationen im Leben besser zu ertragen. Dazu brauchten wir nämlich jede Menge Klarheit, Stärke, Kraft und Energie. Der arme Sohn von Sally war natürlich total traumatisiert durch die ablehnende und rejektierende Behandlung die er von seinem eigenen Vater zu spüren bekam.

Gibt es hierzu vielleicht eine tieferliegende Erklärung? Kann das was mit Karma zu tun haben? Ich hatte schon viel gelernt auf meiner Reise durchs Leben im Land von Oz; das Gesetz des Karmas (the Law of Karma) interessierte mich ganz besonders da ich immer an einen guten und gerechten Gott glaubte. Von den Codes hatte ich zu dieser Zeit noch keine Ahnung. Die kamen erst viel, viel später.

Das Schicksal anderer Menschen interessierte mich sehr und ich nahm mir vor so lange nach Codes & Antworten zu suchen bis ich vielleicht eines Tages eine plausible Erklärung hätte um dieses ganze Wirrwarr des täglichen Lebens inclusive der Liebe zu verstehen. Es war einer der Gründe für meine lange Reise. Ich wollte das alles verstehen, warum war das Leben so kompliziert und schmerzhaft für so viele Menschen? Mir wurde klar das man nur durch Verstehen die notwendigen Verbesserungen erreichen konnte.Ohne Verstehen gab es auch keine Codes.

Felicity sagte immer das sie große Angst hätte um ihren Sohn. Er war so total begabt und fertigte die wunderbarsten Zeichnungen an. Einmal zeigte sie mir eine Zeichnung ihres Sohnes. Darauf war ein Wizard zu sehen der versuchte durch eine Türe in einen riesigen Felsen einzutreten. War der Sohn der Wizard und der Vater der riesige Felsen? Vielleicht haben wir ja alle im Leben einen großen Felsen vor uns stehen den wir bewältigen müssen? Oder war der Felsen das Leben, war der Vater vielleicht die Türe, oder konnte dies bedeuten das man sich einfach zum Wizard (Magician) ausbilden musste damit man selbst diese Türe endlich öffnen bzw. den Felsen wegschieben und eintreten konnte? Erinnert mich irgendwie an Platos Höhle, aber damit war das wohl genau umgekehrt. Man saß in der Höhle und kam nicht raus. Die Türe auf der Zeichung erinnerte mich an James‘ Worte in Melbourne als er zu mir sagte

Don't worry, wenn Du es auch momentan nicht verstehen kannst, was passiert geschieht immer aus einem guten Grund, vielleicht ein universeller Grund und den kann man manchmal in dem Moment gar nicht verstehen. Aber eines ist ganz sicher sagte er, wenn Gott eine Türe schließt dann öffnet er auch immer andere, neue Türen.

Ich fragte mich ob es überhaupt sinnvoll ist, meine Suche nach den Codes und den Antworten über Gott und das Leben sowie den Tod fortzusetzen. Es gab viele Stufen auf der proverbialen Leiter vom Jakob und würde es schwieriger werden je höher man steigt? Das Gesetz des Karmas sagt das je höher man steigt umso korrekter sollte man sich im Leben verhalten da Karma super-schnell zurückkommen würde wenn eine Person mit hohem Bewußtsein mal etwas tut was nicht so ganz kosher ist. Irgendwie hatten die Herren die das Karma verteilten bzw. austeilten mehr Verständis für die Menschen die kein Bewußtsein hatten.

Auch denke ich umso heller unser Licht strahlt umso mehr Möglichkeit hat man von drei-dimensionalen, niedrigeren Energien attackiert zu werden weil davon gab es auch einige die noch nicht ins Licht übergetreten sind. Stuart Wilde hatte da auch mal was von den Gray's geschrieben. Da sollte man aufpassen besonders wenn Vollmond ist. Ich war froh, dass zumindest mein großer Preis, meine blaue Perle, schon um einiges nähergerückt war.

Manchmal hat man eben viele stürmische Meere zu bewältigen oder wie Plato es so darlegte, man musste aus seiner Höhle erst einmal herauskommen um dann neue Türen, Horizonte und Tore öffnen zu können.

Mich hatte das Leben über Umwege von München auch nach Australien geführt und wie Dorothee in the Land von Oz musste ich mir auch jede Menge Courage zulegen um da durchzukommen und meinen Weg zu finden. Zumindest war ich aber schon länger aus meiner Höhle raus und die meisten Schatten lagen wohl hinter mir.

Jemand sagte mal zu mir

Ignorance is Bliss

Da kann auch was Wahres dran sein, aber mit Ignorance kommen wir momentan auch nicht zum Ziel von World Peace und/oder dem Perfekten Mann und der Perfekten Frau.

Ich zumindest wollte schon dorthin. Hierzu benötigt man jedoch einen Seelenstern bzw. eine Seelenstern Aktivierung, ja die existiert auch in turqoise. Vielleicht ist es das was nach der blauen Perle kommt. Die erhielt ich wohl eines Tages als mir die Ohren so doll wehtaten. Irgendwo hatte ich mal gelesen das wenn einem die Ohren wehtun kann es sein das die Engel eine Nachricht für Dich haben. Es kann natürlich auch eine Infektion sein aber bei meinem Ohrenschmerz wusste ich, dass es eine ganz große Nachricht für mich war. Ich durfte eine Stufe höher aufsteigen auf Jakobs Leiter

Sechstes Kapitel: Boten der Liebe und ein Seelenstern

Jeden Tag spürte ich die Gott-Perspektive mit der über-dimensionalen Kraft und den Existenzen der anderen Dimensionen mehr. Besonders die Engel machten sich zu dieser Zeit bei mir bemerkbar. Zuerst hauchten sie mir auf die Wange, nun waren sie in meinem Ohr. Unser Licht-Körper manchmal auch Merkaba, Aura, Avra oder Energiefeld genannt, ist natürlich ständig durch unsere Chakren, die sich wie kleine Lichträder ständig drehen, mit den anderen Dimensionen verbunden.

Ich interessierte mich ganz besonders für die transpersonalen Chakren, also die Chakren, die sich außerhalb und oberhalb unseres Körpers befinden. Diese sind wie Antennen zu den anderen Dimensionen mit denen man natürlich kommunizieren (channeln) kann. So war das damals in babylonischen und ägyptischen Zeiten auch schon und ich denke viele der großen Wunder der Welt wurden so erschaffen (Babylonische Garten, die Pyramiden und Stonehenge). Natürlich kam all das mit Hilfe einer anderen Welt (Dimension) zustande, da wo eine überdimensionale Intelligenz herkommt.

Durch diese transpersonalen Chakren können wir eine klare, höhere, bessere und neue Perspektive vom Leben, von uns selbst und von anderen Menschen entwickeln. Das Leben fängt an ganz andere Dimensionen anzunehmen und wir verstehen das bigger Picture, GOTT und die Welt viel besser. Natürlich erhalten wir auch ein tieferes Verstehen von den Dingen die in unserem eigenen Leben so passieren bzw. passierten. Das alles wird von oben heruntergeladen sobald wir eine Öffnung dafür bereitet haben. Konnte das der große Preis der blauen Perle sein?

Das alles hat etwas mit unserem Seelenstern-Chakra zu tun, unser achtes Chakra, welches über unserem Kopf ist als eines unserer transzendalen Chakras. So schreiben Diana Cooper und Kathy Crosswell z. B. in ihrem Buch *ORBS – Boten der Liebe, Heilung und Weisheit* – Ansata Verlag, das der Erzengel Zadkiel die Engel der Transmutation beaufsichtigt, diese wiederum arbeiten mit der violetten Flamme.

Außerdem ist er eng mit Saint Germain verbunden, jenem aufgestiegenen Meister, der 1987 die Wiederkehr der violetten Flamme der Transmutation während der Harmonischen Konvergenz akzeptierte, damit diese von jedem Menschen auf der Welt benutzt werden kann. Dies markierte den Beginn einer 25-jährigen Periode der Reinigung des Planeten, die im Jahre 2012 endet. Dieses Datum wird in den Mythen fast jeder alten Kultur erwähnt

Erzengel Zadkiel ist für den Seelenstern verantwortlich, eines der transzendenten Chakren über dem Schädeldach. Wenn man etwas über ihn weiß, kann man sich automatisch leichter auf die Orbs, die sein violettes Licht enthalten, einstimmen. Auf diese Weise können bestimmte Aspekte Ihres Lebens aufgelöst und umgewandelt werden.

Man nennt diese überdimensionalen Chakren auch Tore und Gates bzw. Gateways. Dieses achte Chakra heißt im englischen Soul Star, Soul Self oder Higher Self und ist ca. 6 inches über unserem Kopf. Von hier aus liefert und filtert es uns spirituelles Bewußtsein, ein symbolisches Verstehen, das Neshema Bewußtsein und das Erkennen des Lebens mitsamt seiner natürlichen Gesetze sowie ein Verstehen wie alles in der Natur mit der Mythologie und den Archetypen zusammenhängt. Es hat mit dem Global Scaling zu tun, dies erklärt wie eine causale intelligence jede struktur im Universum kreieirt, von den grössten Galaxien zu den kleinsten teilen. Dies erklärt auch das Maxim *As Above – So Below*.

Dieses Global Scaling ist ein Phänome und betrifft unser Leben täglich, meistens wissen wir es jedoch nicht. Dr. Rainer Viehweger schreibt in seinem Buch *Understanding the World through Global Scaling* das dies die wichtigste informational Regel im Universum ist. Es beschreibt wie die Intelligenz, auf die das gesamte Universum basiert, sich ausdrückt und das es aus anderen, zeitlosen Dimensionen kommt, non-local. Man nennt es auch das Zero-Point Field. Für weitere Informationen über Global Scaling weise ich auf Dr. Viehweger's Buch hin. Das alles hat auch mit Proton Resonanz zu tun welches diese Informationen empfangen kann.

Das Higher Self auch Monad genannt ist das Teil von uns welches nicht so ganz in physikalischer Inkarnation bzw. in unserem Körper ist. Es ist ein Teil der anderen Dimensionen und dem Zero-Point Field. Wir sind ständig damit in Verbindung und ich denke dadurch haben wir auch Zugang zu Gott. Man könnte es auch unseren kleinen Gott nennen da es unsere permanente Verbindung zu Gott ist, abgespeichert in diesem Chakra als ewiger Bestandteil von allem was je existiert hat und je existieren wird. Den Weg dahin müssen wir jedoch auf Erden erst einmal wiederfinden und wiederentdecken auf unserer Reise durchs Leben.

Dies ist der wahre Sinn des Lebens, dann, nur dann, finden wir unsere SHEKINAH und gelangen an die blaue Perle. Ja, und da wären wir auch, am Ende all unserer Fehler und wenn wir unseren Gott wiedergefunden haben, auch ganz in der Nähe vom Paradies. Das Tor zum Paradies steht sowohl den Eva's wie auch den Adam's offen weil jeder Mensch dieses Soul Star Chakra hat. Es ist für alle zugänglich die sich durch ihr Verstehen und höherem Bewußtsein die Eintritsskarte erarbeitet haben. Diese ist wie bereits erwähnt Gott sei Dank nicht kaufbar.

Wir müssen unsere Ordnung vom Chaos machen, wir müssen durch die Dunkelheit gehen um an das Licht zu kommen. Vielleicht heißt das auch das wir den Hass kennenlernen müssen damit wir diesen dann in Liebe umwandeln können; nur sollte man dieses dann auch irgendwann einmal tun.

Der Grund fürs Leben ist es Liebe zu lernen. Mit der Zeit und unserer Evolution lernen wir zu lieben und wir lernen geliebt zu werden.

Gott ist die Liebe und das Licht! Gott ist das System zu dem wir alle gehören, egal welcher Religion wir angehören. Gott ist die Intelligenz und die Information die alles lenkt.

Gott, die Liebe, das Karma und das Licht sind die Wahrheiten und Tatsachen die wir alle gemeimsam haben.

Deswegen sollten wir auch aufhören uns gegenseitig zu bekämpfen und zu bekriegen denn jeder Tod und jedes Verbrechen ist auch ein Verbrechen an Gott und ein verheerendes Verbrechen an uns selbst!

Man sollte sich wirklich an diesen Satz erinnern:

Behandele Deinen Nächsten wie auch Du selbst gerne behandelt werden möchtest!

Aber genau so wichtig ist dieser Satz:

Wer andern eine Grube gräbt fällt am Ende selbst hinein!

Die universellen Gesetze treffen immer ein, früher oder später, deswegen sollte man diese Gesetze kennen und beachten!

Wo keine Grube ist, da kann man auch nicht reinfallen!

Siebtes Kapitel: Auras, Walk Ins and Realität Checks

By the manifestation of Prana, the Spirit which is speechless appears as the Speaker - A. E. Powell

Durch die Manifestation von Prana, der Spirit, der sprachlos zu sein scheint, wird zum Sprecher.

Lets talk ....

Wir haben alle dieses Energiefeld um uns herum, einschl. unser etherisches Doppel-Feld (etheric Double-Field). Manche Menschen können es sogar sehen, manchmal leuchtet es richtig und man kann eine Art Regenbogen Farbe erkennen, es ist in der Tat ein Kaleidoskop von Farben. Dieses Energiefeld beschützt uns (wenn es stark ist) von Gedanken und negativen Energien von anderen Menschen. Es ist eine Art Zuhause für unser spirituelles Dasein und unsere Gedankenwelt. Man nennt es AURA, es ist aber auch teil der kosmischen Energie und unsere Verbindung zu den anderen Dimensionen die auch in uns ihr Zuhause haben. Der Macro-Cosmos existiert auch in uns als Micro-Cosmos. Diese kosmische Energie, ich nenne sie auch POWER und FORCE, hat eine unheimliche Kraf. Man kann damit heilen und alles Mögliche und Unmögliche erreichen wenn man weiß wie man damit arbeitet.

Manchmal befinden sich sogar Engel und Spirits von Verstorbenen in dieser Aura. In einem Buch von der Amerikanerin Barbara Ann Brennan (Hands of Light, A Guide to Healing through the Human Energy Field) (Bantam Books) kann man Fotos sehen wo z. B. die verstorbene Mutter von einer Person die auf dem Tisch lag zwecks einer Heilung assistierte. (Fig. 22-21 im Barbara Ann Brennan Buch).

Es haben schon einige Schriftsteller über das Phänomen eines Walk Ins berichtet. So schreiben z. B.Diana Cooper and Kathy Crosswell in ihrem Buch *The Keys to the Univers* das durch dieses kosmische Energiefeld es uns auch möglich ist einen direkten Kontakt mit unserem Monad herzustellen (Monad ist sowas wie unser Himmlischer Funken bzw. Divine Spark) um Informationen zu empfangen die uns zu und mit Gott verbinden. Es gibt sogar monadische Energiefilter mit denen man eine Verbindung mit den Seraphim Engeln herstellen kann, insbesondere mit dem Engel Seraphina.

Um es richtig anzustellen und *to make things happen* bzw. alles Mögliche zu erreichen muss man lernen sich zu konzentrieren und die Gedankenformen von dem was man gerne erreichen möchte zu fokussieren und zu kristallisieren so dass sie aus unserem kosmischen Energiefeld ausbrechen können. Wenn man das einmal beherrscht, wie man diese kosmische Gedanken-Energie von seiner AURA freisetzt, wird sich diese wie ein Laserlicht manifestieren. Dies ist sehr effektiv und kann bei vielem im Leben behilflich sein, u.a. zu manifestieren was man gerade so braucht im Leben.

Irgendwie kommt das dann auch … Courtesy of Divine Law … Fast wie durch ein Wunder. Wenn man als Ambassador für die Welt arbeiten und intergalaktisch gutes erreichen möchte sollte man auch diese monadische Energie Arbeit mit den Seraphim Engeln machen. Die geben einem dann auch die notwendige Hilfe, meistens wenn man schläft, vielleicht so wie bei mir vor vielen Jahren als sie mich dann einfach mal mit in die siebte Dimension nahmen um mich vorzubereiten.

Was man durch dieses kosmische Energiefeld übertragen bzw. anziehen kann kommt zum größten Teil auch darauf an wie man selbst gerade gepolt bzw. gelaunt ist, aber auch auf unseren Gesundheitszustand (Körper und Seele). Es hängt mit unserem E I G S (Emotional Intelligenz Guidance System) zusammen. Auf Deutsch bedeutet das Emotionales Intelligenz Führungs System ist (EIFS). Dieses sollte funktionieren und gut entwickelt sein. Dies passiert normalerweise nicht über Nacht, man sollte jeden Tag daran arbeiten um dies zu perfektionieren.

Dieses EIGS mitsamt unserer AURA ist unsere Wellenlänge bzw. Frequenz/Vibration und je nachdem ob wir gerademal in schlechter Laune oder in guter Laune sind, mit negativen oder positiven Gedanken und mit guten oder bösen Absichten geladen sind ändert sich unsere AURA und somit auch unsere Anziehungs- und Manifestationskraft.

Wir haben viel, gute oder keine POWER und MAGIC.

Wenn wir gut drauf und zufrieden sind, werden wir weiterhin gute Energien und gute Situationen anziehen. Wenn wir unten im Keller sind dann ziehen wir leider auch noch mehr Dinge an die sich diesem Barometer Niveau der Gefühle und Umstände des Runterseins anpassen. Deswegen sagt man auch das berühmt und berüchtigte ***ein Unglück kommt selten allein***; es ist tatsächlich eine universelle Weisheit die man verstehen sollte. Man kreiert alles selbst sozusagen durch sein Energiefeld und die Gedanken ohne sich darüber bewußt zu sein.

Um genauer zu sein, man ist sozusagen der Autor seines eigenen Buches oder Scriptes zum Film seiner Reise durchs Leben. Ob diese Reise nun ein Märchen, ein Alptraum oder ein Drama ist, dass liebe Leser bestimmen sie selbst für sich. Leider wissen es die meisten Menschen nicht, sie denken es ist alles nur Zufall, man fühlt sich als Opfer, es ist jedoch unser kosmisches Schutzfeld, unsere AURA, die zieht an für uns was wir so aussenden.

Hierzu einen guten Rat

Change the Colors of your Day – man sollte seine Farben verändern

Die Negativitäten in unserer AURA filtert sich durch und überschatten die ganzen positiven Gedankenformen die ständig da sind, gute Dinge passieren einfach nicht mehr in unserem Leben da wir sie dadurch blockiert haben. Andererseits, wenn man glücklich und guter Dinge ist und sich energetisch und freudig im Leben fühlt, zieht man auch lauter positive Gedanken und positive Ereignisse in sein Leben, unser kosmisches Energiefeld arbeitet nun positiv für uns. Herzlichen Glückwunsch, man ist sozusagen auf dem Glücksweg, dem richtigen Weg bzw. on a Roll wie wir das auf Englisch sagen würden. Solange wir daran nichts ändern und weiterhin diese positive Ausstrahlung haben bleibt es dann meistens auch so, gute Dinge passieren einfach, sie werden angezogen durch unsere magische, meistens unsichtbare Kraft, unsere AURA, unser kleiner oder großer Regenbogen.

Es ist ein Gesetz der Natur welches auf Energie und insbesondere auf Resonanz basiert. In gewissem Sinne könnte man sagen, dass man damit auf den Gipfel der Welt kommen könnte. Dieser Gipfel ist nicht mit dem proverbialen Hohen Ross zu vergleichen. Menschen die eingebildet, arrogant, selbstsüchtig, egoistisch und überheblich sind und sich vielleicht sogar noch als etwas Besseres bzw. was Besonderes fühlen werden früher oder später vor einem eingekrachten Gipfel stehen, sollten sie den Gipfel jemals erreicht haben. Leider gibt es viel zu viele Menschen heutzutage die nur nach dem Leitmotiv GELD REGIERT DIE WELT leben. Den einzigen Gipfel den diese Menschen erreichen werden ist der den sie mit ihrem angerafften Geld selbst bauen können.

Die Einstellung das Geld die Welt reagiert scheint wahr zu sein in einer Hinsicht, in zweiter Hinsicht ist es jedoch eine Illusion (das Maya) und früher oder später braucht man einen Realitäten-Check. Das kann teilweise schon bei den eigenen Kindern anfangen wenn man sie zu sehr verwöhnt hat. Diese könnten dann zu Hungry Ghosts werden, also Menschen die immer mehr haben wollen weil sie nichts mehr glücklich macht. Es stand schon in der Bibel geschrieben

Der der Silber liebt ist nicht zufrieden nur mit Silber

Welcome to the Abyss of Unhappiness and Unzufriedenheit. In der Moderation oder Mittelmäßigkeit liegt die Stärke und für mich ist Stärke auch wenn man Schwächen sehen und anerkennen kann. Das erinnert mich an einen Spruch den mir vor Jahren mal jemand gesagt hat:

Es gilt im Leben nicht wie viel man an sich raffen kann oder wie viele Werte man sich schaffen kann, worauf es wirklich ankommt ist mit wie wenig man im Leben auskommen könnte.

Es ist ja allgemein bekannt das Geld alleine auch nicht glücklich macht. Wie viele reiche Menschen begehen Selbstmord oder nehmen Drogen. Das wichtigste sind nun einmal unsere Emotionen. Mit und in unserem Herzen muss es stimmen. Reichtum kann auch eine spirituelle Leere und Einsamkeit hervorrufen. Wenn man das mit der Energie Medizin versteht weiß man, dass wir sozusagen zwei Herzen haben. Wir haben ein Herz in unserem Kopf welches ständig mit unserem Herzen Informationen austauscht.

Wenn wir hässliche Gefühle haben, z.b. anderen Menschen gegenüber, kann dieser Hass sofort zu einem Problem werden für den Menschen der sie hat. Nur mit Liebe und Licht kann man auf die Dauer siegen. Der Japaner Masaru Emoto zeigt das in seinen Büchern *The Hidden Messages in Water* und *The Secret Life of Water* (erhältlich vom Koha Verlag). Wir sind ja zum größten Teil auch Wasser und haben diese Kristall-ähnliche Struktur in unserem Bindegewebe (Matrix), also schaffen wir uns selbst hässliche oder schöne Bilder die sich letztendlich als unsere Realität manifestieren. Jedes Bild ist ein Teil unseres Films des Lebens der dann abläuft.

Ich sage immer, dass jeder Mensch eine energetische Unterschrift hat bzw. ein energetic signature. Es gibt verschiedene Frequenzen von Licht und dieses Licht liefert uns den Zugang zu den anderen Dimensionen einschl. spiritueller Informationen und kosmischem Wissen. Es ist das Licht der höheren Frequenz welches das Höhere Wissen zugänglich macht und diese Frequenz ist nur mit einer Bewußtseinserweiterung (Consciousness) zugänglich, man kann es sich nicht erkaufen.

Dies ist das Geheimnis und das Versprechen der blauen Perle. Es ist der wahre Schatz und mit Geld nunmal nicht zu erhalten. Wertvoller noch als Diamanten und mit diesem Buch, wenn sie Glück haben, kommen sie eventuell auch noch an ihre blaue Perle. Licht ist natürlich in unserem DNA und es ist ein Bestandteil jeder Zelle im Körper, es existiert als Frequenz. Schauen wir uns das menschliche Energiefeld und die anderen Dimensionen nun etwas näher an, denn hier ist die Blaue Perle zu finden.

Achtes Kapitel:

LICHT - Einführung in das menschliche Energiefeld

Das menschliche Energiefeld (MEF) nennt man auch AURA bzw. AVRA und setzt sich 7-lagig aus verschiedenen Feldern wie folgt zusammen.

1. Unser Etherischer Körper – the etheric body (PRANA MAYA KOSHA) L-FIELD

Etherisch kommt von dem Wort Ether und bedeutet eine Kondition zwischen Energie und Matter. Diese Lage (Sheath) ist dem menschlichen Körper am nächsten und ist auch unsere HEALTH-AURA (GESUNDHEITS-AURA); verbunden mit Nr. 5 dem etheric Template und als blauschimmerndes Licht zu sehen. Es kann aber auch grau sein. (Athleten und robustere Menschen haben es mehr als grau).

Das L – Feld ist der Blueprint für alles was lebt auf diesem Planeten. Es verhindert die Dis-Integration des physikalischen Körpers. In vedante dieses wird dieses Level auch als ein teil vom Annamaya Kosha beschrieben. Prana Maya Kosha ist sozusagen die Energie im Annamaya Kosha welches unser Körper ist.

2. Unser Emotionaler Körper – niedrigere Gefühlswelt (lower Emotions)

Emotionen und Gefühle (Chakra 2 und 6) werden hier verarbeitet. Es ist verbunden mit Feld Nr. 3, dem T-Field und als regenbogen Farben vorhanden. Es sieht aus wie ein Feld von viel-farbigen Wolken. Je nach unseren Emotionen wird der Farbton anders.

3. Unser mentaler Körper (MANO MAYA KOSA) – T-Field, Fire (THINKING-DENKEN)

Der intellektuelle Teil der Gedanken, Meinungen und Urteile, Judgments (Chakra 3), verbunden mit drittem und siebtem Chakra. Als strukturierte gelbliche Linien im Energiefeld zu sehen.

4. Unser astraler Körper – O-FIELD-Chakra 4

Dieser Teil ist bereits in einer 3-dimensionalen Realität und somit sozusagen wie eine Brücke zu der Dimension zwischen Matter und Spirit – die Astrale Dimension/Welt zu der wir oft in unserem Schlaf wandern auch Astral Travel; als Regenbogen Licht vorhanden. Es kann Pink in diesem Level vorkommen, die Farbe von Liebe und Verliebtsein.

5. Unser etheric Template Körpe

Unser Spiritueller Realm (Chakra 5), hält unseren kleinen inneren Gott zusammen (Of One's Godlike Abilities); hält jedoch auch Template für unser perfektes ETHERIC DOUBLE, unseren Lichtkörper Blueprint und Matrix für physikale Existenz zusammen (mit dem ersten Level, dem etheric körper). Es ist auch das Level der Symbolik und schimmert in einem helleren ton von Cobalt-blau.

6. Unser Celestial oder Super Mundane Körper/Spiritueller Realm

(6th Chakra – 3rd eye) ist das Level der unkonditionalen Liebe, Joy, Divine Love und Ecstasy in unserem Spirit, Glücklich sein und Frieden in unserer Seele. Dieses Level leuchtet in pastellfarbenen, iridescente Lichtstrahlen. Auch emotionale Aspekte. Wenn wir uns EINS fühlen mit Gott und dem Rest der Welt haben wir dieses Level erreicht. Wahre und unkonditionale Liebe fließt wenn man ein offenes Herzchakra hat und ein offenes Celestial Chakra (Chakren 4 und 6). Meistens in pastellfarben sichtbar, mit Gold-silber Schimmer.

7. Unser Ketheric Template (KETHER in Hebrew bedeutet Crown (Krone).

Scintillating mit einer ganz hohen Frequenz und wenn gesund dient es dazu das gesamte Aura-Feld zusammen zuhalten. Es ist auch das Level der Divine Mind und unser Schutzfeld (protektive Forcefield + Chakra 7) – goldenes licht. Kann aussehen wie ein grosses goldenes Ei welches um unser gesamtes Feld ist.

Man kann erkennen, dass der Mensch innerhalb und mit diesen verschiedenen Farben und Lages des Feldes existiert. In Hindu terms haben wir 3 Bodies und 5 Koshas (Lagen, Sheaths).

Wir haben auch sechs Arishadvargas, das ist sowas wie 6 verschiedene Variationen (Passions) von unserem Verstand (Mind).

Man nennt diese Arishadvargas

1. Kama (Lust) - Desire
2. Kodha (Anger) - Wut
3. Lobh (Greed) – Geiz
4. Moha (Attachment) –
5. Mada / Ahankar (Pride) Stolz
6. Matsarya – (Envy, Jealousy) Eifersucht

Alles nicht so ganz unkompliziert. Man sagt, dass die meisten Probleme entstehen durch Kama und Kodha. Unsere Seele existiert und ist eingewickelt von diesen fünf Lagen. All dies kommt natürlich mit einer Unmenge von physikalen und psychologischen Aspekten. Es gibt auch viele Informationen über esoterische Philosophie wenn sie dies interessiert.

Neuntes Kapitel: Erklärung der einzelnen Lichtkörper

1. Unser Etherischer Körper – the etheric body (PRANA MAYA KOSHA) L-FIELD

Der etherische Körper ist der Blueprint für unseren Körper. Unsere Zellen und Organe sind nach diesem Blueprint gefertigt und diese Lage ist verbunden mit der fünften Lage, dem Etherischen Template (welches auch unser etherisches Doppel) enthält.

Es ist oft zunächst in diesem Level das sich eine Krankheit zuerst anfängt zu manifestierten. Dieses etherische Level (unsere Gesundheits-Aura, vital Körper) ist deswegen auch mit-entscheidend ob wir gesund bleiben oder krank werden und sollte immer mitbehandelt werden. Macht eigentlich ja auch Sinn, wenn diese Lage in unserem Energie Feld unsere Gesundheits-Aura sowie unser Vital Körper ist und Einfluss auf unsere Vitalität und Gesundheit hat sollte man dies natürlich mitbehandeln.

In der Bibel wurde schon auf dieses Level in unserer Aura hingewiesen (Ecclesiates 12.6). Wenn es zu einer Schwäche und/oder Imbalanze in diesem etherischen Level kommt kann sich dies letztendlich als Krankheit (Dis-ease) im menschlichen Körper zeigen.

Wo immer man im Körper einen Schmerz empfindet, da gibt es eine direkte Korrelation bzw. Verbindung in dieser ersten Lage unseres aurischen Feldes, welches ein Strom von sub-automaren teilchen ist (subatomic particles). Es ist eine Art Frequenz die daher auch von außen positiv oder negativ durch gewisse Einflüsse und/oder Behandlungsmethoden beeinflusst werden kann.

In der Energie Medizin gibt es heute schon Anwendungen z. B. die Infoceuticals von NES (steht für Nutri Energetic Systems und wurde von dem Australier Prof. Peter Fraser und dem Engländer Harry Massey entwickelt). Die NES Infoceuticals wirken speziell für Korrekturen über das Körperfeld. Für weitere Informationen google NES Energie Medizin.

Sie können dort auf der NES Info Page auch einen ganz interessanten Film sehen wie diese Infoceuticals wirken sowie weitere Informationen über die einzelnen Infoceuticals bekommen. Gerne können auch mein Team kontaktieren unter ajbarrett@live.com

Eccl. 12.6. Yes, remember your Creator now while you are young, before the silver cord snaps and the golden bowl is broken. (Ja, erinnert euch an euren Kreateur wenn ihr noch jung seid, ehe die silberne Kordel zerreißt und die goldene Schüssel gebrochen ist.) Eccl. 12.6)

Numbness kann bedeuten das es keinen oder einen nicht ausreichenden Fluss von Energie entlang den Linien des etherischen Feldes in unserer Aura gibt. Unser Meridian-System ist voll integriert mit diesem etherischen Körper und ist sozusagen das Interim zwischen unserem physikal und dem etherischen Körper. Dass Level der Energie hier ist hauptsächlich zuständig für die Heilung im Körper – es verteilt, trägt, empfängt und lagert die Energie die uns umgibt in uns ein.

Wir müssen dieses Level unserer Aura unbedingt sauber halten und uns nicht mit negative Menschen und/oder deren negativer Energie beladen lassen. Niemals sollte man in einem Haus bzw. an einem Platz leben wo ein Verbrechen stattgefunden hat oder Energie destruktiv und zerstörerisch angewendet wurde.

Sollten sie krank sein und mit negativen Menschen zusammenleben oder in einem negativen Umfeld leben denken Sie bitte daran diese Situation zu verbessern. Man sollte dann sofort in eine positive Atmosphäre umziehen da ihre Heilung zu einem großen Teil davon abhängig sein wird. Ihre ganze Energie wird von der Negativität aufgesaugt und sie werden nicht genug Energie übrig haben um sich selbst zu heilen.

Und so entwickelte sich mit Recht daraus nun ein neuer Ast auf dem Baum des Lebens, der nämlich heißt META MEDIZINE und mit der META MEDIZINE ist vieles wenn nicht alles etwas anders. Wenn man bei Wikipedia nachguckt unter Informations- Medizin kommt die Erklärung das es ein Ausdruck ist in der Gesundheit-Therapie zu beschreiben die richtigen Informationen anzuwenden um dem Klienten die richtigen Schritte und Entscheidungen in Bezug auf seine Gesundheit anzubieten. Auf der Dr. Hamer Website kann man auch ganz interessante Dinge lesen über die Neue Germanische Medizine und dem damaligen Tod seines Sohnes sowie das DHS (Dirk-Hamer-Syndrome).

According to Wikipedia Information Therapy is a healthcare term that refers to the use of information in order to meet patients' needs and assist them in making decisions regarding their Health.

Diese Informations-Therapie soll außerordentlich einzigartig, präzise und korrekt sein da man gerade durch den NES Scan in das menschliche Körperfeld eindringen kann um so diverse Informationen, ja sogar bis zu hunderten von verschiedenen Informationen in Bezug auf was der Körper zu dieser Zeit gerade am meisten braucht oder am wenigsten tolerieren kann.

Auch gibt es eine Art von Information welche Felder und Funktionen im Körper evtl. gestört sind durch energetische Imprints oder Überreste von in der Vergangenheit liegenden Krankheiten und Erregern die als epigenetische Erinnerung immer noch dort wie eine schleichende Krankheit lauern können und irgendwann wieder aktiv werden könnten oder sogar noch am Wirken sind ohne dass es jemand wüsste Das nennt man Terrains in NES Jargon.

2. Unser Emotionaler Körper – niedrigere Gefühlswelt (lower Emotions)

Hier ist unsere Gefühls- und Emotionswelt zu Hause. Dieses Feld erstreckt sich weiter als das ätherische Feld (ca. 5 – 7 Zentimeters vom Körper) und besteht aus kleinen Wolken gefärbter Energie die sich je nach unseren Gefühlen, momentaner Gesundheit und Emotionen auch anders färben Dieses Level hält unsere psychologische Stabilität zusammen. Die ganzen Farben eines Regenbogens können hier in diesem Level sein. Dieses Level kann relative einfach mit bestimmten Kristallen bilanziert und harmonisiert werden.

Dieses Level überträgt die Vibrationen die wir von unserem Körper erhalten in Gefühle (Sensations) und diese werden wiederum an den Mentalen Teil unserer Aura weitergeleitet welches uns entweder angenehme (pleasant) oder (unpleasant) unangenehme Gefühl wie z. B. Eifersucht, Begierde, Angst und Sorge usw. spüren lässt Es hat mit unserem Gut-Feeling bzw. Emotional Intelligence Guidance System (inneres emotionelles Guidance System) zu tun, welches man auch Instinkt nennt.

Das Stabilisieren des emotionalen teils der Aura ist sehr wichtig und kann sogar helfen Krebs vorzubeugen, kann bei Leberproblemen und Kongestion der Lungen helfen da diese Krankheiten einen Link haben zu unerfüllten Wünschen und/oder aber auch unausgelebte Phantasien).

(Ich empfehle das Buch von Alice Bailey Esoteric Healing.) Es ist sehr wichtig unseren Gefühlen uns gegenüber freien Lauf zu lassen. Es macht nichts ob sie negative oder positive sind – unsere Aura kann diese Gefühle balancieren; die negative Gefühle und die negative Energien die mit unseren Gefühlen zusammen hängen werden freigesetzt (released) und transformiert.

Wenn wir uns durch pill-popping wie z. B. Ecstasy und andere Drogen davon abhalten irgendetwas zu fühlen dann killen wir auch den Fluss der Energie in diesem zweiten Level das mit diesen Gefühlen zu tun hat. Und als Resultat werden wir dann zu Zombies. Wir werden weniger und weniger in der Lage sein irgendetwas Positives zu fühlen und Sinn, Purpose und Zweck in unser tägliches Leben zu bringen.

Diese Stagnation im zweiten Level unserer Aura hat auch einen Effekt in unserem 3rd Level (dem mentalen Level, T Feld) welches ja direkt neben dem zweiten Level liegt. Die Energie in unserer Aura wird dann zu einer Dead Orgone Energy und die Farbe kann sich als dunkel verändern Dies kann sich wiederum als eine Art energetischer Stagnation und Unterfunktion später in anderen Körperteilen bemerkbar machen und eine gesunde Funktion beiliegender Körperteile verhindern. Es hat natürlich auch Einfluss auf unsere Gesundheit.

Ich finde es sehr interessant was Barbara Ann Brennan über die masochistische und die psychopathische Struktur eines Energiefeldes einer Person schreibt. So schreibt sie z. b. das das Energiefeld einer psychopathischen Person ungleich verteilt ist, dieses bedeutet das die normale Ei -form verzerrt ist (distorted).

Der etherische Körper ist verdünnt am unteren Ende (Fußende) und viel stärker energetisiert und verteilt am oberen Ende. So ist es auch mit dem emotionalen Körperfeld, stärker oben als am unteren Ende. Der mentale Körper schwellt vorne mehr raus als am hinteren teil.

Bei der masochistischen Struktur des Energiefeldes ist es etwas anders. Für weitere Informationen empfehle ich das Buch Hands of Light von Barbara Ann Brennan.

3. Unser mentaler Körper (MANO MAYA KOSA) – T-Field, Fire (THINKING-DENKEN) **(existiert auch nach unserem Tode noch);**

Ist schon komisch zu lesen, dass irgendetwas von uns auch nach dem Tode noch existieren soll. Na ja, so ist es aber mit den anderen Dimensionen, deswegen schreibe ich dieses Buch, damit sie diese anderen Dimension auch etwas besser verstehen können Dann wissen sie auch das ihre Seele unsterblich ist und sie keine Angst mehr haben müssen vor dem Tod. Alles hat so seinen Sinn, irgendwann treten wir alle ins Licht über Manche früher – manche später

Dieses Level hat mit unserer Gedankenwelt, Ideen, mentales processing und intuitiver Perzeption zu tun. Wenn gut balanziert arbeiten das rationale und intuitive bzw. irrationale Mind zusammen.

Dieses Level ist leuchtend-gelb aber es kann auch transluzent mit einem gelblichen Schimmer sein (je nach Konzentration) und man kann es ca. 8 – 20 cm vom Körper ausstrahlend sehen.

Wenn man etwas langsamer ist mit der Gedankenwelt sieht dieses Level ehe milchig weiß aus. Umso lebhafter, mental aktiv und bewusster eine Person und derer Gedankenwelt ist - umso klarer, leuchtender und intensiver strahlt die Farbe des Mentalen Körpers.

Dieses Level existiert als eine Art Go-between (Interim) zwischen linear thinking (lineares Denken), welches eine niedrigere Frequenz hat und auch rationales Mind bzw. rechte Seite des Gehirns (IDA) genannt wird. Auf der linken Seite des Gehirns existiert das irrationale Mind mit der höheren Frequenz (PINGALA). Sie helfen uns, wenn wir es zulassen, universelle Wahrheiten von unserem Höheren Selbst bzw. unserem inneren GOTT mit den anderen Dimension zu integrieren.

Viele Menschen akzeptieren und leben leider nur in einer Schwarz und Weiß Version des Großen Ganzen. Sie leben mit einer Welt-Realität und mit Welt-Religionen die man schon kennt und was wissenschaftlich erklärt, nachgewiesen, gesehen, geordnet und verstehen werden kann. Dies ist die Logik von IDA. IDANER sind verschlossen den anderen Dimensionen gegenüber und somit lower frequency Beings - IDANERS.

Dieses Level der anderen Dimension ist holographisch in Natur. Im Gegensatz hierzu ist unser lineares Logik-Verstehen nur vom rationalen Mind.

Unser spirituelles Self (Higher Self) kann nur voll in uns integriert und realisiert werden wenn wir diese höhere Frequenz (höhere Oktave) des mentalen Körpers erreicht haben. Dies ist möglich durch eine Bewusstseinsöffnung des Dritten Augen Chakras und des Kronen Chakras. Wenn sich diese Chakren öffnen integriert sich unser Higher Self in uns und wir erhalten Weisheit und holistischer Kognition Man könnte uns auch PINGALAS nennen.

Es ist unser erster Schritt in die Welt der Magic. Unser Eintritt ins Paradies beginnt hier. Dies ist der Garten von Eden und/oder Nirwana Dieses Level ist bzw. kann wie ein fliegender Teppich werden (our Magic Carpet) ist hier zu Hause.

Es ist jedoch sehr schwer diesen fliegenden Teppich zu erreichen. Meistens braucht man mehrere Leben um dieses Level voll ausbauen zu können. In der heutigen Welt kreieren die meisten Menschen einen so schweren Druck (Squeeze) in deren Energiefeld das es gar nicht zu einem fliegenden Teppich kommen kann.

Der Grund dafür ist das

Erstens wir uns meist nicht erlauben unsere eigenen Negativitäten zu fühlen, zu erkennen, zu integrieren und zu akzeptieren (hat mit dem emotionalen Teil welcher sich in der zweiten Lage im Körper der Aura befindet. Diese können dann umschlagen und zu den Schattenseiten unserer Psyche und Seele führen (Shadowaspects of our Psyche/Soul) vielleicht die bekannten Shades of Grey kommen da her;

zweitens weil es viel einfacher ist die Negativitäten und Hässlichkeiten die in uns selbst verborgen sind auf andere Menschen zu projektieren und denen die Schuld zu geben für unsere Probleme und/oder unser Versagen. Es ist eben einfacher zu hassen als zu lieben und somit erreichen wir die back-stabbing Society of Todays Time. So entsteht eine Gesellschaft die einem lieber das Messer in den Rücken sticht als einem die Hand zu reichen und zu helfen (oder einem Bettler ein paar Cents zu geben oder eine Bratwurst zu kaufen).

Die Menschen werden hostile (feindlich), defensive, neidisch auf die anderen, manchmal sogar gemein-gefährlich frech, bleiben verschlossen und für sich selbst, abgekapselt von allen anderen und haben mehr negative als positive Gedanken für andere Menschen. Dieser kann sogar zum Konkurrent oder Feind werden, definitiv nicht zum Freund.

Wenn wir hier nicht aufpassen befinden wir uns in keiner schönen Energie – es ist kalt geworden! Es ist eine Welt in der man nur einsam und unglücklich sein kann und wahrscheinlich später auch krank. Krebs sagt man auch ist eine KALT-Krankheit. Vielleicht hat es auch damit zu tun.

Leider versteht man auch die Dynamiken nicht die einen dazu veranlassen eine andere Person zu hassen bzw. sich nicht mehr mit dieser zu verstehen. Oft sind es nur die eigenen unterliegenden Negativitäten (Shadowsides of the Self) die irgendwie durch die andere Person wachgerüttelt, widergespiegelt bzw. freigelegt werden meistens hat es weniger bzw. gar nichts mit der anderen Person zu tun. Wir sehen was wir sehen wollen.

Aber, wie der Ostrich in Australien, stecken viele Menschen lieber den Kopf in den Sand. Es könnte ja sein das wir etwas sehen was uns am Ende nicht gefällt, ehe wir uns selbst etwas genauer angucken. Neh, nur dass nicht, lieber noch ein Auto kaufen und lieber den Anderen die Schuld in die Schuhe schieben. Ja die sind schuld, so bleibt meine kleine Welt sauber, heile und in Ordnung. Who are you kidding?

Mit dieser Einstellung verarscht und vereinsamt man sich doch am Ende selbst nur. Also, Kinn hoch, sie haben ja schon dieses Buch gekauft nun können sie mit dem umwandeln (einer persönlichen Gestalt-Therapie anfangen). Sie sind zumindest jetzt schon auf dem richtigen Weg, der nämlich der hoffentlich irgendwann einmal zu einem fliegenden Teppich für sie wird. Bedenken Sie jedoch diese Lage des mentalen Körpers und kaufen sie sich vielleicht ein paar Kristalle. Mondstein und Citrine ist ein guter Start. Für den Macho-Mann hilft Mondstein und Citrine weil es kann das mentale Level balancieren – es ist auch ein wunderbarer Kristall für die Damen.

Eine Chakra-Balance, Säuberung und Kristall-Heilung der Chakren und des Energiefeldes von einer erfahrenen Heilerin in diesem Feld wäre auch sehr effektiv.

4. Unser astraler Körper – O-FIELD-Chakra 4

Hier in der vierten Lage von unserer Aura ist die Essenz unserer Personalität gespeichert. Dieses Feld hat keine bestimmte Form und sieht noch schöner aus als unser emotionaler Körper (auch in Regenbogenfarben, jedoch mehr in flüssiger Form). Das emotionale Feld in der zweiten Lage unserer Aura wird mehr als regenbogenfarbene Wölkchen wahrgenommen. Im astralen Körper ist noch eine andere Farbe vorhanden, nämlich Rosa und dieses Rosa bedeutet Liebe und Vitalität weil wenn zwei Menschen in Liebe und Vitalität vereint sind bedeutet das auch Gesundheit. Es kann eben sehr energetisierend sein verliebt zu sein. Es ist gesund verliebt zu sein.

Das Herz Chakra einer Person die eine liebe Natur hat, offen, herzlich, warm und hilfreich ist, ist gefüllt mit diesem rosa licht im astralen Körper ihrer Aura.

Wenn sich zwei Menschen verlieben bildet sich dieses Rosa noch stärker und fließt von Herz zu Herz; eine Art unsichtbare Kordel bildet sich und verbindet die beiden durch diesen unsichtbaren Energie-Fluss und das Chakra-Kordel. Umso stärker und länger die Liebe anhielt, umso stärker ist diese Chakra-Kordel mit der man nun verbunden ist und umso schwieriger ist es diese wieder loszuwerden bzw. diese wieder aufzulösen wenn die Liebe aufgehört hat was ja leider sehr oft passiert.

Hier gibt es jedoch eine Behandlung (Chakra Kordel Cutting) die von einer Kristall Heilerin ausgeführt werden kann. Diese Chakra-Kordeln werden dann langsam und allmählich wieder getrennt um sich aufzulösen und das Herz (und unsere Seele) wieder freizusetzen; Rose Quarz ist recht effektiv hierzu.

Diese flüssige Substanz des unsichtbaren Energieflusses ist auch als Bio-Plasma bekannt und dieses Bio-Plasma streckt sich aus von Person zu Person und spielt eine große Rolle in wie sich unsere Farbe verändert und ob wir uns von einer Person angezogen oder abgestoßen fühlen Zum Beispiel

- wenn man mit einer Person zu tun hat und jede Menge 'sweet Love is in the Air' dann wird jede Menge süße, rosa Energie in soft waves zwischen den beiden fließen

- wenn man eifersüchtig ist (Envy, Jelausy) dann ist dieses aurische Feld dunkelgrau/grün, schleimig und verschmiert.

- wenn noch eine große Leidenschaft vorhanden ist kommt die Farbe Orange zu dem Rosa hinzu welches einen stimulierenden Effekt hat und natürlich auch gut für die Gesundheit ist.

- wenn man Böse ist mit Aggressionen und Feindlichkeiten beladen wird das aurische Feld mehr wie ein dunkles rot aussehen und infiltriert alles Schöne wie ein unsichtbarer Feind.

Dieses vierte Feld in unserer Aura enthält all die Liebe und Freude die mit Liebe zu tun hat aber auch all die Schwierigkeiten, Schmerzen und Probleme die aus Liebe resultieren können Deswegen kann unsere Herz-Chakra auch sehr geschädigt sein, welches auch zu gesundheitlichen Problemen führen kann da dies einen ungeheuren Energieabfluss bedeutet der sich oft von heute auf morgen ganz schnell einstellt. Gerade Love/Hate-Relationships (Liebe/Hass-Beziehungen) können sehr schädigend sein auf unser gesamtes Energiefeld und sich verheerend auf unsere Gesundheit auswirken kann. Das ist leider die Schattenseite der Liebe – himmelhoch-jauchzend und zu tode betrübt wandert man nun im Tal der gebrochenen Herzen ohne so recht zu wissen wie man sich am besten rettet.

Ich denke, dass ich das klargemacht habe in diesem Buch mit der Geschichte von Marco und mir. Ich hatte zumindest für drei bis sechs Monate keine Energie irgendetwas Konstruktives zu tun. Ich konnte auch nicht arbeiten, konnte nur unter Mr. Tree sitzen oder am Meer spazieren gehen. Das war meine Selbst-Rettung die ich nun mit Ihnen geteilt habe. Dies hat mir jedoch die ersehnte Heilung gebracht weil dies mein Energiefeld repariert hat und die Kordel sich langsam auflöste bis sie Gott sei Dank eines Tages ganz weg war und ich mich wie neugeboren fühlte Nun kann man das auch verstehen warum das so ist. Ich hatte mehrere Chakra-Kordel die mir die ganze Energie wegnahmen.

Diese Herz-Chakra kann wie ein Loch wirken wo unsere gesamte Energie rausfliessen kann wenn es mit der Liebe schiefgeht und es ist recht gefährlich Man hat sozusagen ein Broken Heart und es ist ganz schlimm und gefährlich ein gebrochenes Herz Chakra zu haben.

Wo immer man sein Herz dran hängt, es kann auch ein Haus, ein Auto, ein Job, ein Kind oder sonst was sein z. B. etwas was man unbedingt haben und behalten wollte und dann jedoch verliert ist somit auch ein großer Verlust der einem ans Herz und and die Substanz geht. Man verliert dann fast all seine Lebensenergie und man kann praktisch dadurch um Jahre altern von heute auf morgen wenn man diese Art von Stress und Verlust hat weil unser Körper sich dann die benötigte Energie von unseren Zell-Reserven holt. Und natürlich kann dies auch zu Problemen mit dem Herzen führen.

Die Energie in der Herz-Chakra bzw. im astralen Körper kann sehr angestaut, congested, blockiert und verstopft sein so das es nicht mehr frei fließen kann und dadurch ist es von einem Energie Medizin Punkt undercharged, unter-energetisiert und von einer niedrigen Frequenz. In diesem Falle ist das flüssige Bio-Plasma dunkel, dick und schwer; es ist eine Art aurischer Schleim. Dieser aurische Schleim kann sehr viele gesundheitliche Probleme mit sich bringen.

Davon mal ganz abgesehen das Krebs eine low frequency und Cold-Krankheit ist kann man davon ausgehen das dieses Herz Chakra wohl die meiste Heilung, Reparieren und Balancierung benötigt Ja, das Herz – und die liebe Liebe. Leider verenden viele Menschen mit einem locked Herz Chakra (verschlossenem Herzen Chakra) welches auch nur mühsam wieder zu öffnen ist.

Unser etheric Template Körper (auch kausal-kausative/spiritueller Körper)

Ein Template ist sowas wie eine Kopie oder ein Original, in gewissem Sinne also das Original von uns. Sowas wie ein Blueprint der alles im Original hält Dieses Level ist ca. 30 – 60 Zentimeter vom Körper ausstrahlend und ist wie ein Doppelgänger von uns. Im englischen nennt man es Etheric Double.

So kann z. B. im Falle eines Unfalls oder bei auftretenden Krankheiten dieser Doppelgänger von uns in unveränderter, perfekter und originaler Form weiterhin bestehen bleiben. Dies kann man auf Aura-Fotos (Kirlian Fotografie) sehen wenn jemand z. B. durch einen Unfall oder Krankheit ein Bein oder einen Arm verliert, das Energiefeld des gesamten, gesunden Beines oder Armes ist jedoch noch vorhanden (als Template (Kopie) im ätherischen Doppel in unserem Lichtkörper). Deswegen kann man auch die Phantomschmerzen beschreiben in Körperteilen die man noch fühlen kann, die jedoch leider nicht mehr vorhanden sind.
Dieser Blueprint hält unser erstes Level in Position.

Durch dieses Level besteht auch eine Verbindung zu allen anderen Formen von Leben im Universum. Durch dieses Level sollte man sich als Schwestern und Brüder fühlen und verhalten (und nicht als Feinde) da wir alle diese Verbindung zu Gott, dem Universum und des göttlichen Ursprungs bzw. der göttlichen Ursprungsenergie haben (durch unseren inneren kleinen Gott, dem kausal Body).

Dieses Level enthält auch den großen Plan der Weiter-Entwicklung von Gott (The Great Plan) von uns und wie sich das Leben auf Erden formen bzw. gestalten sollte. Gott entwickelt sich sozusagen auch durch und mit uns.

In der Bibel heißt es "Dein Wille geschehe …" divine will … ist der Wille Gottes (divine intent) manifestiert, kreiert und gestaltet bei uns als Pattern, Muster und Form in der Welt (und in unserem Leben) wie es heute ist. Wir haben diesen freien Willen so zu gestalten, ob wir dem Willen Gottes und dem Guten folgen oder den anderen Weg gehen. Wir können uns entweder daran halten oder dagegen gehen, welches jedoch Konsequenzen mit sich bringt für uns als Individual-, für die Welt und letztendlich auch für Gott.

Wenn wir Gott heute fragen könnten was er von der Welt hält glaube ich würde er auch lieber wieder sofort nach oben und/oder weggucken um einer Antwort auszuweichen. Ich denke er würde uns ganz schön einen auf den Deckel geben in Bezug auf was wir mit den Tieren (insbesondere in der Schweinezucht) machen und mit wie wenig Rücksicht auf die Natur die Erde ausbeutet und die Lüfte und Meere vergiftet und verseucht wird.

Die Habgier der Menschen scheint kein Ende zu nehmen und solange dies so ist müssen wir uns auch nicht wundern wenn Gott uns alle eines Tages eine große Lektion erteilen wird.

Vielleicht wäre dies ja auch gar nicht so verkehrt In Bezug auf Gewalt und Separatismus in der Religion hätte er bestimmt auch einiges zu sagen. Hier denke ich würde er ganz besonders den Kopf schütteln – sollte er überhaupt einen haben. In vieler Hinsicht sind die Menschen noch dümmer als eh und je … Vielleicht sollte man sich alsbald fragen was wir von der Vergangenheit gelernt haben ehe es zu spät ist.

Momentan sind die Konsequenzen ja leider sehr obvious wie falsch vieles läuft Unsere äußere Welt ist die Reflektion unserer inneren Welt, unserer Werte, unseres Glaubens, unserer Liebe zueinander aber auch unseres spirituellen Wissens und wie viel wir von den unsichtbaren Dimensionen und den universellen Gesetzen sehen und verstehen können und wollen. Um diese Welt in Ordnung zu bringen muss mal sich selbst erst in Ordnung bringen, auch das was einem letztendlich wichtig ist sollte man auf ein Stück Papier schreiben und sich jeden Tag angucken. An erster Linie sollte stehen was für eine Welt wir unseren Kindern hinterlassen.

Jede große Veränderung fängt meistens mit etwas Kleinem an, dem kleinem Anfang, an sich selbst zu arbeiten. Gestern stand ich mit einer Freundin an einer Bushaltestelle in Oldenburg. Wir hatten dummerweise das Auto von ihr am Vortag im Parkhaus gelassen und mussten es am nächsten Tag abholen. An der Bushaltestelle hing ein Zettel auf dem das folgende stand, ohne Absender:

Für mich für uns Für dich

Für uns Privilegierte im Überfluss:

Auf einem Großteil der Erde werden Mensch und Natur grenzenlos ausgebeutet und zerstört, damit es sich hier so gut leben lässt.

Und von allen Seiten hört man DONT WORRY – BE HAPPY nutzt die Chance und verwirklicht und optimiert Euch selbst und HAUT REIN.

Und manche fragen sich wie sähe ein Leben aus welches wir vor ALLEN Menschen einschließlich uns selbst und unserer Kinder ehrlich verantworten könnten?

Für uns Individuen:

Weniger sowie nachhaltiger kaufen und verbrauchen und vor allem bewusst(er) leben, alles teilen was wir miteinander teilen können und den ganzen Überfluss so gut es geht verschenken, das ist für uns und somit für unser Umfeld ebenso wie Lebewesen aller Art nah und fern ABSOLUT NOTWENDIG.

Verwirklichen wir uns so auf ganz eigene Weise und geben wir unserem Leben einen reellen Sinn!
So sagen wir „Yolo, Don't Despair Be Yourself, erkennt und nutzt eure Chance und HAUT REIN!"

Von unbekannt

Der Astrale, mentale und Spirituelle Körper (das Template, die Kopie oder das Original) bleiben nach unserem Tode bestehen und verbinden sich mit dem neuen Körper durch eine Kordel (Silberschnur) bei jeder Neu- bzw. Wiedergeburt.

In der Bibel ist von einem Haus das nicht von Hand gebaut wurde die Rede, ein Haus welches ewig bestehen bleibt im Himmel (2 Cor. 5 : 1); es sind diese Level unserer Aura welche dieses Haus ist.

Hier ist unser ewiges Zuhause, unser Zuhause im Himmel, da wo wir uns alle eines Tages früher oder später wiederfinden werden. MIT GOTT …es ist jedoch auch unser ständiger Begleiter da es ja **unsterblich ist** und dies bedeutet auch das wir diesen Himmel hier auf Erden mit uns herumtragen bzw. haben könnten, wenn wir nur richtig leben würden (bzw. gelebt hätten) aber wer tut das schon außer vielleicht der Dalai Lama?

Durch dieses Level entscheidet sich ob man morgen den Himmel auf Erden oder die Hölle auf Erden haben wird. Alles ist eine Frage des Karmas, auch wo, mit wem und mit was wir morgen oder im nächsten Leben wieder aufwachen und konfrontiert werden. Im Grunde genommen bleibt nichts unbestraft da sich alles in diesen drei Lagen unserer Aura registriert, vielleicht in der Sprache des Lichtes durch unsere Chakren und die sprechen leider nur sehr wenige.

Im englischen hatte ich da mal ein ganz tolles Buch gelesen welches dies bestätigen würde. Es hieß *Going Deeper* von Jean Claude Gerard Koven. Auch fiel mir das Buch *Die Celestine Prophecy* von James Redfield auf. Irgendwann hatte mal ein Passagier auf einem Jetstar Flieger in Australien der mich von Sydney nach Melbourne brachte dieses Buch gelesen und ich las mit über die Energie der Bäume und wie man deren Energiefeld sehen kann wenn man lange genug hinguckt. Sofort erinnerte ich mich an Mr. Tree in dem schönen Pole-Haus in Terrigal unter dem ich stundenlang saß und an Junie, der Baum der in dem Buch Going Deeper von Jean Claude Gerard Koven eine große Rolle spielte.

Überhaupt tauchte die Sache mit den Bäumen auch immer in dem Kabbala auf, der Baum des Lebens, (Tree of Life).

Als ich zurück in Sydney ankam, kaufte ich sofort das Buch von James Redfield und schickte auch eins an Marco.

Er hat es nie gelesen, jedenfalls nicht solange ich ihn kannte welches auch bedeutet das ein Mensch den Wunsch haben muss um mehr zu erfahren oder mehr aus sich zu machen. Man kann den Esel wirklich immer nur zum Wasser führen wie es so schön heißt, man kann ihn jedoch nicht zwingen dieses Wasser zu trinken, dies muss er (der Esel) dann schon selbst tun. Womit ich keinerlei Andeutung machen möchte auf das Marco ein Esel ist, es ist ja ein allgemein bekannter Spruch der ja auch wahr ist.

Marco war leider an den relativ weit verbreiteten Bongs in Australien und den Ganja Zigaretten auch mehr interessiert als an anspruchsvoller Lektüre welche zum Nachdenken und zur Bewusstseinserweiterung anregen sollte. Wie Zelko aus Kroatien endete Marco aus Ungarn auch total verarmt mit recht vielen Schulden auf seiner australischen Kreditkarte sowie den dazugehörigen dunklen Ringen unter seinen einst so strahlend schönen Augen. Ich konnte mich kaum noch an den Marco in dem schwarzen Armani Pullover vor ca. 20 Jahren erinnern der damals mit mir in die Blue Mountains gefahren ist und sowohl seinen Armani Pullover als auch seine schönen Arme um meine Schultern legte damit ich nicht frieren würde Er war nur noch ein Schatten von sich selbst, 20 Jahre später Alleine der Anblick von ihm heute würde mich bitterlich erfrieren lassen.

Eine Rückkehr zur Gesundheit war nun leider weder für Marco noch für Zelko möglich da sie keinerlei Ambition hatten irgendwas in ihrem Leben zu verändern oder drüber nachzudenken warum sie diese Krankheiten kreiert hatten, wie Shirley Mac Laine in ihrem Buch *Going Within* schrieb (siehe auch Kapitel 5, Das Leben ist Kampf). Vielleicht ist dies ja auch zu schwer wenn man einmal so weit heruntergekommen ist verliert man eben die Kraft zu kämpfen Vielleicht ist es ja das was meine Freundin mir damals mitteilen wollte als sie mir diese vier Worte ins Poesie Album schrieb.

Ich zumindest hatte sie nie vergessen und es war tief in meinem Kopf und in meiner Seele eingeprägt wie ein Mantra von einem indischen Guru. Gerade Zelko schluckte vor Jahren schon jede Menge verschiedener Tabletten, meistens Medikamente die er sich von den Apotheken in Australien besorgte einmal im Monat, für Cholesterin, sein Herz, seinen Blutdruck und noch einige andere.

Ich dachte immer schon das es viel wichtiger ist zu verstehen wo unsere heutigen Probleme herkommen und das unser Körper die richtige Energie und die richtigen Informationen benötigt um sich selbst wieder zu korrigieren bzw. eine Rückkehr zur Gesundheit zu erzielen. Dies war meiner Meinung nach wichtiger als ein ganzes Arsenal von verschiedenen Pillen, Kräutern und Tabletten zu schlucken die der Körper dann am Ende doch nicht verwerten kann weil auch hierzu gehört ein gut funktionierendes Energie System mit den richtigen Informationen diese alle zu lenken und zu steuern.

In Form einer Analogie könnte man dies mit dem Dirigenten vergleichen der ein gesamtes Orchester dirigiert welches dann eine bezaubernde Musik spielt. Der nämlich dirigiert die Musik und so ist das menschliche Körperfeld auch so eine Art Dirigent. In und mit unserem Körper mitsamt all seinen Organen, Zellen und Funktionen braucht dies auch einen Dirigenten welches ihm mitteilt mit und durch die richtigen Informationen was es zu tun hat um gesund zu bleiben und in Top Form.

Was aber ist Informations-Therapie (Informational Therapy) fragen Sie sich nun vielleicht mit Recht weil die meisten Menschen erst einmal perplex und durcheinander auf diese Worte reagieren. Man versteht es leider noch nicht so ganz und fragt sich Was für Informationen?

Ja, also wir wissen ja von Einstein schon und seiner Formula Energy Squared das wir alle irgendwie miteinander vernetzt und inter-connected sind durch das Energie Feld Matter welches aus Energie und Informationen besteht. In einem meiner englischen Bücher lese ich

Nature must be interpreted as MATTER, ENERGY and INFORMATION

Jeremy Campbell, grammatical man

Und so entwickelte sich mit Recht daraus nun ein neuer Ast auf dem Baum des Lebens, der nämlich heißt META MEDIZINE und mit der META MEDIZINE ist vieles wenn nicht alles etwas anders. Wenn man bei Wikipedia nachguckt unter Informations-Medizin kommt die Erklärung, dass es ein Ausdruck ist in der Gesundheit-Therapie zu beschreiben die richtigen Informationen anzuwenden um dem Klienten die richtigen Schritte und Entscheidungen in Bezug auf seine Gesundheit anzubieten.

According to Wikipedia 'Information Therapy is a healthcare term that refers to the use of information in order to meet patients' needs and assist them in making decisions regarding their Health.'

Diese Informations-Therapy soll außerordentlich einzigartig, präzise und korrekt sein da man gerade durch den NES Scan in das menschliche Körperfeld eindringen kann um so diverse Informationen, ja sogar bis zu hunderten von verschiedenen Informationen in Bezug auf was der Körper zu dieser Zeit gerade am meisten braucht oder am wenigsten tolerieren kann. Auch gibt es eine Art von Information welche Felder und Funktionen im Körper evtl. gestört sind durch energetische Imprints oder Überreste von in der Vergangenheit liegenden Krankheiten und Erregern die immer noch dort wie eine schleichende Krankheit liegen können und irgendwann wieder zuschlagen könnten oder sogar noch am Wirken sind ohne dass es jemand wüsste Das nennt man Terrains in NES Jargon.

Zwei Krankheiten die mir besonders am Herzen liegen sind die Borreliose (von den Zecken übertragen z. B. auf Englisch ist es das Lyme Disease) und die Kreuzfeld Jakob Krankheit (die ist z. B. in Kanada auch recht oft vertreten). Im deutschen kennt man ja die Mad Cow Disease; Kreuzfeld Jakob ist diese Krankheit aber wenn sie auf Menschen zutrifft und stammt von den Prionen der verseuchten Tiere. (Für weite Informationen wenden Sie sich bitte an NES oder schreiben sie an ajbarrett@live.com oder googeln Sie einfach Prione.

Ja, wie damals schon das 'what-what bird' oder der 'was ist das-Vogel' der entweder nichts verstand oder alles schon wusste in G.J. Koven Buch Going Deeper schon sagte
to the powerful theories of chemistry and physics must be added a late arrival, a theory of INFORMATION.

In der Tat hatte Einstein recht mit seiner Formula und seiner Theory das wir alle inter-connected sind durch dieses Energiefeld von Matter, Energie und Informationen

Indeed Einstein was right when he came out with his Formula and that we are all inter-connected through this Energy Field of Matter, Energy and Information.

NES Provision bietet Menschen heute eine neue Modalität zur Heilung verschiedener gesundheitlicher Probleme an um präzise, exakt und dynamisch die Kontrolle über diese zu erlangen und eine Heilung zu erzielen ehe es zu einem späteren größeren gesundheitlichen Problem werden könnte Hierzu benötigt man jedoch die richtigen Informationen zur richtigen Zeit die man sofort über den NES Scan erfahren kann. Nach dem NES Scan der von einem ausgebildeten NES Therapeuten oder NES Therapeutin durchgeführt wird werden die dementsprechenden Infoceuticals verabreicht die dann täglich in Wasser eingenommen werden.

Es ist so als gäbe man dem Körper eine Stimme in einer nie zuvor dagewesenen Form bekommt man die relevanten Informationen mit denen man dann arbeiten kann. Diese Informationen bekommt man direkt von unserem energetischen Körperfeld welches bedeutet das wir nun nicht mehr wie drei blinde Affen auf irgendwelche andere Therapeuten hören müssen die das oder das vermuten, wir bekommen die Informationen direkt über und von unserem Körperfeld durch und mit dem NES Scan und können dann ganz präzise eins nach dem anderen korrigieren mit den Infoceuticals.

In seinem Book Going deeper schreibt G.J. Koven

Each of you is a God, albeit somewhat handicapped by a self-prescribed planetary dose of Prozac.

Demnach sind wir alle Gott, jeder einzelne ein kleiner Teil, nur sind wir handicapped vom Verzehr einer selbst verordneten planetarischen Verabreichung von Prozac.

Koven vergleicht auch den Metaphor vom Blitz mit dem Erwachen der Kundalini Schlange wie schon im Kapitel Adam und Eva beschrieben (Erstes Kapitel, Teil II). Irgendwann sollte diese Schlange bei jedem Mal aufwachen vom Schneewittchen Schlaf in der ersten Chakra.

Infinite Intelligence is the leaderstroke, eternally reaching down to you calling forth your Essence, unabashedly revealing itself in the Sacred Dance.

Um auf unsere Aura zurückzukehren sind diese Lagen das Haus in dem wir alle wohnen, nur nicht zusammen sondern jeder für sich, unsere ständige Verbindung zu Gott hat somit jeder durch diese Aura.

Ich denke so sieht das auch der Philosoph Swedenborg; es ist unsere ewige Verbindung zum Spirituellen realm wo unser spirituelles Leben stattfindet.

Es ist hier wo wir mit dem All Is One (Alles ist Eines, The Oneness oder Eines mit Gott) verschmelzen. Nur hier finden wir die Happyends, dass Zu Hause, die Liebe und Zufriedenheit die wir letztendlich alle suchen.

Mit der Einsicht und der Erkenntnis das jeder einzelne Mensch auch ein Teil von Gott ist und irgendwie diese Verbindung durch sein Energiefeld hat ist der wichtigste Schritt schon getan. Es ist nämlich der erste Schritt auf unserer Reise durchs Leben dies zu entdecken um unseren Grund fürs Leben, Purpose und Platz auf der Welt zu finden ohne diese oder sich selbst zu zerstören.

Man kann sich weniger ängstlich und verloren fühlen weil man weiß das man doch auch ein Teil eines großen göttlichen Planes ist im Leben und dass Gott seine Hände auch in unserem Leben hat und wir doch nicht so ganz alleine sind. Es gibt einem ein Gefühl von innerer Liebe, Zuversicht und Vertrauen wenn man sich selbst als einen glänzenden, wenn auch kleinen Teil eines großen herrlichen Lichtes betrachten kann, eines Lichtes noch dazu welches nie erlöschen wird.

Die Farbe dieses Feldes leuchted in Cobalt-blauen farbtönen.

Unser Celestial oder Super Mundane Körper/Spiritueller Realm/Seele

Das Wort celestial kommt von antiquity wo man glaubte das die Zukunft irgendwo in space existiert, in einer anderen Form. Man glaubte, dass eines Tages jeder von uns sterben wird jedoch in einer anderen Form und auf einer anderen Welt oder Galaxie ein kleiner STERN (Star) wird. So würden wir also als Lichtquelle dorthin zurückkehren wo wir letztendlich alle herkommen, vom Licht zum Licht zurück, unser ewiges Zuhause im Himmel. Dies würde auch bedeuten, dass jeder Tod ein neuer Anfang ist.

Im Grunde genommen sind wir alle kleine Sterne, die einen leuchten mehr, die anderen weniger. Dieses Level liegt ca. 60 - 80 Zentimeter (2 ½ feet) von unserem Körper und strahlt nach außen; es ist auch unsere Verbindung zu unserem Higher Self, unserem Monad und unserer SEELE. Dieses Licht sieht aus wie das Licht einer Kerze, auch in Regenbogen-Farben aber mit einem wunderschönen opalescent-Schimmer. Dieses Level beinhaltet die Ecstasy die tief in unserer Seele sitzt; es ist wohl dieser Wunsch nach der Ecstasy das viele junge Leute nach Drogen greifen (welches jedoch leider der falsche Weg ist).

Man kann sich an das Göttliche und die Herrlichkeit in einem selbst noch erinnern, jedoch scheint es immer schwieriger zu werden dieses auf Erden zu finden wo heute alles relativ kompliziert abläuft. Mit den vielen Drogen verliert das Göttliche dann ganz schnell seine Existenz und der Teufel zieht ein. Das sind die Schattenseiten der Drogenwelt über die sich jeder Mensch bewusst sein sollte. Ich selbst kann da ein Liedchen von singen da Drogenabhängigkeit leider etwas war was mein Sohn wohl erleben wollte. Es hat mir fast das Herz gebrochen und jeder Mensch der diesbezüglich Probleme hat, kontaktieren Sie mich bitte, heute kann ich Ihnen helfen. Auch empfehle ich die Heiler von Shanti Mission der Australierin Shakti Durga.

Spirituelle Liebe, Freude, Bliss, ein seelisches Hoch mit Happyness ohne Drogen, das alles ist erreichbar durch dieses Level durch verschiedene Methoden wie Meditation, schöne Musik, gute Gespräche, Bewusstseins-Training und Bewusstseins-Erweiterung (welches wir auch Online anbieten (Check ajbarrett@live.com). Man muss nur das Mind ruhigstellen, nur dann kann man seine Ruhe finden und kann seine Seele baumeln lassen ohne dass sie irgendwo untergeht. Wer es sich leisten kann sollte mal den Ashram von Shakti Durga in Cooranbong besuchen und ein paar Kurse machen, z. B. *Ignite your Spirit* and/or *Walking the Path of Ease and Grace.*

Umso mehr man nach Drogen, Alkohol und anderen Betäubungsmitteln des Lebens greift um diese Ecstasy in unserer ewigen Seele wieder-zu finden bzw. sich wieder damit vereint zu fühlen, wenn auch nur für einen kurzen Moment, umso mehr verliert man sie und sich selbst bis man sie am Ende gar nicht mehr oder nur ganz schwer wieder-finden kann weil man sie (und sich selbst) kaputt gemacht hat, zumindest für dieses Leben. Das Licht geht dann vorübergehend aus, bis es irgendwoanders wieder aufleuchtet.

***Einmal war ich blind, nun erst kann ich sehen*;** dieses Level ermöglicht uns die spirituellen Perspektiven kennenzulernen.Man lernt zu verstehen das unsere körperlich existente Welt als Teil und mit der spirituellen Welt existiert und nicht andersrum oder außerhalb liegt. Es spielt sich alles praktisch wie zur gleichen Zeit ab, mit und durch uns.

Wenn dieses Level in unserer Aura schwach ist und nicht genügend Energie enthält (undercharged) dann finden wir es auch sehr schwer an einen Gott zu glauben. Womöglich denken wir dann noch das Gott krank sei oder garnicht existiert weil er all das Schreckliche auf der Welt zulässt.

Natürlich glauben wir dann auch nicht an einen Himmel auf Erden und Spiritualität ist für uns auch ein Fremdwort. Wir halten die in der spirituellen Welt lebenden Menschen für Loosers mit Dreadlocks die Haschisch rauchen und die früher oder später einen Realitäts-Check benötigen weil sie mit diesem spirituellen Mambo-Jambo ja doch nicht weit kommen können (es verdient sich ja so schwer damit).

Dieses Level hat eine sehr hohe Vibration. Hier ist jeder einzelne von uns wie das Halo einer Kerze, wir sind dieses schimmernde Mother-of-Pearl Lich, die Lichtstrahlen die von einem Zentralen Licht ausstrahlen. Ich denke es sind die Menschen die dieses Level voll aktiviert haben das man sagt es sind die Menschen der fünften Vibration und Dimension. (The fifth Dimension)

Unser Ketheric Template (Kether in Hebrew bedeutet Crown (Krone).

In diesem Teil unserer Aura haben wir wunderschöne goldene Linien von Energie die in einer sehr hohen Frequenz scintillating, schimmern und funkeln. Dieses siebte Level unseres Lichtkörpers strahlt ca. 3 bis 4 ½ feet von unserem Körper nach außen und sieht aus wie ein großes goldenes Ei um uns herum. Es beschützt uns und ist sozusagen wie unser hauseigener, persönlicher Panzer. Es ist auch viel stärker und dicker als die anderen Lagen in unserer Aura.

Bei einem Ei ist dies ja auch so und dieses Feld ist so etwas wie unsere Eierschale, sie beschützt uns wirklich und reguliert den Fluss der Energie unseres gesamten Feldes, auch was wir so ausstrahlen bzw. abgeben an die anderen Dimensionen und in die unendliche Weite des Universums. Es verhindert zum einen das wir Energie verlieren und zum anderen auch die Penetration und Attachment in unser Energiefeld von ungesunden Energien (z. B. verwirrte Spirits die man im englischen auch Wayward's nennt bzw. negative Elementals).

Es ist sehr wichtig dieses Energiefeld nicht kaputt zumachen da diese negativen Energien sonst Eintritt finden und eine Besetzung stattfinden könnte. Dies würde oft der Anfang vom Ende bedeuten weil man dann nicht mehr sein eigener Meister der Dinge ist. Man wird von anderen Energien kontrolliert und das kann detrimentale Folgen haben.

Kether bedeutet in Hebrew Krone und dieser Ketherische teil ist unser Platz wo wir uns mit Gott Eins und vereint fühlen können. Durch dieses Level empfangen wir auch Kommunikation mit Gott und den anderen Helfern (z. B. Engeln, aufgestiegene Meister, Geistfuehrer etc.)

Es ist dieses Level welches uns ermöglicht mit dem Universal Mind (auch Godhead genannt) bzw. den Akasha-Records (ist so etwas wie eine himmlische, universelle Bücherei wo alles existiert, gespeichert irgendwie in einer Form von Licht, Information und Energie) zu kommunizieren.

Hieraus entwickelt sich letztendlich auch unser Emotional Intelligence Guidance System bzw. unser Higher Sense Intuition, EIGS und HSI. Wenn wir dieser Intelligenz folgen und anfangen die Informationen der Akasha aufzunehmen dann lernen wir auch unser Leben nach und vor allen Dingen mit dem Großen Plan von Gott mit und für unsere Welt mitsamt all unseren Billionen von Menschen sinnvoll miteinander weiter zu kreieren. Wir empfangen kreative Ideen und wir können diese dann auch realisieren und in die Tat umsetzen um ein positives Resultat zu erzielen. Wir sind sozusagen auf dem richtigen Weg.

Wenn dieses Level ungesund und schwach ist dann sehen die goldenen Linien auch teilweise sehr farblos und schwach aus. Sie können sogar ausgefranst und dünner an verschiedenen Stellen sein, so daß die Funktion des Schutzschildes deutlich vermindert ist. Dadurch könnten wir attackiert und angegriffen werden nicht nur von vielen Krankheiten und den verlorenen Spirits (Waywards) denn eines steht fest, umso dünner und ausgefranster dieser Teil unserer Aura ist umso größer ist die Chance das so etwas geschehen könnte. Wir lassen gewissermaßen die Türe offen für alles was wir im Grunde genommen gar nicht wollen und das alles nur weil wir es nicht wissen.

Kreative Ideen werden wir dann auch nicht haben und wir täten gut daran zu versuchen dieses Feld wieder stark zu machen, zu reparieren und ggf. energetisch aufzufüllen.

Es ist auch interessant zu wissen das viele Krankheiten manchmal jahrelang zuerst in unserem Lichtkörper sitzen, sie können sich dann erst im Körper als Tumor und/oder andere Krankheit ausbreiten wenn der Lichtkörper sie nicht mehr länger halten kann (zu schwach und ausgefranst wird). Hierzu werde ich später noch etwas mehr schreiben.

Ich habe sehr viele Bücher von der Amerikanerin Cyndi Dale gelesen die teilweise auch ganz interessante Abbildungen in ihren Büchern hat. Wenn weiteres Interesse besteht könnten Sie da ja mal nachlesen. Diese Krankheiten kann man demnach mit ausgebildeter psychic Vision als dunkle Hotspots in Energiefeld schon erkennen ehe sie zur Krankheit werden.

Es ist wichtig zu wissen, dass diese Felder in unserem Lichtkörper zusammen arbeiten, z. B. sind die oberen Lagen die Template bzw. Schablonen für die unteren Lagen und halten sie praktisch zusammen. So ist das siebte Level das Template für das Dritte Level, das Sechste Level ist das Template fürs Zweite und das Fünfte Level ist das Template fürs Erste Level. Aber so genau braucht man das alles gar nicht zu wissen. Für eine geeignete Chakra-Balance kann man Chakra 7 und 3 behandeln, Chakra 6 und 2 und Chakra 1 und 5 zum Beispiel. Deswegen ist es so beneficial eine Chakra-Balance machen zu lassen.

Der gesamte Lichtkörper wird beeinflusst und es kann wieder Schwung, Bewegung und Stärke rein kommen. Alles kann besser werden und wenn der Lichtkörper wieder ok ist verschwindet oft die Krankheit auch, zumindest wird eine Heilung somit sehr positiv und effektiv unterstützt. Dr. Richard Gerber schreibt in seinem Buch *Vibrational Medicine for the 21stCentury* das auch gewisse mental Problems mit dem Mental Körper in unserem Energiefeld zu tun haben, nämlich wenn dieses Level dysfunktional ist. Auch kann es Auswirkungen auf unser Immun- und Nervensystem haben.

Probleme die im Körper als Krankheit auftreten könnten, wenn frühzeitig diagnostiziert und erkannt, könnten evtl. verhindert werden. Dr. Gerber schreibt das energetische und etherische imbalanzen im Körperfeld der Grund für eine Lungenkrankheit sein bzw. werden könnte. Er schreibt von pre-illnes Changes die man messen kann. Wenn es eine energetische Unterfunktion für lange Zeit gibt kann dies später im Menschen zur Krankheit werden.

Zehntes Kapitel: ICH GLAUBE AN GOTT

Der Perfekte Mann und die perfekte Frau

Ganz spontan fällt mir etwas ein was Einstein sagte:

Ich glaube an Gott, ein Gott der sich in der geordneten Harmonie des gesamten Universums zeigt, ich glaube das diese Gott-Intelligenz sich in der gesamten Natur manifestiert und widerspiegelt

Diese Widerspiegelung wurde mir so klar. Umso mehr ich die menschliche Aura verstand, umso mehr verstand ich diese Gott-Intelligenz die sich in der gesamten Natur des Universums widerspiegelt. Auch verstand ich das wir alle auf dem Weg sind ein Perfekter Mann und eine perfekte Frau zu werden weil unser Kern (manchmal auch Monad genannt) er-kennt sich als unsterblich.

Wir sind ein Teil dieses ewigen und unzerstörbaren Naturgesetzes der Schöpfung und der Ursprungs-Energie und haben ein Zentrum dieser Gottes-Intelligenz und der gesamten himmlischen Kraft in unseren Herzen. Wir sind der bessere Teil dieser Schöpfung, der bessere Teil des Lebens und des Lichtes. In dem Manual von Viktoras Kulvinskas liest man auch das Mystiks eine Illumination und den absoluten Frieden spüren welches durch eine hohe Vibration im Energiefeld und ein hohes Bewusstsein (Consciousness) kommt.

(The more subtle and rapid in vibration any level of existence, the more permanent and less subject to change it is. Pure Consciousness is omnipresent, motionless, with an absolute, transcendent quienscence which nothing can perturb or influence in any way.This is the anvil against which the souls of people are forged. Great Mystics, who have experienced states of ecstasy and illumination, speak of a presence, a stillness, an absolute peace.)

Unser Monad oder wie man im englischen sagt HIGHER SELF er-kennt sich als eine unauslöschbare Quelle (inexhaustible fountain), eine Quelle die als ein radiantes Licht in den schönsten Regenbogenfarben um unseren gesamten Körper herum leuchtet. Es leuchtet und leuchtet .... Willkommen in der Dimension unseres anderen Selbst. Willkommen in der ewigen Welt von Gott, willkommen in einer Welt die ihnen niemand mehr nehmen kann und die man auch die Ewigkeit nennt! Es ist eine Ewigkeit die heute schon ein Teil von Gestern ist.

Es ist das unzerstörbare Licht Gottes das in uns allen brennt, es strahlt und leuchtet durch unsere Aura die ich in den Kapiteln 7, 8 und 9 dieses Buches für Sie etwas beschrieben habe. Weder Zeit noch Raum kann das FreePlay (Freispiel) des menschlichen Intellektes limitieren da wir im Grunde genommen timeless sind, zeitlos und für immer und ewig eine Energie sind die nie zerstört werden kann. Es ist einfach ein Gesetz der Natur und darauf sollte man vertrauen, wir verändern uns nur in etwas anderes nach dem Tod.

Wir sind heute schon Mitglieder im Verband der Engel da auch die Engel Dimensionen ein Teil von uns sind (unsere Schutzengel sind immer da). Im Hindu sagt man Chitra Shikhandina – the bright, crested ones. Dimensionen mit denen wir durch ein Feld verbunden sind, waren und es auch immer bleiben werden.

Einstein sagte auch

Gott schläft in den Mineralien, träumt in den Pflanzen, bewegt sich in den Tieren und erreicht ein Selbst-Bewusstsein in Menschen.

Das bedeutet auch das der Mensch dafür verantwortlich ist Gott erwachen zu lassen und zwar mit dem Shekinah Bewusstsein! Somit beschreibt man die Evolution des Lebens durch die unter-menschlichen Kingdoms um sich als selbst-bewusster Mensch mit einer Individualität perfekt zu verwirklichen. Der perfekte Mann und die perfekte Frau entsteht damit. Aber warum scheitern so viele Menschen and der Vollendung und Kreation dieses perfekten Bewusstseins, diesem Erwachen und dieser Perfektion?

Sind wir alle auf dem Weg Engel zu werden? Warum werden manche Menschen ehe den Weg zum Teufel finden, hat das was mit dem Naturgesetz zu tun das bestimmt das Licht ja auch die Dunkelheit anzieht? Immerhin hatten wir ja auch gefallene Engel und war nicht Luzifer der hellste Engel?

Wenn das so ist, werden sie dann auch beeinflusst und manipuliert ohne das sie es wissen, aus den Dimensionen der Dunkelheit, von den Grauen die Stuart Wilde so schön beschrieben hat in seinen Büchern und die bei Vollmond besonders aktiv sein sollen? Nur wenn man die Dynamiken von Licht und Dunkelheit kennt kann man lernen sie zu erkennen und sie rechtzeitig umzuwandeln. Denn irgendwann muss sich jeder für sich entscheiden ob und wem er folgt, den Engeln, dem Gott, unserem Kreator (Schöpfer), den Teufeln, den gefallenen Engeln oder vielleicht auch garnichts. Natürlich kann man auch nur einfach so vor sich hinleben und an nichts glauben.

Aber wie eine liebe Freundin von mir aus Oldenburg mir auch zeigt, manchmal hilft es auch einfach nur zu vertrauen auf das Gute welches Gott geschaffen hat und was sie so spürt in ihrem Inneren ohne das sie ganz genau wissen muss was es ist, woher es kommt und wohin es führt Das ist bei mir anders, ich wollte immer alles ganz genau wissen. Wer oder was ist Gott? Wo gehen wir hin wenn wir sterben? Gibt es weitere Leben nach unserem Tod? Was ist der wahre Sinn des Lebens?

Gibt es Helfer die uns zu jeder Zeit und besonders in unserer Not bereitstehen aus unsichtbaren und anderen Dimensionen? Kann man das Universum mit von uns ausgesendeten Energien und Gefühlen sogar so beeinflussen das wir alles lenken und sogar verändern können? War meine Geburt ein reiner Zufall oder hatte ich auch etwas damit zu tun in diesen Körper zu kommen, zu der Zeit meiner Geburt und bei dieser Familie zu enden?

So ist jedem das seine vorbehalten und ob perfekt oder nicht perfekt ist auch egal weil die Reise zur blauen Perle ist eine weite Reise und wenn man es in diesem Leben nicht schafft dann kann man sie ja im nächsten Leben nochmal antreten. Irgendwann findet jeder Mal diese schöne Perle, mit oder ohne Engel, perfekt oder nicht perfekt.

Eines war mir jedoch immer schon klar, wenn Gott uns geschaffen hat und wir einen Teil der gesamten Schöpfung sind, dann können wir auch mit dem Gesamten, der gesamten Schöpfung irgendwie kommunizieren. Wir existieren ja im Rahmen einer Ko-Kreation und diese Ko-Kreation sollte immer mit Gott sein. Wir sind also nicht alleine und werden es auch nie sein.

Mein Gott nahm zu mit jedem Kapitel welches ich schrieb entdeckte ich neue Dimensionen wie das gesamte Universum sich auch mit ständigen Veränderungen, Erweiterungen und Anpassungen fortbewegt und sich weiter entwickelt. Irgendwie unterlag alles einer unglaublichen Gott-Intelligenz die immer ganz genau wusste was zu tun ist und die nun auch bei mir immer stärker wurde.

Mit der Zeit lernte ich vielleicht nicht so eine Perfektion in und mit mir selbst (das kam erst später mit der Blauen Perle) sondern entwickelte eine Hochachtung für die Perfektion in der Natur und der geordneten Harmonie des gesamten Universums mitsamt all seinen Sternen, Galaxien und Planeten wo alles ganz genau so ablauft wie es ablaufen muss, mit oder ohne blaue Perle, und vor allen Dingen mit oder ohne uns weil eines steht fest

Gott und die Natur braucht uns Menschen nicht.

Ist es das was Eintein zu beschreiben versuchte wenn er sagte

Ich glaube an Gott, ein Gott der sich in der geordneten Harmonie des gesamten Universums zeigt, ich glaube das diese Gott-Intelligenz sich in der gesamten Natur manifestiert und widerspiegelt

Wie Recht Einstein doch hatte mit dieser Aussage.

Elftes Kapitel:

Der DNA-Code und Gandhis Konzept der Sieben Sünden

Platz 1: Politik ohne Prinzipien

Ich habe Jahre später in verschiedenen Büchern* gelesen das Gott u.a. auch in unserem DNA lebt. Ich fragte mich sofort wie das funktioniert und ob unser DNA und/oder RNA so beeinflusst werden könnte das der Teufel (Luzifer) dort evtl. auch Platz hätte, vielleicht sogar unser DNA verändern oder sogar vernichten bzw. für seine eigenen Pläne benützen könnte? Fragen über Fragen.

Ein geheimer Krieg durch DNA-Manipulation – daran glauben sehr viele, aber wer, wie oder was ist der Übeltäter? Kommt es aus anderen Dimensionen oder ist der Feind vielleicht gar nicht so weit weg? (*Bücher von Author Gregg Braden (*The God Code – Das Geheimnis unserer Vergangenheit und das Versprechen unserer Zukunft*, *The Divine Matrix*) Hay House und David Ickes, *Alice in Wonderland* und *Ultimate Love*).

Bradden schreibt z. B. das in jeder Zelle von allem Lebenden der Name Gottes geschrieben ist. (Kapitel 6. The Code within the Code: ***In each Cell of every Life, the Name of God***) vom Buch *The God Code* von Gregg Braden. (Hay House). Toll, dachte ich, nun haben wir die Codes und die Codes in den Codes. Ja, wenn man ganz nahe ran will an das Geheimnis der Blauen Perle und an Gott da muss man kompliziert eben in Kauf nehmen. Oberflüchlich funktioniert hier einfach nicht.

Interessanter Mensch dieser Gregg Braden, hat auch irgendwas über den Isaiah Effect geschrieben. Noch so ein interessanter Schriftsteller namens David Icke hat auch einige Bücher geschrieben eines heißt *Children of the Matrix*.

Mein ungarisch-australischer Freund Marco hielt mir dieses Buch damals schon ständig unter die Nase mit den Worten das ich dies unbedingt lesen müsse und nicht nur dieses Ashram-Sanyassin, SaiBaba, Buddha und Bhagwan Zeug. Ich wollte nur in Sanskrit und Hindu beten (Om Tryambacam Yayamahe), singen, meditieren und Yoga machen und somit legte ich das Icke–Matrix-Buch genauso schnell wieder weg wie Marco es vor mich lag.

Alles kommt so zu seiner Zeit, man kann ja nicht alles auf einmal lesen und ich fühlte mich in und mit meiner Ashram- und Yoga-Welt so pudelwohl das ich auch lange gar nichts anderes wissen wollte. Für meine heile Welt konnte ich mir das ja auch so aussuchen wie mir das paßte. Es gibt eben immer solche und solche und Marco hatte sich seine Welt und seinen Glauben (sein Beliefsystem) ja auch ausgesucht, so wie es für ihn und in seine Welt paßte. Man kann und muss ja auch nicht alles wissen dachte ich noch so jedoch beschäftigte mich die Frage sehr was die Heiligen mit unserem DNA zu tun haben und ob wir uns die Basic Elements unseres DNA's (hydrogen, nitrogen, Oxygen und Carbon) mal genauer angucken sollten? Kann dies mit den Hauptbuchstaben des Hebräischen und Arabischen Alphabetes was zu tun haben?

Gott lebt auch in unseren Sprachen (ganz besonders in Sanskrit und Hebrew) und alles hängt irgendwie zusammen. Unser genetischer Code der uns mit Gott bis in alle Ewigkeit verbinden sollte, wenn er nicht manipuliert wird haben alle Menschen doch den gleichen Gott, den gleichen Code und warum gibt es dann überhaupt noch Kriege? Gott lebt doch in uns, mit uns, unter uns und vor allem in unserem DNA, da wo man annehmen sollte das ihn uns keiner mehr wegnehmen könne, aber lag ich mit dieser Annahme vielleicht doch grundverkehrt?

Kriege hielt ich immer schon für etwas ganz besonders fürchterliches. Für mich gab es den Tree of Life (Baum des Lebens), den Tree of Light (Baum des Lichtes) und einen Tree der Sprachen (Baum der Sprachen). Ich spürte tief in meinem Inneren das Sanskrit wie ich es damals im Ashram in Australien kennengelernt hatte. Ich spürte wie es etwas ganz tief in mir und in meiner Seele bewirkt hatte. Vielleicht war es sogar eine Art Erleuchtung, mir gingen einige Lichter auf und vor jedem neuen Licht war ein Schatten den man erst einfangen musste. Ich denke nur wer den Mut hat durch die Dunkelheit zu gehen, sie zu erkennen, Licht hereinzubringen, sie umzuwandeln kommt am Ende zum Ziel.

Vielleicht erinnerte sich meine Seele an die Informationen in der Sprache die ja mit dem Sanskrit dann von mir aufgenommen wurden und veränderten etwas. Ist ja eigentlich auch zu verstehen wenn man bedenkt, dass als der große Sarasvati Fluss damals austrocknete so um 1900 BCE mussten die alten Zivilisationen auch weiter. Die Aryans haben dann Indien verlassen und sind so überall nach Europa, natürlich haben sie ihre Sprache mitgenommen; es ist der Kern der meisten europäischen Sprachen. Also was ich damit sagen will, die meisten europäischen Sprachen haben auch eine direkte Beziehung zum Sanskrit, einer Jahrtausende alten Sprache, ancient language der Hindu Scripture, und deswegen sollte man auch etwas darüber wissen. Die Seele kann sich erinnern, ich spürte das.

Es gab noch jede Menge mehr Bücher zu lesen und jede Menge mehr zu verstehen. Die Sache mit der Dunkelheit interessierte mich ganz besonders weil ich irgendwie auch immer wieder dieser Dunkelheit begegnete. Zog ich dies alles an mit meiner im Ashram neu gefundenen Erleuchtung so nach dem Motto Gegensätze ziehen sich an wie die Motte zum Licht fand ich diese Prinzen der Dunkelheit oder sie fanden mich immer.

Mit meinem ungarisch-australischen Prinzen Marco spürte ich dieses Gesetz der Natur (opposites attract oder Gegensätze ziehen sich an) ganz besonders. Er war ein Mann mit einer verknoteten Seele der mittlerweile so schwer zu lesen war das man am besten die Straßenseite wechselte wenn er auftaucht.

Vertrauen konnte man diesem Prinzen der Dunkelheit auch nicht. Wie ich später herausfand hatte er auch Verbindungen gehabt mit der australischen Unterwelt (der Underbelly-World der 90er Jahre).

Es war eine Welt die voll mit Drogen, Sex, Betrug, Rock 'n' Roll, teuren Autos, dem Wunsch und der Gier nach viel, viel Geld, Power, und jeder Menge Kokain und Joints war. Einer Welt in der Gott kein zu Hause mehr hatte, schlechthin eine Welt die vom Teufel regiert wurde! Es gibt da Unterschiede zwischen dem Power of Love und dem Love of Power. Für viele Menschen regiert die Love of Power.

Vielleicht ist dies ja auch ehe eine Sache von Karma als Entschädigung und da hat keiner Einfluss drauf. Spontan fallen mir hierzu Gandhis sieben Sünden ein. Da sollte jeder irgendwann mal drüber nachdenken.

Wie waren noch die sieben Sünden die Gandhi damals in seinem Koncept of the Seven Social Sins in 1925 aufführte, ach ja

1. Politik ohne Priniziples

2. Reichtum ohne Arbeit

3. Vergnügen ohne Conscience

4. Wissen ohne Charakter

5. Commerce without morality (Geschäfte ohne Moral)

6. Science without humanity (Wissenschaft ohne Menschlichkeit)

7. Worship without Sacrifice

Gandhi sagte auch, dass ein Auge für ein Auge macht die ganze Welt blind und Du musst die Veränderung die Du in der Welt sehen möchtest sein. Das sagte Nelson Mandela übrigens auch also worauf warten wir dann noch?

Ich denke mal auch das diese neue Idee mit den DNA-Bänken die angelegt werden sollen auch zu dieser Sünde Sechs gehört (Science without Humanity- Wissenschaft ohne Menschlichkeit). Aber ist es Sünde oder Science? Wo liegt hier die feine Linie zwischen Mensch der Gott spielt und Gott der eben gerade durch dieses DNA auch Mensch ist.

Gandhi sagte auch ***Truth is my God***

was so viel bedeutet wie ***Die Wahrheit ist mein Gott.***

Wir müssen uns alle unsere eigene Wahrheit schaffen und eine Welt mit der wir klar kommen und in der wir leben können und meistens gehört die Dunkelheit auch dazu, da müssen wir dann einfach durch und es umwandeln.

Es gibt nämlich immer zwei Seiten im Leben, eine helle und eine dunkle so wie das bei Schatten und Licht eben üblich ist. Man sollte hier bedenken,dass zumindest Luzifer einen Fehler machte weil er ja damals der hellste und schlauste Engel von allen war, und vielleicht ist er das ja heute auch noch. Bei ihm lief die Umwandlung wohl andersrum, vom Licht zum Schatten was natürlich auch möglich ist.

So gibt es ja zum Beispiel auch das himmlische Paradox (the divine Paradox) welches sagt das alles was gut ist kann auch schlecht werden (gehörte Hitler vielleicht auch dazu oder wurde er einfach als schlechter Mensch geboren?) und alles was schlecht ist oder schlecht anfängt kann gut werden. Diana Cooper schreibt in ihrem Buch … das Hitler nun bei einer afrikanischen Familie aufwächst und die Liebe lernt. Wie verträgt sich das mit seinem Karma und wo bekommt sie (Diana Cooper) diese Informationen überhaupt her?

So ist das mit dem Alltag, es enthält dass Wirrwarr des täglichen Lebens mit all seinen kleinen versteckten symbolischen Nachrichten für uns die keiner mehr so richtig verstehen kann. Es sei denn man kennt sich aus mit den Regeln und versteht die Energien des gigantischen Universums und dann kann man auch aus einer Maus einen Elefanten machen, vielleicht sogar einen Diamanten aus den Nichts produzieren und eine schlechte Situation in eine gute umwandeln.

Eine Nachricht die mir bewusst wurde durch Marco war das ich nun erst einmal mein eigenes Licht festhalten musste. Irgendwie hatte ich das Gefühl das ein neues Bängelchen auch schon wieder losgezogen war um mein Licht wieder erneut auszulöschen Mir wurde auch ganz bewusst das es fast noch wichtiger ist zu lernen sein eigenes Licht festzuhalten als es irgend woanders zu suchen und zu finden.

Licht könnte man auch als Energie bezeichnen und im Gesetz der Natur dreht sich eben auch alles um Ausgleich, wer zu wenig hat nimmt sich einfach bewusst oder unbewusst von den Anderen was. An jeder Ecke so schien es traf ich Menschen die einen Vampire-Archetyp in ihrer Seele geschrieben hatten, ja da gibt es leider jede Menge von. Die jagen einen dann fast wie wilde Wölfe, durchs Leben laufen sie und gucken nach unschuldigen Seelen um diese (oft vielleicht auch unbewusst) zu zerstören bzw. auszusaugen, abhängig zu machen und deren Energie zu klauen.

Mein Marco sagte mir damals auch das der Mann im Prinzip und von der Natur her ein Jäger ist und wenn es nichts mehr zu jagen gibt (und Mann hat seine Beute sozusagen besiegt, vernascht, ver- und zerstört) verliert Mann das Interesse und sucht sich neue Beute.

Solch gefährliche Liebesregeln hatte der, da war wohl was Wahres dran? Sicherlich. Diese Männer müssten eingesperrt und unter Kontrolle gebracht werden, sie sind der Prädator jeder weiblichen Seele. Sie gehören zu den Menschen die alles im contra naturam Aspekt machen, gegen die Gesetze der Natur und vor allen Dingen gegen die Liebe die sie nur zerstören wollen. Die Liebe schien so wurde mir klar auch ein Spiel von Licht und Schatten.

Hierzu fällt mir jedoch erstmal eine Story ein die ich in dem Buch von Clarrissa Pinkola Estes *Frauen die mit den Wölfen laufen* (Women who run with the Wolves) gelesen hatte.

Meine holländische Freundin Liz van Bergen hatte mir dieses Buch geschenkt, wahrscheinlich weil sie damals schon wusste das ich auch eine von diesen Frauen war die ständig mit den Wölfen rumlief (bzw. gejagt wurde) und meine Seele/Licht früher oder später Beschützung, Erkennung und Rettung (Protection and Rescue) brauchen würde.

Sie wusste das damals alles schon, sie konnte Marco auch viel besser einschätzen; ich las das Buch jedoch erst ca. 5 Jahre später, als mein Licht schon fast erloschen war durch all die falsche Liebe die mich ja lange Zeit blind machte. Danke Liz. Du warst damals schon so weise und hast mir sehr geholfen. Ich werde dich nie vergessen und auch nicht unseren Song Another Day in Paradise by Phil Collins.

Meine süße holländische Freundin die so hübsch war, sie war glaub ich sogar mal Miss Holland oder sowas bis der Krebs ihr alles zerstörte und wegnahm. Aber sie ist jetzt im Paradiese, nicht in dem von Phil Collins aber sicherlich ganz nah bei Gott und ganz nah bei mir. Ich denke sie ist auch so ein Schutzengelchen für mich geworden.

Zwölftes Kapitel: Die Geschichte vom BLUE-BEARD

Die Geschichte vom Blaubart (Blue-beard) geht ungefähr so: ich übersetze Beings mit Personen hier. Beings kann jedoch auch Wesen bedeuten und Wesen kann Anhängsel oder Attachments auch aus anderen Dimensionen bedeuten, z. B. Elementarwesen, Geister, Spirits etc. gute und/oder schlechte.

In einer einzigen Person sind oft viele andere Beings (Personen), alle haben ihre eigenen Werte, Motive und Devices. Einige psychologische Technologien schlagen vor diese Beings anzuhalten, zu identifizieren und zu zählen, sie unter Kontrolle zu bringen bis sie sich als Sklaven von uns zurückziehen

Aber wenn man dieses tut, erlöscht man auch den Tanz des wilden Feuers und die Glut des Lichtes in den Augen einer wilden Frau; es würde somit auch ihr Feuer und die Glut in ihren Augen erlöschen. Es ist doch viel besser für diese *Beings* eine wilde Landschaft zu finden, da nämlich wo die Künstler unter uns die Liebe lieben lernen und die Heiler unter uns das Heilen lernen können.

Was jedoch sollen wir tun mit den inneren Beings die teilweise ja ziemlich verrückt sind und Zerstörung ausführen wollen ohne gross darüber nachzudenken? Auch diese müssen ihren Platz, ihre Landschaft finden, jedoch muss dies ein Platz sein wo sie eingesperrt und unter Kontrolle bleiben können. Eine solche (Entität), bei weitem der betrügerische, gefährlichste und most powerful Fugitive in der Psyche, muss unser sofortiges Bewusstsein und unsere Anerkennung erhalten damit er eingesperrt und unter Kontrolle bleiben kann, dies ist der natürliche Prädator.

Tief in unserer Psyche kann man auch einen innate *contra naturam* Aspekt bzw. einen Aspekt gegen die Kraft der Natur (force against Nature) finden. Dieser *Contra Naturam* Aspect (CNA) opposes das Positive, er ist gegen die Entwicklung, gegen Evolution, gegen Harmonie, gegen das Licht und gegen das Wilde. Er ist ein derisiver und mörderischer Antagonist der auch in uns geboren ist, und sogar mit bester Elternhaus-Betreuung, Schutz und Fürsorge vorhanden sein kann und die Aufgabe und Assignment dieses Eindringlings ist es alle Cross-Roads in Sackgassen zu führen

Dieser Eindringling (predatory potentate) zeigt sich von Zeit zu Zeit in den Träumen einer Frau. Es kommt (erupts) in einer Zeit wo man gerade Pläne hat seine Seele zu finden und seinem Leben Bedeutung zu geben. Es trennt die Frau von ihren intuitiven natürlichen Instinkten, wie das Wasser für das Feuer und die Glut. Dieser Eindringling wird die wilde Frau töten, er wird ihre Gefühl, ihre Liebe und ihre Seele vernichten. Danach wird sie sich zu schwach fühlen ihr Leben weiterhin sinnvoll zu gestalten. Er wird ihr alles, alles abnehmen und zerstören, ihre Träume, ihre Ideen und ihre Kreativität werden am Boden zerstört liegen und sie wird niemals mehr oder zumindest für sehr lange Zeit nicht mehr die Kraft haben diese als Realität zu animieren.

Und so beginnen wir die Story vom Blau-Bart (Bluebeard):

Ein Stück von einem Bart kann man im Kloster bei den Weißen Nonnen in den Bergen finden. Niemand weiß wie dieses Stück Bart in das Kloster kam. Einige sagen es waren die Nonnen die, was von seinem Körper übrig geblieben war, begruben (weil sonst hätte ihn niemand anders begraben). Der Bart war so eine Art Relic welches die Nonnen mitnahmen und im Kloster aufbewahrten. Warum sie das taten, wer weiß, vielleicht war es eine Art Erinnerung an die große Gefahr dieses gefährlichen Eindringlings.

Ja, es ist wahr, die Freundin einer Freundin hat diesen Bart mit eigenen Augen gesehen. Sie sagte der Bart war blau, so eine Indigo-blaue Farbe um genauer zu sein. Es war ein blau wie das dunkle Eis im tiefen See, so blau wie der Schatten eines Loches in der Nacht. Dieser Bart wurde einstmals getragen von jemand von dem man sagte er wäre ein gescheiterter Magician gewesen, ein großer Mann mit einem Auge für Frauen, ein Mann der unter dem Namen Bluebeard bekannt war. Ein Mann bei dem all seine kreative Energie irgendwann mal umgeschlagen hat.

Man sagte auch, dass dieser Bluebeard drei Damen gleichzeitig den Hof machte und mit ihnen ausgehen wollte. Diese hatten jedoch Angst vor dem Giant mit dem blauen Bart und so haben sie sich immer versteckt wenn Bluebeard kam und an deren Tür klopfte. Um diese Damen von seiner Genialität zu überzeugen und sie auf seine Seite zu gewinnen ließ er sich etwas ganz Besonderes einfallen. Er lud sie ein auf einen Ausflug zu Pferde in den naheliegenden Wald. Er kam vorbei mit Pferden die behangen waren mit Bells und geschmückt mit Crimson Ribbons. Er machte richtig Eindruck, damals waren es noch Pferde, heute würde Bluebeard im tollen Auto vorfahren.

Er setzte die 3 Damen mitsamt Mutter auf die Pferde und sie galoppierten ab in den Wald. Sie hatten den schönsten Tag, ritten stundenlang mit den Pferden durch den Wald sogar ihre Hunde durften an der Seite mitlaufen. Später hielten sie dann unter einem großen Baum an und Bluebeard verwöhnte sie mit entzückenden Geschichten und gab ihnen Leckereien zu essen.

Die Schwestern fingen langsam an zu denken 'Vielleicht ist Bluebeard ja doch gar nicht so schlecht'.

Als sie wieder zu Hause ankamen konnten sie mit dem Reden des perfekten Tages und Bluebeard gar nicht mehr aufhören Jedoch kam die Sorge und das Bedenken bei den älteren beiden Schwestern relative schnell wieder zurück und sie versprachen sich diesen Bluebeard niemals wieder zu sehen, sie hatten so ein intuitives Gefühl und wussten instinktiv das sie darauf auch hören sollten.

Jedoch die jüngste der 3 Schwestern dachte ‘ein Mann der so charmant, elegant und unterhaltsam sein kann, kann doch nicht schlecht für mich sein’. Und umso mehr sie das sagte und einredete, umso schöner wurde dieser Blue-beard in ihren Augen und umso weniger blau erschien ihr das dunkel seines Bartes. Als Blue-beard dann letztendlich um ihre Hand anhielt, willigte sie auch sofort ein seine Braut zu werden. Ihre Intuition verschwand in der Minute wo sie über diesen Antrag nachdachte, sozusagen ‘aus dem Fenster verschwunden’ war sie – die gute und allerwichtigste INTUITION. Sie glaubte und dachte was sie glauben wollte, nämlich das sie nun einen charmanten und eleganten Mann heiraten würde Zusammen ritten sie nach der Trauung zu seinem Schloss welches tief im Walde lag.

Sie jedoch würde letztendlich einen großen Preis für diese Schusseligkeit des falschen Glaubens bezahlen weil seine Intuition sollte man nie ignorieren. Aber sie war ja noch zu jung – sie kannte das noch nicht mit der Intuition und die Gefahr der Bluebeards war auch ein bislang unbeschriebenes Blatt für sie.

Eines Tages kam er zu ihr und sagte ‘ich muss unbedingt weggehen für eine Zeitlang, lade deine Familie und Freunde ein. Du kannst mit den Pferden im Wald ausreiten oder/und den Köchen befehlen ein vorzügliches Festessen vorzubereiten, alles was dein Herz begehrt.

Hier – ich gebe dir sogar den Schlüsselbund für das gesamte Schloss. Damit kannst du auch alle Türen aufsperren, bis auf eine Türe, hier dieser klitzekleine Schlüssel, der mit dem Scrollwork am oberen Teil des Schlüssels, diesen benütze bitte nicht.

Seine Braut sagte 'Ja, natürlich, ich werde so tun wie du sagst, es hört sich alles gut an. Geh nur lieber Mann und sorge dich überhaupt nicht und komme bald wieder nach Hause'; so ritt er dann ab in den Wald und sie verblieb im Schloss.

Die beiden Schwestern kamen zu Besuch und waren natürlich sehr neugierig was der Herr des Schlosses zu sagen hatte was zu tun wäre während seiner Abwesenheit. Die junge Ehefrau erzählte dann auch sofort ohne nachzudenken

Er sagte wir können alles machen was unser Herz begehrt, auch in jeden Raum gehen, bis auf ein Zimmer. Ich weiß nicht welches Zimmer es ist, aber dieser kleine Schlüssel hier, der würde dieses Zimmer aufsperren.

Sofort beschlossen die Schwestern ein 'Spiel' daraus zu machen und herauszufinden zu welchem Zimmer dann der kleine Schlüssel passen würde Das Schloss war über 3 Etagen verteilt, mit fast 100 Türen in jedem Wing, und so ging es von Tür zu Tür (es waren ja jede Menge Schlüssel an dem Ring), man hatte einen Heiden Spaß all die Türen aufzuschließen um zu gucken was sich in diesem Zimmer befand. Einmal war es die Vorratskammer, einmal die Geldkammer usw. Es wurde immer schöner und wunderbarer – alles Glanz und Glitter wurde entdeckt und bestaunt - bis man auf einmal im Keller war und am Ende des langen Korridors eine leere Wand entdeckte.

Sie wunderten sich über den letzten Schlüssel, es war der kleinste Schlüssel mit dem Scrollwork – vielleicht würde dieser kleine Schlüssel ja auch nirgendwo passen.

Als sie dies gerade sagten, hörten sie dieses komische Geräusch, eine Art Stöhnen 'errrrrrrrr'. Sie schauten um die Ecke und siehe da, man sah eine kleine Türe welche fest verschlossen war. Eine Stimme rief ' Schwester, Schwester, bring doch deinen kleinen Schlüssel Sicherlich wird dieser Schlüssel auf diese Türe passen.

Ohne auch nur darüber nachzudenken nahm eine der 3 Schwestern den kleinen Schlüssel und schloss diese mysteriöse kleine Türe auf. Man hörte das Schloss knacken und die Türe öffnete sich aber innen war es so dunkel das man gar nichts sehen konnte.

Wieder kam die Stimme 'Schwester, Schwester, bringe eine Kerze. So zündeten die 3 Schwestern eine Kerze an und erleuchteten das dunkle Zimmer – im gleichen Moment mussten sie alle schreien weil sie Blut entdeckten und die schwarzen verwesten Knochen und Überreste anderer – die Schädel waren aufgestapelt in einer Ecke und sahen aus wie Pyramiden von Aepfeln. Es war ein wirkliches Bild des Grauens – eine richtige Totenkammer.

Sofort schlugen sie die Türe wieder hinter sich zu, nahmen den kleinen Schlüssel wieder aus dem Schloss und lehnten sich aneinander für Komfort weil sie kaum noch atmen konnten. Mein Gott – mein Gott – konnten sie immer nur sagen. Die Ehefrau von Blue-beard schaute auf den kleinen Schlüssel und sah das er nun mit Blut befleckt war. Horrifierd nahm sie ihren Rock und versuchte das Blut abzuwischen – aber das Blut blieb dran, es ließ sich gar nicht mehr abwischen; 'Oh nein' weinte sie daraufhin sofort – woraufhin jede der beiden Schwestern den kleinen Schlüssel nahm um zu versuchen das Blut abzuwischen – es gelang ihnen jedoch auch nicht.

Letztendlich versteckte die Ehefrau den Schlüssel dann in der kleinen Tasche ihres Kleides und rannte zum Koch in die Küche Als sie dort jedoch ankam war ihr weißes Kleid voll von Blut, der Schlüssel fing an zu bluten und das Blut lief und lief. 'Schnell, gib mir etwas Pferdehaar' sagte sie zum Koch – sie versuchte damit das Bluten des Schlüssels zu stoppen – jedoch auch ohne Erfolg; tropfen um tropfen dunkles rotes Blut lief aus diesem Schlüssel

Sie ging mit dem Schlüssel nach draußen und presste Asche aus dem Ofen auf den Schlüssel – alles ohne Erfolg. Sie hielt den Schlüssel über die Hitze vom Ofen – sie legte etwas über den Schlüssel um den Fluss des Blutes zu stoppen, nichts half, das Blut lief und lief.

Mensch, was mach ich denn jetzt nun, weinte sie. Ach, ich lege den Schlüssel jetzt einfach in einen Schrank und schließe die Türe hinter mir. Das ist doch alles nur ein schlechter Traum und morgen wird alles wieder in Ordnung sein und so tat sie das dann auch.

Ihr Mann, Blue-beard, kam am nächsten Morgen dann auch nach Hause – er rief auch sofort nach seiner Frau und fragte 'Na, wie war es denn so alleine während ich weg war?' - 'Ja, alles war fine, Sir' erwiderte sie. 'Und wie ist die Vorratskammer' fragte er, 'auch alles in Ordnung' erwiderte sie. 'Und wie ist meine Geld -kammer' fragte er, 'mit der Geld -kammer ist auch alles in Ordnung' erwiderte sie. So alles ist gut dann und in Ordnung fragte Blue-beard. Ja, alles ist in Ordnung, sagte seine Frau. Also gut, dann gibst du mir am besten jetzt den Schlüsselbund zurück und mit einem einzigen Blick sah er sofort das der kleine Schlüssel mit der Scrollwork fehlte.

'Wo ist denn der kleine Schlüssel' fragte er sofort. 'Ich, ich habe ihn verloren, sagte seine Frau. Ich bin ausgeritten und mir fiel das Schlüsselbund zu Boden, der kleine Schlüssel ist wohl vom Bund abgekommen, ja, so habe ich ihn verloren.' Was hast du mit diesem Schlüssel gemacht Frau, erdröhnte Blue-beards Stimme. 'Ich kann mich nicht erinnern'. Lüge mich bloß nicht an. Sage mir sofort was du mit dem kleinen Schlüssel gemacht hast.

Langsam hob er seine Hand an ihr Gesicht, fast so als wolle er sie liebkosen, jedoch plötzlich packte er ihre Haare und schrie sie an 'Du Infidel, du Luder, ich habe dir ausdrücklich verboten in das Zimmer zu gehen. Er schmiss sie mit einem Ruck zu Boden 'Du warst in diesem Zimmer, sag mir die Wahrheit'.

Letztendlich entdeckte er den Schlüssel in ihrem Schrank wo das Blut leider die gesamte Kleidung (all die herrlichen Seidenkleider die dort hingen) rot färbte. Nun bist du dran my Lady, sagte Blue-beard, und schleppte seine Braut in den Keller und auf einmal sah sie wieder diese kleine Türe die sich jedoch diesmal ganz von alleine öffnete; Blue-beard brauchte diese Türe nur anzugucken mit seinen glühenden Augen und schon öffnete sie sich von alleine. Dort lagen die Skelette all seiner früheren Ehefrauen.

Also, die Story ist noch nicht ganz zu Ende. Aber wie sie endet können sie vielleicht in dem Buch selbst nachlesen. Ich mag besonders das Kapitel 'Wenn das Herz ein einsamer Jäger ist' (When the Heart is a lonely Hunter). Ich hätte dieses Buch Jahre vorher lesen sollen, dann wäre mir vieles erspart geblieben. Wahrscheinlich, aber dann wäre dieses Buch auch nie zustande gekommen. Es sind heute all meine beschriebenen Blätter von damals, einer Zeit wo ich wie die junge Schwester in dieser Blue beard Story nicht auf meine Intuition hörte weil ich sie weder kannte noch verstand. Die Blue-beards habe ich durch den Tanz des wilden Feuers kennengelernt, heute weiß ich was Intuition ist und ich erkenne auch jeden Blue-beard sofort.

Es war ein Glück das diese junge Braut Schwestern und Brüder hatte weil diese gerade zur richtigen Zeit herbei galoppierten und diesem Blue-beard wohl sein angesammeltes Karma lieferten. Es bleibt nur noch zu sagen, dass die Braut nicht in diesem Zimmer landete und irgendwie dieser Blue-beard vor dem Schloss tot aufgefunden wird. Na ja, die weißen Nonnen haben dann das was von ihm noch übriggeblieben ist begraben. Den blauen Bart jedoch nahmen sie mit ins Kloster zurück damit sie diesen Blue-beart ja nie vergessen würden.

Was für eine Geschichte, sie beschreibt eindeutig die Gefahren dieses natürlichen Eindringlings (der Prädator für eine junge Seele deren emotionelles Führungs-Systems (Higher Sense Intuition und Emotional Guidance System) noch nicht ganz entwickelt ist. Sie ist wie ein kleines-Wolf puppy das sich sorglos auf dem gerade geräumten Waldstück rollt und spielen will, ganz und gar nicht bewusst der Gefahr des Bobcat welches sich im Hintergrund auf sie zubewegt. Ich denke so ist das leider bei vielen jungen Frauen heute auch noch.

Aber solche Männer gibt es wirklich und mein Marco war auch so ein gescheiterter Magician, jemand der sein Power/Licht verloren hatte und es von anderen Personen wieder stehlen musste, das Licht von anderen, wie ein Vampir. Ich denke es ist auch ein Archetype, energetic Vampir.

So viel für Gegensätze ziehen sich an und der Kaputtmache in Person; kein Wunder das ich mich nach Terrigal verzogen hatte jedoch war mein Blue-beard auch schon wieder auf dem Weg nach Terrigal (meine Schwestern waren leider in Deutschland und konnten mir nicht helfen zu dieser schweren Zeit) meine Intuition wurde langsam besser, war jedoch noch nicht wieder voll hergestellt. Ich war immer noch mesmerized by the failed Magician – es war wie ein Spell.

Dreizehntes Kapitel: Wunder gibt es immer wieder

Es war fast wie ein Wunder als ich es dann irgendwann geschafft hatte diesen Mann für immer aus meinem Herzen zu verdrängen. Ich wollte meine Füße auch nie wieder an Steinen stoßen und ich wusste ganz genau, dass meine Engel mich damals auch schon festgehalten und beschützt haben.

Da fällt mir was aus der Bibel ein, sagte Jesus nicht auch 'aber Du, oh Lord, bist der Shield – mein Schutz, meine Glory und der, der meinen Kopf höher trägen lässt und nachdem John Jesus baptized (taufte) im Jordan River und Jesus aus dem Wasser kam, öffnete sich der Himmel und Jesus sah wie sich der Sprit von Gott wie eine Dove auf ihn niederließ – danach tauchte natürlich der Teufel auf in der Wilderness um zu versuchen Jesus auf die Ebene des Teufels (Satan) unterzubringen und somit die Glory, Power und Beauty von Gott zu zerstören

Jesus sagte zum Teufel

Die Leute benötigen mehr als Brot für ihr Leben – sie müssen sich von den Worten Gottes ernähren

und die Scriptures sagen

Er befahl seinen Engeln euch zu beschützen und sie werden euch mit ihren Händen festhalten damit euer Fuß nicht an Steine stößt.

Nach diesem Versuch des Teufels Jesus' in Versuchung zu führen sagte dieser nur

Teste nicht Deinen Lord – Deinen Gott' – Do not test the Lord your God.

Danach nahm der Teufel Jesus zu einem sehr hohen Berggipfel mit und zeigte ihm alle Nationen der Welt mit all seiner Herrlichkeiten und Glory – 'all das werde ich dir geben, du musst dich nur niederknien und mich anbeten'.

Mach bloß das du verschwindest Satan

erwiderte Jesus nur.

Die Scriptures sagen

Du musst nur Gott anbeten – diene nur ihm.

Dann endlich hat sich der Teufel zurückgezogen und die Engel sind gekommen und haben sich um Jesus gekümmert.

Proverbs 1:10-19

Mein Kind, wenn Sünder euch verlocken wollen, drehe ihnen den Rücken zu. Vielleicht werden sie sagen 'komm, macht doch mit, lass uns verstecken und jemand umbringen. Lass uns die Unschuldigen überfallen – wir können sie verschlingen wie das Grab die Toten verschlingt – auch wenn sie im besten Alter sind, werden sie verschlungen werden von der Tiefe des Todes.

Und stellt euch nur mal vor was wir alles erbeuten können. Wir können unsere Häuser mit sämtlichen dieser Güter füllen, komm nach mit uns mit und wir teilen die Beute.

Mein Kind, mach da bloß nicht mit. Bleibe weit entfernt eines solchen Weges, die beeilen sich Verbrechen zu begehen, Mörder und Raub usw. Aber wenn ein Vogel sieht wenn eine Falle gesetzt wird bleibt er weit entfernt; diese Leute aber leider nicht, sie setzen sogar ihre eigene Falle, ihr eigenes Netz welches ihnen früher oder später zum Verhängnis wird.

Dies ist das Schicksal all derjenigen die den Hals nicht voll genug kriegen können, es wird ihnen zum Verhängnis werden.

Natürlich beschloss ich auch sofort das mir mein Marco NICHT zum Verhängnis werden sollte; meine Engel halfen mir Gott sei Dank rechtzeitig Satan zu sehen (und nicht das was ich so gerne sehen wollte – nämlich eine ungarische Hochzeit und das Happy Ever After) und nachdem ich der Versuchung auch widerstand (dem Luxuspuff, Marco, den Drogen, das viele Geld etc.) sind die Engel auch zu mir gekommen und haben sich um mich gekümmert.

Ich denke so ist es immer im Leben, die Versuchung (der Teufel) wird immer da sein (wo Licht ist, da ist immer irgendwo auch ein Schatten); aber wenn man Gott und in seinem Herzen der Wahrheit, der Liebe und des Lichtes treu bleiben kann – dann kann man auch kleine und manchmal auch größere Wunder erwarten - denn Wunder gibt es immer wieder und Wunder haben auch mit der anderen Dimension zu tun.

Was sind denn Wunder eigentlich und kann man Wunder auch kreieren?

Zum Thema Wunder habe ich in dem Buch 'My Way' von Author Michael Berg diese wunderbare Story gelesen:

Eines schönen morgens fuhr ein Mann wie gewohnt zur Arbeit, sein Auto kam an eine große Kreuzung wo leider ein anderes Fahrzeug es versäumte an der roten Ampel zu stoppen und es knallte fürchterlich. Es war ein ziemlich schwerer Unfall und der Mann erlitt schwerste Gehirnverletzungen. Die Ambulanz kam relative schnell an die Unfallstelle und fuhr den Verletzten ins nächste Krankenhaus, jedoch war der einzige Neurosurgeon der ihn operieren und ihm sein Leben retten könnte gerade vor fast einer Stunde weg um seine Frau zu Hause mit einem Geschenk zu überraschen.

Natürlich hätte man ihn anrufen können, allerdings würde es mindestens fast eine Stunde dauern bis er wieder zurück im Krankenhaus ankommen würde aber so lange könnte der schwerverletzte Mann es nicht durchhalten. Dann gerade in diesem Moment ging die Türe auf und der Neurosurgeon erschien, er hatte doch das Geschenk das er seiner Frau schenken wollte im Krankenhaus liegengelassen, so kam er zurück um das Geschenk zu holen. Natürlich wurde somit auch das Leben des schwerverletzten Mannes gerettet.

IST DAS EIN WUNDER?

Versteckte (concealed) miracles passieren ständig. Wir verdienen uns diese divine Gifts (Wunder vom Himmel oder göttliche Geschenke) indem wir wirklich eine Art Liebe und Mitgefühl sowie Verständnis für andere Menschen empfinden bzw. entwickeln (by performing acts of sharing and caring in our daily lives).

In und durch unsere Herz-Energie und unsere Taten stellen wir eine Verbindung mit dem Licht her und somit ‘evoke the Creators Love in a million unseen ways’ verdienen wir uns diese Wunder und die Liebe unseres Creators (Gott, Schöpfers) in Millionen von unsichtbaren Wegen. Vielleicht gibt es ja doch ein unsichtbares Lohn- und/oder Bestraf-System, ein Auge welches alles sieht und hört.

Aus diesem Grunde sollten wir auch eine Attitude of Gratitude haben (also wir sollten so eine Dankbarkeits-Einstellung haben und nicht ständig nur nörgeln und sagen wie schlecht es uns geht und wie viel besser es die anderen haben).

Man sagt das alles Wunderbare mit der Funktion und Reife unserer Seele zusammenhängt und wie weit unser Bewusstsein in die richtige Richtung geht (nämlich in Richtung Licht und Liebe). Aber auch ob wir die Entscheidung treffen die spirituellen tools (tools könnte man mit Werkzeug übersetzen, hier ist jedoch eine Art spirituelles Wissen gemeint) die unser Creator für uns so vorsorglich aber versteckt eingebaut hat (in uns und in das Leben) für uns zum Nutzen (und Wunder) zu machen.

Man könnte es auch die spirituellen Wahrheiten nennen, also ob oder ob man sich nicht dieser spirituellen Welt und Wahrheit öffnet und somit sein Licht in Richtung Wunder leuchten lassen kann.

Das hat wiederum viel mit dem siebten Chakra Rad zu tun, hier nämlich werden alle guten Taten als eine Art Bonus gespeichert und dieser Bonus wird mitbestimmen ob die Hilfe bzw. das Wunder kommen wird oder nicht. Alles wird irgendwie gespeichert, die guten Taten oben in der siebten Chakra und die schlechten Taten irgendwo anders in unserem Licht-Körper. Diese werden dann irgendwann einmal schlechtes Karma für uns anziehen, wie ein Magnet, in diesem Leben oder im nächsten, weil auch das schlechte Karma in unserem Licht-Körper gespeichert wird und von Leben zu Leben von uns mitgetragen wird (wie eine alte, dreckige Hose die man eigentlich gar nicht mehr will) – daher die Weisheit die schon in der Bibel stand:

Behandle deinen Nächsten wie du selbst gerne behandelt werden möchtest!

Ja, so ist es wirklich – alles kommt zurück im Leben – wie ein australischer Boom-rang. Keine gute Tat ist verschwendet, kein guter Gedanke ist je verschwendet; eines Tages werden diese zu uns zurückkehren und uns vielleicht sogar das Leben retten.

So, wie könnten diese spirituellen Tools bzw. spirituellen Wahrheiten, die unser Creator so schön versteckt hat, denn aussehen? Und können diese wirklich die Magic, Wunder und alles Wunderbare in unserem Leben anziehen? Ja, ich denke schon.

Vorab sollte erst einmal gesagt werden das sie nun schon den ersten Schritt getan haben diese Wunder und Magic in ihr Leben anzuziehen. Immerhin halten sie ja schon dieses Buch in der Hand und lesen die Informationen die man für all das Wunderbare im Leben benötigt; damit man auch ein wunderbares Leben haben kann und das Leben nicht als eine Bürde ansieht. Ein schlechtes, armseliges Leben wo man sich so anstrengend durchkriechen muss, mehr oder weniger elend, arm und krank. Nein, wir können alle Gesundheit, Liebe, Licht, Wunder, Magic und Reichtum anziehen. Wir müssen nur wissen wie.

Der zweite Schritt wird vielleicht etwas schwieriger sein weil dieser Schritt viel mit dem Glauben an das Spirituelle, dem (unserem) Licht, unserem Creator, den Energien der anderen Welt mitsamt den vielen anderen Dimensionen wo einfach alles anders ist zu tun hat, wenn man das alles als Dummes Gelabere, Firlefanz und Hokuspokus abhakt kann man somit auch die Wunder und die Miracles vergessen.

Der Autor Richard Bach schreibt in seinem Buch *Illusions* das wir eine natürliche Attraktion haben schwierig auszusuchen, als vergleichsweise einfach, und das die meisten von uns vorprogrammiert sind, nämlich darauf das unser Leben schwierig und hart ist. Aber es sollte doch einfach sein, ja, das Manifestieren all unserer Bedürfnisse und unserer Wünsche vom Leben sollte relativ einfach sein, jedoch sind wir vorprogrammiert auf schwierig und wir leiden vom *Don Shimoda Syndrom.*

Richard Bach macht das in seinem o. gen. Buch deutlich klar durch Don Shimoda, einer Christus ähnlichen Figur, der eine Gruppe von Leuten fragt was sie bereit wären zu tun um 'enlightened' zu werden. 'Wenn ich ihnen sagen würde sie müssten hart arbeiten, würden Leid ertragen müssen und bestraft werden, wären sie bereit dies zu tun um 'enlightened' zu werden. Ein Chorus von 'Ja' strömte ihm als Antwort entgegen.

Aber wenn ich Euch sagen würde um 'enlightened' zu sein müsst ihr nur jetzt glücklich und zufrieden sein – daraufhin schauten die Leute verwirrt, puzzled, ja manche wurden sogar böse und verärgert, 'Das kann doch nicht wahr sein, wenn es so einfach wäre zum 'Enlightenment' zu kommen, bestimmt würde das nicht funktionieren', riefen sie. (Enlightenment ist die Erleuchtung)

(R. Bach 'The Adventures of a Reluctant Messiah, New York, Dell Publishing Comp., 1977).

Und damit wären wir auch schon beim dritten Schritt, erwarten sie einfach das Wunderbare in ihrem Leben (und machen sie sich nebenbei 'spirituell schlau' indem sie gute spirituelle Bücher lesen – gerne dürfen sie meine weiteren Bücher lesen die dafür gemacht sind dies zu erreichen) und tun sie einfach schon so als wäre es fast schon eingetroffen. (Fake it til you make it!)

Ich nannte mich auch schon Schriftstellerin lange ehe ich überhaupt je ein Buch verkauft oder verlegt hatte. Dann irgendwann kam der Vertrag. Heute fliegen die Bücher nur so vom Regal und werden z. Z. in mehrere Sprachen übersetzt. Weil wer will nicht in den Besitz des großen Preises und der blauen Perle gelangen damit ein wunderbares Leben zur Realität wird?

Ändern sie die Einstellung von 'Hartes Leben, Bestrafung, Krankheit und Leiden' auf 'Alles was ich brauche wird zur richtigen Zeit erscheinen bzw. manifestiert' – so einfach ist es und warten sie ab. Wunder dauern manchmal etwas länger, aber geben sie niemals auf, bitte bleiben sie erwartungsvoll, gläubig und positive; dies gilt auch wenn es zur Heilung einer Krankheit kommen sollte. Geben Sie niemals die Hoffnung auf und vergessen sie um Himmels willen auch das Beten nie.

WUNDER GIBT ES IMMER WIEDER!

Werden auch sie nun ein spiritueller Agent für Wunder und Magic. Magic kommt immer von anderen Leuten. Die Erkenntnis, dass wir alle eine Verbindung zu den anderen Dimension (Welten) haben ist Grundlage für den Erfolg ihrer Magic – und natürlich haben andere Menschen diese Verbindung auch. Magic ist das Produkt und Endresultat dieser Tatsache, es ist eine Art spirituelle Energie die wir dann anziehen wenn wir sie auch ausstrahlen. Eine Art Wunder die aus der anderen Welt kommt und natürlich haben die Engel auch etwas damit zu tun. Deswegen lesen sie ruhig noch einmal mein Engel-Kapitel und kaufen sie sich ein paar Engel und Geistführer Bücher.

Auf Wunder und Magic kann und sollte man sich vorbereiten, immer wieder und aufs Neue, auch wenn man die Hoffnung schon lange aufgegeben hat oder nie an Wunder glaubte . Wie man dies tut und wie man mit Wunder und Magic umgeht können Sie in meinen weiteren Büchern lesen. Vergessen Sie bitte auch nicht das

JEDES ENDE AUCH IMMER EIN NEUER ANFANG

ist.

'Miracles do not happen in contradiction to nature, but only in contradiction to that which is known to us in nature'. St. Augustine

Vierzehntes Kapitel:

Das Versprechen der Blauen Perle / The Promise of the Blue Pearl (to be continued) - Superhumans

YOUTHING – AMRITA – GESUNDHEIT und ein LANGES LEBEN

Gott zu den Menschen

The human Brain in advanced states of Consciousness is physically able to create a heavenly and divine waxlike secretion from the Pineal Gland. This secretion is called AMRITA and it is as I said heavenly and divine and so unlike anything else the Body produces. It is where GOD meets MEN.

Das menschliche Gehirn ist im Stadium eines vorangeschrittenen Bewusstseins in der Lage eine himmliche, wachsähnliche sekretion zu kreiren. Diese Sekretion kommt von der Zwirbeldrüse und man nennt es auch Amrita. Man sagt es kommt direkt vom Himmel und ist so himmlich und ganz was anderes als was der Körper sonst normalerweise so produziert.

Hierdurch kommt Gott zu den Menschen.

It has an incredible Healing effect and can virtually regenerate and rejuvenate all Cells. Some say it has the Power to even stop the Ageing Process and initiate a Process called YOU-THING.

Now this is what I call real Science.

In conjunction with activation of the Pituitary Gland one can even activate production of LIFE-HORMONES and control and possibly even stop the Production of DEATH-HORMONES.

In other words – we become powerful SUPERHUMANS, able to determine how long we want to live, when and if we want to die or leave our current Temple and join the other Dimensions.

Dieses Amrita hat einen unglaublichen Heilungseffekt und man kann im Prinzip damit fast alles wieder regenerieren und verjüngern – auch die Zellen. Manche sagen es hat sogar die Power den Alterungsprozess aufzuhalten und einen Prozess zu starten den wir Verjüngung nennen könnten.

Also das nenne ich richtige Wissenschaft.

Man sagt auch, dass man mit einer aktivierten Zwirbeldrüse anstelle von Alterungs- und Todeshormonen die Lebenshormone aktivieren kann. Man kann vielleicht sogar die Produktion der Alterungshormone und der Todeshormone stoppen.

Mit anderen Worten – wir werden zu SUPER HUMANS die bestimmen könnten wie lange sie leben möchten, aber auch wann und wie wir sterben, unseren momentanen Tempel verlassen und in die anderen Dimensionen übertreten möchten.

Eine bessere Welt kreiren – pro Buch, pro Person die durch die richtigen INFORMATIONEN das Licht und die Liebe weitergeben kann. Ja, vielleicht brauchen wir dazu eine Cosmic Religion.

NAMASTE – so help me God.

Bibliographie zu diesem Buch

- In no particular Order -

Clarissa Pikoles Estes: Women who run with the Wolves

Inger Naess: Colour Energy

Prof. Bruce Lipton: The Honeymoon Effect, Hay House

Caroline Myss: Sacred Contract, Bantam Verlag

Harry Massey: Choicepoint Movement und The Matrix

Cyndi Dale: The Subtle Body Encyclopedia, Sounds True, Boulder, Colorado

Caroline Myss: Anatomy of the Spirit, Bantam
Caroline Myss: The Creation of Health, Bantam
Caroline Myss DVD: the Energetics of Healing, Sounds True

Caroline Myss, Ph.D.: Why People don't heal and how they can, Bantam

Prof. Bruce Lipton: Biology of Belief, Hay House

Dr. Rainer Viehweger – Understanding the World through Global Scaling

Richard Flock: Why am I sick?

Peter H. Fraser and Harry Massay with Joan Parisi Wilcox: Decoding the Human Body-Field

Masaru Emoto: The Hidden Messages in Water und The Secret Life of Water

Shirlay Mac Laine: Going Within und Out On a Limb

Shirley Smith: Set yourself Free, Radiant Group

Rev. John C. Robinson: Finding Heaven Here

Gregg Braden: The God Code, Hay House,
Greg Braden: The Divine Matrix

Florence Scovel Shinn: The Game of Life, Simon & Schuster Publishing, New York, London

Diana Cooper und Kathy Crosswell: Orbs – Boten der Liebe, Heilung und Weisheit, Ansata

Diana Cooper und Kathy Crosswell: Ascension through ORBS

Stuart Wilde: The Force

Dt. von Heiner Gimmler: Le und die Knotenmänner (Rororo)

Barbara Ann Brennan: Hands of Light und A Guide to Healing through the Human Energy Field

Diana Cooper und Kathy Crosswell: The Keys to the Universe, Findhorn Press

G. J. Koven: Going Deeper, How to Make Sense of Your Life when your Life makes no Sense, Prism House Press, Rancho Mirage, California

Alice Bailey: Esoteric Healing

James Redfield: The Celestine Prophecy, Bantam

Dr. Richard Gerber: Vibrational Medicine for the 21st Century, Piatkus Publishing

Michael Berg: My Way, The Kabbalah Centre

Richard Bach: Illusions (Philosophical Novel), Dell Publishing Comp.

I .Bellamy and D. McLean: Radiant Healing, Joshua Books

Viktoras H Kulvinskas, M. S. – Survival in the 21st Century, Planetary Healers Manual

Marie D. Jones und Larry Flaxman – Exploring the Hidden Infrastructure of Reality

Spiral Dynamics Integral (Learn to Master the Memetic Codes of Human Behavior) – Don Beck, PH.D. (Spiral and Gravesian Models)– Sounds True

The Etheric Double, A.E. Powell

David Icke, Alice in Wonderland

David Icke: Ultimate Love

David Icke: Children of the Matrix